Fisioterapia Respiratória

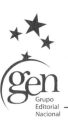

O GEN | Grupo Editorial Nacional – maior plataforma editorial brasileira no segmento científico, técnico e profissional – publica conteúdos nas áreas de ciências da saúde, exatas, humanas, jurídicas e sociais aplicadas, além de prover serviços direcionados à educação continuada e à preparação para concursos.

As editoras que integram o GEN, das mais respeitadas no mercado editorial, construíram catálogos inigualáveis, com obras decisivas para a formação acadêmica e o aperfeiçoamento de várias gerações de profissionais e estudantes, tendo se tornado sinônimo de qualidade e seriedade.

A missão do GEN e dos núcleos de conteúdo que o compõem é prover a melhor informação científica e distribuí-la de maneira flexível e conveniente, a preços justos, gerando benefícios e servindo a autores, docentes, livreiros, funcionários, colaboradores e acionistas.

Nosso comportamento ético incondicional e nossa responsabilidade social e ambiental são reforçados pela natureza educacional de nossa atividade e dão sustentabilidade ao crescimento contínuo e à rentabilidade do grupo.

Fisioterapia Respiratória

Editado por

Jane Cross EdD, MSc, Grad Dip Phys, MCSP
Senior Lecturer in Physiotherapy, University of East Anglia, Norwich, UK.

Mary-Ann Broad MSc (Critical care), BSc (Physiotherapy), MCSP
Specialist Respiratory Physiotherapist, Queen Elizabeth Hospital, King's Lynn NHS Trust, King's Lynn, UK.
Associate Tutor in Physiotherapy, University of East Anglia, Norwich, UK.

Matthew Quint MCSP, Grad Dip Phys, MPhil
Respiratory Clinical Specialist, Portsmouth Hospitals NHS Trust, Portsmouth, UK.

Paul Ritson MCSP, Grad Dip Phys
Clinical Specialist Physiotherapist in Paediatric Intensive Care, Alder Hey
Children's NHS Foundation Trust, Liverpool, UK.

Sandy Thomas M Ed MCSP
Associate Lecturer in Physiotherapy, University of the West of England, Bristol, UK.

Tradução
Vivian do Amaral Nunes

Revisão Técnica
Cintia Johnston
Fisioterapeuta Intensivista. Título de Especialista pela Associação Brasileira de Fisioterapia Cardiorrespiratória e Fisioterapia em Terapia Intensiva/Conselho Federal de Fisioterapia e Terapia Ocupacional (ASSOBRAFIR/COFFITO). Mestre em Neurociências e Doutora em Saúde da Criança pela Faculdade de Medicina da Pontifícia Universidade Católica do Rio Grande do Sul (FAMED/PUC-RS). Pós-doutorado em Pneumologia pela Escola Paulista de Medicina da Universidade Federal de São Paulo (EPM/Unifesp). MBA em Economia e Gestão em Saúde pelo Grupo Interdepartamental de Economia da Saúde (GRIDES) da Unifesp.

Terceira edição

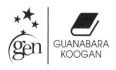

- Os autores deste livro e a editora empenharam seus melhores esforços para assegurar que as informações e os procedimentos apresentados no texto estejam em acordo com os padrões aceitos à época da publicação. Entretanto, tendo em conta a evolução das ciências, as atualizações legislativas, as mudanças regulamentares governamentais e o constante fluxo de novas informações sobre os temas que constam do livro, recomendamos enfaticamente que os leitores consultem sempre outras fontes fidedignas, de modo a se certificarem de que as informações contidas no texto estão corretas e de que não houve alterações nas recomendações ou na legislação regulamentadora.

- Data do fechamento do livro: 22/07/2022

- Os autores e a editora se empenharam para citar adequadamente e dar o devido crédito a todos os detentores de direitos autorais de qualquer material utilizado neste livro, dispondo-se a possíveis acertos posteriores caso, inadvertida e involuntariamente, a identificação de algum deles tenha sido omitida.

- **Atendimento ao cliente: (11) 5080-0751 | faleconosco@grupogen.com.br**

- Traduzido de:
  RESPIRATORY PHYSIOTHERAPY POCKETBOOK: AN ON-CALL SURVIVAL GUIDE, THIRD EDITION
  Copyright © 2020, Elsevier Limited. All rights reserved.
  First edition 2004
  Second edition 2009

  This edition of *Respiratory Physiotherapy Pocketbook: An On-Call Survival Guide, 3rd edition*, by Jane Cross, Mary-Ann Broad, Matthew Quint, Paul Ritson, and Sandy Thomas is published by arrangement with Elsevier Inc.
  ISBN: 978-0-7020-5507-2
  Esta edição de *Respiratory Physiotherapy Pocketbook: An On-Call Survival Guide, 3ª edição*, de Jane Cross, Mary-Ann Broad, Matthew Quint, Paul Ritson e Sandy Thomas, é publicada por acordo com a Elsevier Inc.

- Direitos exclusivos para a língua portuguesa
  Copyright © 2022 by
  GEN | GRUPO EDITORIAL NACIONAL S.A.
  Publicado pelo selo Editora Guanabara Koogan Ltda.
  Travessa do Ouvidor, 11
  Rio de Janeiro – RJ – CEP 20040-040
  www.grupogen.com.br

- Reservados todos os direitos. É proibida a duplicação ou reprodução deste volume, no todo ou em parte, em quaisquer formas ou por quaisquer meios (eletrônico, mecânico, gravação, fotocópia, distribuição pela Internet ou outros), sem permissão, por escrito, do GEN | GRUPO EDITORIAL NACIONAL S.A.

- Capa: Bruno Sales
- Imagem da capa: © Андрей Клеменков
- Editoração eletrônica: R.O. Moura

Nota

Este livro foi produzido pelo GEN | Grupo Editorial Nacional, sob sua exclusiva responsabilidade. Profissionais da área da Saúde devem fundamentar-se em sua própria experiência e em seu conhecimento para avaliar quaisquer informações, métodos, substâncias ou experimentos descritos nesta publicação antes de empregá-los. O rápido avanço nas Ciências da Saúde requer que diagnósticos e posologias de fármacos, em especial, sejam confirmados em outras fontes confiáveis. Para todos os efeitos legais, a Elsevier, os autores, os editores ou colaboradores relacionados a esta obra não podem ser responsabilizados por qualquer dano ou prejuízo causado a pessoas físicas ou jurídicas em decorrência de produtos, recomendações, instruções ou aplicações de métodos, procedimentos ou ideias contidos neste livro.

- Ficha catalográfica

CIP-BRASIL. CATALOGAÇÃO NA PUBLICAÇÃO
SINDICATO NACIONAL DOS EDITORES DE LIVROS, RJ

F565
3. ed.

Fisioterapia respiratória / Jane Cross ... [et al.] ; tradução Vivian Nunes ; revisão técnica Cintia Johnston. - 3. ed. - Rio de Janeiro : GEN | Grupo Editorial Nacional S.A. Publicado pelo selo Editora Guanabara Koogan Ltda., 2022.
  360 p. : il. ; 19 cm.

  Tradução de: Respiratory physiotherapy pocketbook : an on-call survival guide
  Apêndice
  Inclui índice
  ISBN 978-85-951-5933-4

  1. Aparelho respiratório - Doenças - Fisioterapia. 2. Exercícios respiratórios.
  I. Nunes, Vivian. II. Johnston, Cintia.

22-78597   CDD: 615.8362
                 CDU: 615.816

Meri Gleice Rodrigues de Souza - Bibliotecária - CRB-7/6439

Colaboradores

Jayne Anderson PhD, Grad Dip Phys
Lecturer Practitioner Physiotherapist
Physiotherapy Department
Hull Royal Infirmary, Hull, East Yorkshire, UK

Helen Ashcroft-Kelso BSc (hons) Physiotherapy; MSc Respiratory Practice
Advanced Practice Physiotherapist for Home NIV
Sleep and Ventilation Department
Aintree Hospital NHS Trust, Liverpool, UK

Valerie Ball MSc
Lecturer in Physiotherapy (retired)
School of Health and Rehabilitation
Keele University, Keele, Staffordshire, UK

Amy Bendall BSc (Hons) Physiotherapy, MSc Physiotherapy, PgCUTL, FHEA, MCSP
Physiotherapy Lecturer
School of Healthcare Sciences
Cardiff University, Cardiff, UK

Mary-Ann Broad MSc (Critical care), BSc (Physiotherapy), MCSP
Specialist Respiratory Physiotherapist, Queen Elizabeth Hospital, King's Lynn NHS Trust, King's Lynn, UK; Associate Tutor in Physiotherapy, University of East Anglia, Norwich, UK

Susan Calvert BSc, Physiotherapy Advanced Physiotherapy MSc
Team Lead Physiotherapist Critical Care
Physiotherapy
Queen Alexandra Hospital, Portsmouth, UK

Vanessa Compton Grad Dip phys
Clinical Specialist Physiotherapist in Critical Care
Physiotherapy
Alder Hey Children's NHS Foundation Trust, Liverpool, UK

Jane Cross EdD, MSc, Grad Dip Phys, MCSP
Senior Lecturer in Physiotherapy, University of East Anglia, Norwich, UK

Alison Draper MCSP, Cert.HE, MSc
Lecturer
Directorate of Physiotherapy
University of Liverpool, Liverpool, UK

Stephen Harden MA (Cantab), MB BS(Lond), FRCS (Eng), FRCR (UK)
Consultant Cardiothoracic Radiologist
Wessex Cardiothoracic Centre,
Southampton, UK

Claire Hepworth Bsc (hons) Physiotherapy
Physiotherapy
Alder Hey Hospital, Liverpool, UK

Kate Jones Bsc
Physiotherapist
Physiotherapy
Cardiff and Vale UHB, Cardiff, UK

Joules Lodge BSc (hons)
Physiotherapy
Physiotherapy Department
The Queen Elizabeth Hospital, King's Lynn
NHS Trust, King's Lynn, UK

Katharine Malhotra BSc Hons;
MSc
Darzi Fellow and Physiotherapist
Therapies
Royal Marsden NHS Foundation Trust,
London, UK

Leanne McCarthy BSc (Hons)
Physiotherapy
Clinical Lead Physiotherapist
Physiotherapy Department
Blackpool Teaching Hospitals, Blackpool, UK

Ellie Melkuhn Bsc (Hons)
Physiotherapy
Team Lead Paediatric Respiratory
Physiotherapist
Paediatric Physiotherapy
Evelina London Children's Hospital, London, UK

Liz Newton MCSP Grad Dip
Phys MSc
Highly specialist physio (medicine NIV) at
Bradford Royal Infirmary

Matthew Quint MCSP, Grad Dip
Phys, MPhil
Respiratory Clinical Specialist, Portsmouth
Hospitals NHS Trust, Portsmouth, UK

Paul Ritson MCSP, Grad Dip Phys
Clinical Specialist Physiotherapist in
Paediatric Intensive Care, Alder Hey
Children's NHS Foundation Trust,
Liverpool, UK

Jennifer Robson BSc (Hons)
Physiotherapy
Respiratory Specialist Physiotherapist
Respiratory Medicine
Portsmouth Hospital NHS Trust,
Portsmouth, UK

Sandy Thomas M Ed MCSP
Associate Lecturer in Physiotherapy,
University of the West of England, Bristol, UK

Jessica Whibley BSc MCSP
Critical care psychotherapist
The Royal Marsden NHS Trust

Prefácio

A primeira edição deste livro foi publicada em 2004, como parte de um projeto norte-americano para a profissão de fisioterapeuta. Visava ajudar esse profissional a manter suas habilidades no manejo respiratório, uma vez especialista em outras áreas, para continuar a apoiar os hospitais com segurança. A manutenção dessa prática ainda é considerada importante para a capacitação na profissão. O conjunto de habilidades do fisioterapeuta tem sido seu ponto forte na área da saúde; logo, a terceira edição deste livro, publicada após algumas ondas de uma pandemia global, nunca foi tão relevante. Assim, o livro continua a mostrar seu valor inabalável para fisioterapeutas realocados de todos os setores em unidades de terapia intensiva e unidades respiratórias de emergência no mundo.

Já tínhamos ouvido de estudantes, especialistas e pessoas que retornaram à profissão quão vital esta obra tem sido para dar apoio ao aprendizado, à prática e à confiança. Agora, recebemos os mesmos relatos de funcionários realocados e daqueles que retornaram aos registros do Health and Care Professions Council (HCPC), enquanto a pandemia de covid-19 diminui.

Esta terceira edição conta com novos capítulos, que mostram a evolução do livro desde a primeira publicação, há 18 anos, e com relevância contínua e incontestável.

É um prazer ver os editores desenvolverem uma abordagem colaborativa, adicionando material recente para abranger tópicos como cuidados respiratórios comunitários. O conteúdo baseado em evidências é escrito por especialistas de todo o Reino Unido, garantindo que permaneça atualizado e acessível a todos.

A Dra. Jane Cross e sua equipe, que permitiram aposentar-me como editora principal e proporcionaram-me a honra de escrever o prefácio, devem ser parabenizadas por esta edição.

Beverley Harden MSc, BSc (Hons), FCSP
Allied Health Professions Lead, Health Education, England.
Deputy Chief Allied Health Professions Officer, England.
Visiting Professor,
University of Winchester, Winchester, UK.

Sumário

Capítulo 1 Introdução à Fisioterapia Respiratória, **1**
Mary-Ann Broad e Jane L. Cross

Capítulo 2 Avaliação Respiratória, **16**
Matthew J. Quint e Sandy Thomas

Capítulo 3 Especificidades Pediátricas, **40**
Ellie Melkuhn

Capítulo 4 Interpretação de Raios X de Tórax, **51**
Stephen Harden

Capítulo 5 Controle da Retenção de Secreção nas Vias Aéreas, **72**
Sandy Thomas, Mary-Ann Broad e Matthew J. Quint

Capítulo 6 Controle da Perda de Volume Pulmonar, **82**
Sandy Thomas e Matthew J. Quint

Capítulo 7 Controle do Trabalho Respiratório, **92**
Matthew J. Quint e Joules Lodge

Capítulo 8 Gerenciamento da Insuficiência Respiratória, **105**
Liz Newton e Matthew J. Quint

Capítulo 9 Tratamentos de Fisioterapia Respiratória, **117**
Alison Draper e Paul Ritson

Capítulo 10 Trabalho em Enfermaria Cirúrgica, **162**
Valerie Ball e Jayne Anderson

Capítulo 11 Trabalho em Enfermaria de Clínica Médica, **182**
Jennifer Robson e Joules Lodge

Capítulo 12 Trabalho em Oncologia, **203**
Katherine Malhotra e Jess Whibley

Capítulo 13 Trabalho na Unidade de Terapia Intensiva, **217**
Susan Calvert e Amy Bendall

Capítulo 14 Trabalho na Unidade de Neurocirurgia/Neurologia, **230**
Kate Jones

Capítulo 15 Trabalho na Unidade Cardiotorácica, **244**
Leanne McCarthy

Capítulo 16 Enfermaria Pediátrica, **264**
Claire Hepworth

Capítulo 17 Cuidados Pediátricos Intensivos, **283**
Vanessa Compton

Capítulo 18 Trabalho na Comunidade com Paciente com Doença Respiratória Aguda, **299**
Helen Ashcroft-Kelso

Capítulo 19 Estudos de Casos, **313**

Apêndice 1 Abreviaturas Úteis, **335**

Apêndice 2 Valores de Referência, **343**

Apêndice 3 Incisões Cirúrgicas, **346**

Índice Alfabético, 347

Capítulo 1

Introdução à Fisioterapia Respiratória

Mary-Ann Broad e Jane L. Cross

Introdução

Muitos fisioterapeutas ficam assustados com a ideia de fisioterapia respiratória intensiva e, em particular, durante plantão. Com frequência, eles se sentem inseguros quanto às habilidades e aos atributos para cuidar de pacientes com tal necessidade (Roskel et al., 2003; Reeve et al., 2012; Bendall et al., 2015). Este livro visa fornecer a alunos e fisioterapeutas recém-formados ou com pouca experiência prática em fisioterapia respiratória um texto simples e fácil de consultar, para, assim, facilitar a avaliação e o tratamento de pacientes com problemas respiratórios. Ele foi escrito por clínicos e acadêmicos experientes, e todos os capítulos foram revisados por pares. Somos particularmente agradecidas a John, que, com sua vasta experiência em fisioterapia respiratória em vários ambientes ao longo de muitos anos, nos fornece seus conhecimentos sobre a experiência do paciente no fim deste capítulo.

As edições anteriores deste livro se concentraram no público-alvo "fisioterapeutas em plantão"; contudo, como atualmente há mais hospitais que oferecem serviços 7 dias por semana e houve mudança para incrementar cuidados comunitários, reconhece-se a assistência aos pacientes em qualquer lugar. Este livro aborda a fisioterapia respiratória intensiva em suas muitas configurações, como o serviço 24 horas por dia, 7 dias da semana (24/7) ao longo dos 365 dias do ano, e tem um novo capítulo dedicado à gestão de pacientes na comunidade. Cada um dos capítulos considera os pacientes em diferentes ambientes e está em formato padronizado, para ajudar os leitores a identificar os principais elementos da assistência de fisioterapia a esses pacientes.

Habilidades transferíveis para fisioterapia respiratória

Todos nós temos habilidades que podem ser aplicadas em várias situações, como:

- Controle de infecção
- Obtenção de consentimento
- Raciocínio clínico
- Comunicação
- Escrita de documentação precisa.

Controle de infecção

É fácil esquecer o controle de infecção, mas ele existe para proteger tanto você quanto seus pacientes! Leia a política de controle de infecção da sua organização. Lembre-se de que as políticas variam entre as organizações e ao longo do tempo. Tome precauções para limitar a propagação de infecção em qualquer ambiente (p. ex., lavagem eficaz das mãos, uso de máscaras e óculos, roupas e luvas de proteção, quando apropriado).

Pacientes doentes têm capacidade reduzida para superar novas infecções e apresentam vários pontos de acesso em que elas podem ser introduzidas, como feridas e cateteres. Aplique precauções universais para todos os pacientes e verifique as instruções específicas se você for chamado para atender alguém que esteja em isolamento recebendo cuidados.

Importante ressaltar que as intervenções de fisioterapia podem aumentar a quantidade de patógenos respiratórios exalados no ar ambiente. Pacientes com tosse e escarro estão compartilhando os microrganismos com os quais estão infectados. Certifique-se de saber quais precauções específicas são esperadas, além das universais, e onde você poderá acessar os equipamentos de proteção individual necessários, como máscaras específicas).

Lembre-se!

Se você não tiver certeza de quais precauções usar, pergunte antes de iniciar sua avaliação.

Esteja ciente de seu próprio registro de vacinação e dos fatores adicionais de saúde (p. ex., estar no início de uma gravidez) que podem influenciar sua própria avaliação de risco.

Consentimento

É uma exigência legal que os pacientes (ou pais/responsáveis no caso de crianças) deem seu consentimento antes de iniciar qualquer procedimento. Há o dever de fornecer informações adequadas para que o consentimento seja informado (ou seja, o paciente ou genitor/responsável deve estar ciente das implicações do tratamento e quaisquer possíveis efeitos colaterais). O consentimento pode ser escrito, verbal ou não verbal e deve ser documentado no registro/prontuário de tratamento do paciente. Esteja ciente das normas institucionais quanto ao consentimento livre e informado, seguindo as normas estabelecidas pela Resolução 466 do Conselho Nacional de Ética em Pesquisa (Conep), vinculado ao Conselho Nacional de Saúde do Brasil.

Pacientes adultos mentalmente competentes têm o direito de recusar o tratamento, mesmo quando ele claramente for benéfico à sua saúde. A única exceção é quando o tratamento for fornecido sob a legislação de saúde mental.

Pacientes sem capacidade de consentir

Alguns pacientes adultos podem não ter capacidade mental para tomar decisões específicas no momento que precisam ser tomadas. Nessas circunstâncias, eles não são capazes de fornecer consentimento válido ou podem negar consentimento ao tratamento proposto. Procure orientação de colegas mais experientes da equipe multiprofissional se for uma situação nova para você. Não se espera (nem você deve tentar) que resolva questões complexas de consentimento por conta própria.

Raciocínio clínico

A fisioterapia respiratória intensiva não se refere apenas a ser capaz de realizar avaliações técnicas (ver Capítulos 2 e 3). Perguntar a si mesmo "o que faço com todas essas informações?" pode ajudar seu raciocínio clínico. As implicações dos resultados de sua avaliação devem ser consideradas, ligando-as a outras descobertas, ao histórico do paciente e ao quadro clínico geral (contexto).

Ao fim de sua avaliação, você deve se perguntar:

- Quais são os problemas do paciente?
- É provável que responda à fisioterapia?
- Que precauções devo tomar se intervir?
- Quais são as técnicas que posso implementar?
- Como saberei se fui eficaz com meu gerenciamento?

4 FISIOTERAPIA RESPIRATÓRIA

Problemas relacionados com a fisioterapia respiratória são frequentemente classificados como uma ou mais das opções a seguir:

- Acúmulo de secreção nas vias aéreas
- Perda de volume pulmonar
- Aumento do trabalho respiratório (falta de ar)
- Parada respiratória.

Esses problemas serão discutidos nos Capítulos 5 a 8. Os problemas do paciente podem ser complicados por outros fatores, tais como dor, ansiedade, outras comorbidades, tolerância reduzida a exercícios, respiração ou músculos periféricos fracos, limitações funcionais e de mobilidade ou problemas sociais. Uma vez identificada sua lista de problemas, o processo de raciocínio clínico segue para o plano de tratamento e estratégias de implementação – os capítulos sobre como trabalhar em diferentes ambientes e os estudos de caso podem ajudá-lo nesse sentido (ver Capítulos 9 a 19).

Lembre-se!

É provável que você tenha muito mais habilidades transferíveis de outras áreas de prática do que pensa! Seus pacientes devem estar envolvidos nesse processo; assim, se eles tiverem um problema respiratório crônico, poderão dar-lhe algumas dicas valiosas!

Objetivos da avaliação respiratória

- Garantir a segurança do paciente – identificar os pacientes que requerem reanimação imediata (reanimação cardior-respiratória)
- Identificar a necessidade de suporte respiratório – como terapia de oxigênio ou ventilação mecânica
- Identificar os pacientes que requerem tratamento fisioterapêutico específico para retenção de secreção nas vias aéreas, perda de volume pulmonar e/ou aumento do trabalho respiratório
- Selecionar opções adequadas de gerenciamento de fisioterapia para o manejo da secreção nas vias aéreas, perda de volume pulmonar e/ou aumento do trabalho respiratório
- Identificar os pacientes que precisam ser encaminhados à equipe médica para revisão, como os que não parecem estar tomando a medicação ideal (p. ex., analgesia ou broncodilatadores) ou

os que requerem uma investigação mais profunda (p. ex., agravação ou mudança na pontuação de alerta precoce)
- Determinar se os pacientes podem ser tratados com segurança em casa ou se precisam ser internados (planejamento de alta para aqueles que estejam no hospital ou decisão de admissão para os que estejam em casa)
- Identificar qualquer suporte (p. ex., social ou clínico) de que o paciente possa necessitar para ter alta hospitalar ou para permanecer em casa
- Identificar e avaliar a capacidade funcional do paciente e o nível de independência nas atividades da vida diária
- Identificar os objetivos do paciente (p. ex., em relação à melhora de mobilidade, função ou participação social)
- Selecionar opções adequadas de gerenciamento de fisioterapia para possibilitar habilidade e independência funcional e encaminhar para outros membros da equipe multiprofissional mais experientes
- Facilitar a prescrição de um programa de exercícios adequado para a situação física, psicológica e social do paciente
- Avaliar a adequação de um paciente à reabilitação pulmonar
- Escolher um parâmetro de avaliação para usar antes e depois da intervenção, para fins de raciocínio clínico, auditoria ou pesquisa.

Comunicação

Comunicação com a equipe multiprofissional

Vários sistemas de transferência e retorno de informação são usados clinicamente; eles reconhecem a importância da comunicação de alta qualidade e de precisão na transferência de informações, além de permitir que a equipe clínica entregue informações relevantes sobre o paciente em formato claro e lógico, particularmente se houver mudança nas circunstâncias e for necessário ação imediata ou aumento nos cuidados de fisioterapia (p. ex., encaminhamento para fisioterapia intensiva). Os dois mais usados atualmente são SBAR e RSVP (NHSI, 2018; Featherstone et al., 2008).

Todos nós temos estilos de comunicação diferentes; portanto, usar essas ferramentas garante a transferência de informações lógica e em formato consistente. Elas são fáceis de lembrar, e a equipe pode pensar e preparar o que quer perguntar antes da comunicação, fazendo transferências mais rápidas e eficazes. Qualquer um desses métodos é adequado a todas as áreas da fisioterapia, não apenas à de cuidados intensivos.

As siglas SBAR e RSVP são acrônimos, em que cada letra é a inicial de uma etapa do processo de transferência de informação.

- SBAR = situação, breve histórico, avaliação e recomendação. Desenvolvida pelo National Health Service (NHS) Institute for Innovation and Improvement (NHSI, 2018)
- RSVP = razão, histórico, sinais vitais, plano (*reason, story, vital signs, plan*). É parte do curso de reconhecimento e tratamento de eventos que ameaçam a vida (ALERT, *acute life threatening events recognition and treatment*) (Featherstone et al., 2008).

Considere como o formato SBAR é aplicado neste exemplo:

Situação

Identifique quem você é, o paciente sobre o qual você está ligando e seu interesse.

Exemplo: aqui é Mary-Ann, a fisioterapeuta da ala respiratória. Estou ligando sobre a sra. Smith. Ela está com uma pontuação 9 no NEWS2. Sua necessidade de oxigênio aumentou de 2 ℓ para 60% para manter a saturação de oxigênio de 93% e sua frequência respiratória aumentou de 14 para 25 incursões por minuto (ipm). A frequência cardíaca é de 100 batimentos por minuto (bpm), e a pressão arterial é 110/55 mmHg.

Histórico

Relate o motivo para a admissão, o histórico clínico significativo e os acontecimentos desde a admissão referentes a diagnóstico de exames, alergias, testes laboratoriais e outros resultados diagnósticos.

Exemplo: ela foi internada com pneumonia adquirida na comunidade há 2 dias e tem tomado antibiótico intravenoso (IV). A radiografia do tórax mostra uma pneumonia no lobo inferior direito. Ela tem se sentido bem até agora e está normalmente apta e bem.

Avaliação

Descreva os sinais vitais, impressões clínicas e observações.

Exemplo: a sra. Smith teve observações estáveis desde a admissão, mas suas necessidades de oxigênio aumentaram

Capítulo 1 • Introdução à Fisioterapia Respiratória

significativamente nas últimas 4 horas. Sua frequência respiratória agora está aumentando. Estou preocupada, pois ela está piorando e pode precisar ser transferida para cuidados intensivos.

Recomendação

Explique de que você precisa e dê sugestões sobre o que deseja que aconteça.

Exemplo: gostaria que você viesse e a avaliasse com urgência.

Nesse ponto, a pessoa que recebe sua chamada deve ler para você um resumo:

S – Sra. Smith, ala respiratória.

B – Admitida com pneumonia adquirida na comunidade, em uso de antibiótico IV, previamente estável.

A – Agravamento repentino, com aumento da necessidade de oxigênio e frequência respiratória elevada. Parece que ela não está bem.

R – Irei imediatamente. Nesse tempo, podemos aumentar o oxigênio dela para manter a saturação de oxigênio acima de 94% e pedir à equipe da ala para fazer um teste de gasometria arterial?

É importante que você se comunique claramente com a equipe da ala, porque ela pode fornecer informações valiosas para sua avaliação e ajudá-lo, se um segundo par de mãos for necessário:

- Fale com o enfermeiro responsável pelo paciente para obter mais detalhes sobre o histórico dele e quaisquer alterações
- Você precisa que o enfermeiro o ajude com sua avaliação ou tratamento?
- Se o paciente estiver instável, há risco de parada respiratória ou cardíaca durante o seu tratamento. Verifique as informações sobre reanimação do paciente, consultando as anotações médicas ou da enfermagem. Se ainda não tiver clareza, discuta com a equipe de enfermagem ou com o médico. Certifique-se de que essa seja a decisão mais recente.

Comunicação com o paciente/familiares

- Explique o seu papel ao paciente/pais/responsável para reduzir a ansiedade e a angústia

- Se familiares estiverem presentes, pergunte ao paciente (se possível) se gostaria ou não que eles estejam presentes durante o tratamento
- Os familiares às vezes expressam preocupação com o tratamento proposto, apesar de receberem uma explicação completa. Nessa situação, procure orientação da equipe multiprofissional na enfermaria ou seu superior, que pode precisar esclarecer a situação com os familiares.

Os profissionais de saúde podem discordar?

A autonomia profissional permite aos fisioterapeutas a liberdade de decidir não tratar pacientes em situações que avaliem o tratamento como inapropriado ou contraindicado, apesar da solicitação do médico.

- Discuta suas preocupações com o médico
- Pergunte por que o médico acha que o tratamento é indicado
- Outras investigações, como a radiografia de tórax, poderiam ser realizadas para trazer clareza à situação?

Se ainda estiver insatisfeito, ligue para um fisioterapeuta experiente para obter suporte e orientação.

Quando procurar ajuda

Lembre-se de que outros membros da equipe multiprofissional e seus colegas mais experientes estão lá para apoiá-lo. Cabe a você, no entanto, reconhecer seu próprio âmbito de ação e, em certas situações, buscar o apoio deles se:

- O paciente estiver piorando rapidamente
- Após a avaliação, considerar que o paciente está muito instável para tolerar o tratamento e requer transferência para cuidados intensivos para atendimento clínico mais detalhado
- Após a avaliação, não conseguir identificar o problema e não tiver certeza da conduta apropriada
- Não tiver certeza sobre as modificações específicas necessárias para um tratamento planejado (p. ex., o paciente fez recentemente uma pneumonectomia)
- Identificar o problema, mas sentir que o tratamento está além de seu âmbito de prática.

Documentação

Toda a documentação deve ser preenchida em tempo hábil, de preferência o mais rápido possível, após ver o paciente. Certifique-se de que toda a documentação esteja clara e legível. Coloque data e hora e assine cada nova entrada (adicione um número para contato) em cada página. Você deve incluir objetivos claros, que sejam **e**specíficos, **m**ensuráveis, **f**actíveis, **r**ealísticos e **c**alendarizados (SMART, *specific, measurable, achievable, realistic and timed*) e indicar quando você vai rever o paciente. Discuta os problemas com o paciente/pais do paciente/responsáveis; isso o ajudará a chegar a um consenso sobre o tratamento planejado para o paciente.

Preparação para plantão

A seção a seguir sugere como você pode se preparar e aprender com suas experiências para orientar seu desenvolvimento profissional contínuo em fisioterapia respiratória, principalmente quando estiver de plantão. A equipe sênior pode facilitar suas necessidades de aprendizagem e tem a obrigação de fornecer suporte e treinamento apropriados, mas é *sua* responsabilidade ser um profissional competente. Existem áreas sobre as quais pode ler e se preparar antecipadamente; em outras, precisa do apoio de colegas mais experientes. Cada departamento é diferente, e você será capaz de obter informações pertinentes ao hospital com seu gerente.

Lembre-se: esteja preparado!
Política/regras/normas e diretrizes do plantão

Solicite uma cópia da política/normas do serviço de fisioterapia, da unidade e do hospital. Leia-a atentamente, pois inclui informações valiosas sobre os aspectos operacionais do serviço, como:

- *Período do plantão*: por exemplo, das 17 às 9 h. Você deve estar liberado para responder a um chamado a qualquer momento dentro desse período
- *Critérios de encaminhamento*: deve haver diretrizes claras para a equipe sobre as necessidades clínicas dos pacientes a serem encaminhados

- *Tempo de resposta*: você deve ser capaz de responder dentro de determinado período. Se não for possível, precisará ficar em uma acomodação do hospital. Discuta sobre isso com seu gerente para ajudá-lo a acessar uma sala de plantão, se necessário
- *Questões de saúde e segurança*: como estacionar e ter acesso ao departamento à noite, trabalhar sozinho, disponibilidade de alarmes pessoais, controle de infecção, entre outros.

É provável que haja outras questões contratuais como pagamento, tempo de espera e organização de rodízio, que são específicas para cada hospital.

Identificação de necessidades de aprendizagem

Deve haver uma oportunidade de avaliar formalmente seu conhecimento e habilidades com um clínico experiente. Isso lhe garante um nível básico de competência antes de iniciar o plantão e facilita a identificação de necessidades de aprendizagem e planos de desenvolvimento subsequentes. Espera-se que você tenha necessidades de aprendizagem – ter qualificação de fisioterapeuta não garante que seja totalmente competente ou sinta-se confiante para trabalho de plantão! É útil ter feito alguma preparação para identificar suas próprias necessidades de aprendizagem – exemplos são uma análise SWOT e a ferramenta de autoavaliação da Association of Chartered Physiotherapists in Respiratory Care (Thomas et al., 2006) –, o que pode ajudar você e seus colegas mais experientes a apoiar seu aprendizado.

Treinamento e indução

Seu hospital deve fornecer uma indução de plantão, que oferecerá oportunidades de vivenciar diferentes especialidades clínicas. Com frequência não é possível haver um rodízio, o que inclui cuidados intensivos antes de entrar em plantão ou rodízio de fim de semana. Portanto, maximize suas oportunidades de aprendizagem durante a sua indução. Lembre-se de que muitas habilidades são transferíveis.

Familiarize-se com o seguinte:

- Geografia do hospital e enfermarias
- Diretrizes/protocolos de tratamento do hospital
- Contraindicações/precauções para tratamento

- Trabalho clínico – você pode fazer isso trabalhando ao lado de um mentor:
  - Observe e discuta avaliação
  - Discuta o raciocínio clínico/resolução de problemas
  - Observe a aplicação das modalidades de tratamento e sua avaliação/modificação, se necessário
- Localização e montagem do equipamento:
  - Por exemplo, auxiliar de tosse, cateteres de sucção, umidificação, e como acessá-los à noite
  - Pratique sob supervisão, pois os sistemas irão variar dependendo do local
- Como acessar as informações do paciente.

Aproveite esta oportunidade para fazer muitas perguntas. Lembre-se de que não existem perguntas tolas, e os profissionais seniores reconhecem o fato de você sentir-se um pouco nervoso por trabalhar à noite, de madrugada ou aos fins de semana.

Junto com a sua aprendizagem individualizada no ambiente clínico, cada departamento terá oportunidades de aprendizagem contínuas, como *workshops*, palestras ou sistemas de parceria projetados para atualizar a equipe sobre assuntos respiratórios, mas você deve revisar o básico, como anatomia e fisiologia.

Oportunidades de parceria

Alguns hospitais oferecem a oportunidade de "acompanhar" um colega mais experiente de plantão, antes de tentar de maneira independente. Use esta oportunidade para:

- Observar os procedimentos, como entrar em contato com a mesa telefônica, deslocamento, estacionamento, atendimento a chamadas e discussão de caso, registro de presença e documentação, pedido de pagamento etc.
- À medida que sua confiança aumentar, assuma a liderança com o suporte e a orientação de seus colegas experientes. Discuta seu raciocínio clínico, plano de tratamento proposto ou quaisquer problemas que tenha encontrado. Agora você pode se sentir confiante com o apoio deles ao telefone.

Chamados pertinentes e não pertinentes

Em alguns hospitais, um médico sênior é quem chama o fisioterapeuta de plantão. Em outros, todas os chamados para a unidade de tratamento intensivo devem ser atendidos – verifique a política local. Muitas condições se beneficiam da fisioterapia; porém, para algumas, é improvável que ajude. Em muitos casos, o médico responsável vai pedir sua opinião/avaliação profissional, o que é uma parte pertinente do atendimento ao paciente. A Tabela 1.1 resume alguns exemplos de chamados pertinentes e não pertinentes ao contexto de plantão. Essas listas não são exaustivas, e cada chamado deve ser avaliado por seus próprios méritos.

A conversa telefônica deve lhe dar um quadro clínico mais claro. Se você acha que a solicitação é inadequada, explique seus motivos e discuta-os com a pessoa que estiver ligando. Se a situação não estiver clara, apesar de seus melhores esforços ou ela não concordar que a fisioterapia não é indicada, você deve atender ao chamado e avaliar o paciente para determinar a exata necessidade clínica de tratamento. Lembre-se de que esse é um serviço de emergência para pacientes que piorariam significativamente sem tratamento.

Tabela 1.1 Exemplos de chamados pertinentes e não pertinentes.

Condições em que a fisioterapia pode ajudar	Condições em que a fisioterapia dificilmente ajuda
• Aspiração recente • Atelectasia/colapso recente • Secreções retidas que causam dificuldade respiratória, como pneumonia, bronquiectasia, fibrose cística, DPOC com infecção ou secreções após recente extubação • Tosse fraca associada a infecção e não produtiva • Abscesso pulmonar não encapsulado que responde à drenagem postural • Pacientes que se beneficiaram de tratamento respiratório intensivo ao longo do dia	• Edema pulmonar – a menos que infectado • Êmbolo pulmonar • Fibrose pulmonar • SIRA com secreções mínimas • DPOC não aguda e não produtiva • Infecção improdutiva consolidada, como TB e pneumonia • Empiema, derrame pleural, pneumotórax – talvez benéfico se dreno de tórax inserido • Abscesso pulmonar encapsulado • Broncospasmo agudo, como asma, a menos que esteja associada à retenção de secreção nas vias aéreas • Pacientes que tossem e expectoram sem ajuda

DPOC, doença pulmonar obstrutiva crônica; *SIRA*, síndrome de insuficiência respiratória aguda; *TB*, tuberculose.

Exemplo de perguntas por telefone

Na Tabela 1.2 há uma sugestão resumida de como usar o formato SBAR – uma opção de método para documentar sua chamada telefônica, com instruções sobre como lidar com ela. Também pode ser usada como um lembrete para uma reflexão sobre sua chamada mais tarde.

Tabela 1.2 Formato SBAR para ligar e registrar uma solicitação de assistência no plantão.

Duração/data da chamada telefônica	Localização
Situação • Nome do paciente? • Onde está o paciente? • Quem está ligando? • Para que procura ajuda/conselho?	
Histórico • Quando o paciente veio? • O que aconteceu/*status* atual? • Há algum histórico médico anterior digno de nota? • Como são normalmente? • Houve fisioterapia anterior? • Observações atuais? A, B, C, D etc. • Há algum limite para o tratamento/*status* de reanimação?	
Avaliação • O que pode estar errado na opinião de quem ligou? • Ele precisa que você vá até lá ou está pedindo conselhos? • Qual é sua argumentação clínica nesse momento?	
Recomendações • Você pode dar algum conselho a quem ligou antes de chegar lá – por exemplo, mudança para oxigênio umidificado, posicionamento, analgesia? • Avise quem ligou se você está a caminho e a que horas estará lá	

Perspectiva do paciente

Como fisioterapeutas, podemos nos sentir assustados com a fisioterapia respiratória, mas como nossos pacientes se sentem por estar doentes e receber nossos cuidados? É útil considerar o histórico dos pacientes, pois pode fornecer informações importantíssimas para nossa prática e possibilita refletir sobre como serão tratados. John (um usuário experiente do serviço) escreveu alguns de seus pensamentos sobre suas experiências com fisioterapia. A seguir, suas palavras:

Como alguém com lesão medular C5/C6 completa, não tenho músculos intercostais e, consequentemente, minha expansão pulmonar é muito reduzida. Não consigo tossir da maneira convencional; costumo me segurar na cadeira de rodas e uso o diafragma para empurrar o ar – geralmente com pouco ou nenhum efeito. Quando deitado na cama, não consigo tossir. Estou contando isso porque a perspectiva de uma infecção no tórax é um dos meus maiores temores. Sei que uma infecção torácica grave pode potencialmente me matar. Por mais de 30 anos, lutei contra infecções no tórax, talvez apenas uma ou duas por ano, mas o suficiente para fazer minha esposa e eu, em mais de uma ocasião, considerarmos nos mudar para o exterior para evitar resfriados e tosses de inverno. Nove meses atrás, viemos ver Tom na clínica respiratória, e ele me prescreveu uma máquina de auxílio à tosse. Não há dúvida de que a máquina mudou minha vida. Isso não me impede de pegar infecções; no entanto, sabendo que ajudará a depurá-la se e quando eu pegar uma infecção, não estou mais temeroso como antes. Ela também anula a necessidade de fisioterapia respiratória, eliminando assim a possibilidade de costelas machucadas e o remorso por ter que acordar minha esposa talvez muitas vezes por noite para me aplicar fisioterapia, com frequência sem alívio.

Há uma preocupação com a contaminação cruzada, com a transmissão de microrganismos do paciente, mas isso funciona nos dois sentidos. Então, quase diariamente, "avalio" as pessoas com quem entro em contato e, à medida que envelheço e tenho menos medo de falar o que penso, deixo clara minha recusa a uma reunião ou um exame feito por alguém que esteja resfriado ou com sintomas de gripe. E isso a ponto de usar máscara em casa se minha esposa ou meu filho ficarem resfriados.

Meu sistema imunológico está muito reduzido devido à minha deficiência, então tenho que estar vigilante em todos os momentos.

Tosses e resfriados chegam ao meu tórax muito rapidamente. O ciclo normal, desde sentir uma dor de garganta até contrair uma infecção no tórax, é de cerca de 1 semana. Depois que sou acometido por uma infecção no tórax, elas duram cerca de 3 semanas. Curiosamente, quando digo infecção torácica, as minhas costumam ser virais e não tratáveis com antibióticos. Somente se piorarem os antibióticos terão algum efeito.

Como paciente, a sensação que tenho com uma infecção no tórax é de pânico, sufocamento, incapacidade de dormir, cansaço e fadiga quando meu corpo tenta tossir e não consegue. Fisioterapia assistida é uma opção, mas devo frisar que pode ser dolorosa, extremamente cansativa e inútil em muitas ocasiões. A fisioterapia respiratória, em última análise, talvez ajude a liberar o escarro viscoso do pulmão, mas demoro possivelmente uma hora até conseguir expectorar algum. E pode ser desmoralizante também, porque, no momento que o escarro é expectorado, a próxima bolha começa a fazer cócegas e crescer em meu pulmão em questão de minutos. Para mim, pessoalmente, se eu precisar de uma intervenção fora do horário do expediente, a perspectiva de ser visitado por 30 minutos ou talvez uma hora não faz muita diferença, porque, na realidade, realmente preciso de alguém comigo ou pelo menos nas proximidades, enquanto durar a doença.

Referências bibliográficas

Bendall, A.L., Watt, A., 2015. Final year physiotherapy undergraduate students' perceptions of preparedness for emergency on-call respiratory physiotherapy: a questionnaire survey. J. Assoc. Chartered. Physiotherap. Respir. Care. 48, 4-13.

Featherstone, P., Chalmers, T., Smith, G.B., 2008. RSVP: a system for communication of deterioration in hospital patients. Br. J. Nurs. 17 (13), 860-864.

NHS Improvement, 2018. SBAR Communication Tool-Situation, Background, Assessment, Recommendation. https://improvment.nhs./uk/redsources/sbar-communication-tool/.

Reeve, J., Skinner, M., Lee, A., Wilson, L., Alison, J.A., 2012. Investigating factors influencing 4th-year physiotherapy students' opinions of cardiorespiratory physiotherapy as a career path. Physiotherap. Theory. Pract. 28 (5), 391-401.

Roskell, C., Cross, V., 2003. "Student perceptions of cardio-respiratory physiotherapy" Physiotherapy 89 (1), 2-12.

Thomas, S., Broad, M.A., Cross, J., Harden, B., Quint, M., Ritson, P., 2006. Acute respiratory/on call physiotherapy – self-evaluation of competence questionnaire. Acesso online www.acprc.org.uk/dmdocuments/competence_questionnaire.pdf.

Capítulo 2

Avaliação Respiratória

Matthew J. Quint e Sandy Thomas

O objetivo da avaliação respiratória é verificar a situação clínica, as indicações e as contraindicações ao tratamento, a partir do momento em que o encaminhamento é recebido. Nem todas as informações são necessárias para todos os pacientes; portanto, adapte sua avaliação ao caso.

Existem duas abordagens principais para a avaliação de fisioterapia intensiva; você deve seguir as diretrizes locais sobre qual formato de avaliação usar.

1. O processo de avaliação ABCDE – é inicialmente usado para determinar se o paciente está em perigo imediato. No entanto, muitos hospitais também utilizam essa abordagem para organizar sua avaliação completa (ver Capítulo 13).
2. Uma abordagem com base em sistemas, descrita neste capítulo, torna-se estruturada, abrangente e sistemática, preferida por alguns fisioterapeutas.

Em qualquer situação clínica, uma "verificação rápida" à beira do leito é crucial para garantir a estabilidade do paciente, indicar com que rapidez você deve agir e verificar como ele está. Embora seu foco sejam problemas de fisioterapia e estratégias de tratamento, a prioridade é garantir a segurança do paciente. Sua primeira pergunta deve ser: "O paciente está em perigo imediato?"

Paciente A

- Às 20 h, você foi chamado para ver um homem de 84 anos em uma ala clínica. Ele havia sido admitido no dia anterior com pneumonia adquirida na comunidade e tratado no início do dia pelo fisioterapeuta da ala. A enfermeira responsável relatou que ele diminuiu sua saturação de oxigênio e a ausculta pulmonar soa borbulhante. Ela pediu que você avaliasse esse paciente

(continua)

Paciente A (continuação)

- Ele teve acidente vascular encefálico (AVE) prévio e tem demência leve. Embora esteja com tratamento completo e ativo, não é considerado adequado para reanimação
- Na chegada à ala, o responsável pelo registro está revisando as notas e a equipe de enfermagem está passando o turno para o pessoal da noite. O que você deve fazer?

Processo de avaliação **ABCDE**:

A – *Airway* **(via aérea)**. Está desobstruída e protegida?

Em caso negativo, peça ajuda e estabeleça uma via aérea.

B – *Breathing* **(respiração)**. Ele está ventilando com eficácia? Qual a saturação de oxigênio, e ele está no oxigênio?

Em caso negativo, peça ajuda e suporte para ventilação.

C – *Circulation* **(circulação)**. Ele tem débito cardíaco adequado?

Em caso negativo, peça ajuda e suporte para o débito.

Se a resposta a qualquer uma dessas perguntas for "não", algo precisa ser feito de imediato para estabilizar clinicamente o paciente.

Você reconheceria esses sinais e saberia o que fazer? Caso contrário, você precisa atualizar seu suporte básico de vida. Consulte a abordagem ABCDE (Conselho de Ressuscitação do Reino Unido)[1] e as seções sobre respiração e circulação neste capítulo.

Para o paciente A, comece com ABC e, em seguida, execute uma avaliação completa com base em sistemas.

O paciente A tem estalos audíveis na boca, está usando músculos acessórios e respira de modo muito superficial. Suas vias aéreas estão claramente comprometidas e precisam ser liberadas de imediato para garantir sua segurança antes de a avaliação prosseguir.

Se você não tiver certeza, não tenha medo de pedir ajuda.

Lembre-se de que você não é o único responsável pelo cuidado do paciente. Outros membros da equipe estão lá para apoiá-lo, e você está lá para apoiá-los.

Depois de verificar que o paciente não está em perigo imediato, você deve continuar com:

D – *Disability* **(incapacidade)**. Avalie seu nível de consciência; e

E – *Exposure* **(exposição)**. Observe todo o paciente.

Uma avaliação baseada em sistemas: seja sistemático em sua abordagem; inclua cada sistema fisiológico, cardiovascular, renal e assim por diante.

Histórico subjetivo

Considere: o que mudou? Por que mudou? Como isso está impactando o paciente e/ou a intervenção clínica?

Histórico da condição presente

Reflita se a situação atual do paciente pode estar relacionada a qualquer um dos quatro principais problemas de fisioterapia respiratória. Você também pode determinar se o paciente está piorando, estável ou melhorando.

Concentre-se nos principais sintomas respiratórios:

Chiado

Qual é a causa (inchaço, broncospasmo ou acúmulo de secreção)?

Qual é a mais provável em seu paciente (há pistas no histórico clínico)?

Falta de ar

Se a falta de ar em repouso (ou esforço mínimo) não for normal para o paciente, isso é motivo de preocupação e pode levar à fadiga, se não for tratado.

O que você pode fazer para aliviar o trabalho respiratório?

Tosse

A tosse é uma parte normal e importante da desobstrução das vias aéreas; pode ser um reflexo ou ato voluntário e desobstrui apenas as vias aéreas centrais.

É eficaz? Produtiva ou seca? O paciente está desperdiçando energia com uma tosse improdutiva e ficando cansado?

Expectoração

Quanta secreção é expelida a cada dia, qual a cor e a viscosidade? É difícil de expectorar? O paciente tem uma rotina de desobstrução das vias aéreas que executa e está funcionando agora?

Dor no tórax

A dor cardíaca no tórax pode ser esmagadora e central, irradiar para o braço esquerdo e pescoço, mas pode se apresentar em outras áreas, como a mandíbula e entre as escápulas (se isso for novo, devé ser destacado para a equipe médica).

Para outras fontes de dor, certifique-se de que haja analgesia adequada para permitir o tratamento. Considere o local, a irritabilidade e a natureza. Como isso muda com o ciclo respiratório? O paciente consegue tossir de modo produtivo?

Histórico clínico

Você precisa verificar a gravidade do episódio atual e se é possível recorrer a intervenções de fisioterapia anteriores para encontrar o tratamento mais eficaz.

Pense sobre:

- Doenças subjacentes que possam impactar o cuidado do paciente?
- Existem contraindicações ao tratamento?
- Alergias existentes
- Ocorreram episódios anteriores ou semelhantes?
- Tratamentos que o paciente já fez
- Tratamentos de fisioterapia prévios. Como ele respondeu?

Histórico de medicamentos

Ele deve incluir a prescrição de oxigênio e a saturação-alvo de oxigênio.

Muitas vezes os pacientes dizem que estão em forma e bem, mas relatam uma longa lista de medicamentos que indicam outras doenças.

Considere se algum medicamento poderia facilitar a fisioterapia respiratória, como solução salina nebulizada e analgesia adicional.

Histórico social

Como o paciente é normalmente? Existe histórico de tabagismo?
Lembre-se de que fumar é a principal causa de doenças pulmonares crônicas.

Histórico objetivo

O histórico identifica a situação atual. Procure tendências ao longo do tempo, observe se o paciente está em risco, melhorando, inalterado ou piorando.

Os dois componentes nessa parte da avaliação são:

- Observação – incluindo tabelas
- Exame físico.

Lembre-se de que é fácil tomar uma atitude, mas é importante adotar uma abordagem adequada (Tabela 2.1).

Tabela 2.1	Abordagem indicada para avaliação.
Pare	Faça um balanço da situação e o que você descobriu até agora
Olhe	Observe cuidadosamente o paciente e as informações disponíveis nos prontuários e monitores da unidade
Ouça	Ouça o que o paciente lhe diz e o que você percebe na ausculta pulmonar e cardíaca
Sinta	Examine-o sistematicamente. Lembre-se de que suas mãos podem dizer mais que um estetoscópio
Pense	Relacione suas descobertas com o histórico do paciente. Que problemas potenciais você identificou e se relacionam com o histórico? Você pode cuidar desse paciente? Você precisa de ajuda?

Tabela 2.2 Observações gerais.

Conforto	O paciente parece confortável ou indisposto e angustiado; você precisa resolver isso primeiro?
Tamanho	Ele é obeso? Precisa ser manipulado ou há implicações respiratórias? Ele está desnutrido? Se estiver, poderá se cansar rapidamente
Posição	Em que posição ele está? Ela afeta o volume do pulmão e o trabalho de respiração (ver Capítulo 6)
Postura	Ele tem cifose ou escoliose? Deformidades da parede torácica estão associadas a perda de volume pulmonar e insuficiência respiratória (ver Capítulos 6 e 8)
Equipamentos	Quais equipamentos, drenos ou cateteres estão ligados a ele? Estão funcionando corretamente? Se você não estiver familiarizado com o equipamento, *pergunte*

Essa abordagem é usada conforme você trabalha ao longo dos sistemas corporais (ver Tabelas 2.3 a 2.6, mais adiante).

Uma observação geral possibilita a análise da situação geral do paciente, incluindo o equipamento ao seu redor, o pessoal e parentes ou cuidadores que estejam presentes (Tabela 2.2). Questões relativas a consentimento e tratamento devem ser direcionadas ao paciente, mas você pode precisar envolver outras pessoas nessas discussões.

Sistema cardiovascular

O sistema cardiovascular fornece mais informações sobre a estabilidade clínica e a capacidade do paciente para tolerar a fisioterapia respiratória.

Lembre-se!

As coisas podem mudar rapidamente; portanto, continue monitorando a deterioração clínica (Tabela 2.3)
- Procure tendências
- Qual é o seu estado normal?
- Qual é o estresse fisiológico do paciente?
- Sua circulação está ficando comprometida?

Tabela 2.3 Observações cardiovasculares.

Observações	Relevância
Frequência cardíaca (FC) Bradicardia FC < 50 bpm Taquicardia FC > 100 bpm	Considere o "máximo" previsto (220 – idade) e quanto você pode aumentá-lo durante a fisioterapia
Pressão arterial (PA) Normalmente 95/60 a 140/90 mmHg	Aumenta com a idade. A significância de valores anormais depende do normal do paciente. Observe mudanças ou tendências
Hipotensão < 95/60 mmHg (adultos)	Um paciente cujo pulso é maior que sua pressão sanguínea sistólica (em repouso) está significativamente comprometido. Isso precisa ser resolvido rapidamente pela equipe médica. Evite fisioterapia até que a pressão arterial esteja estável
Hipertensão > 140/90 mmHg	A significância depende da idade do paciente e de seus valores "normais". Uma diastólica > 95 mmHg justifica cuidado
Medicamentos inotrópicos	O paciente está tomando medicamentos para sustentar sua PA? Seu sistema cardiovascular pode ser menos estável, então tome cuidado com os tratamentos (ver Capítulo 13)
Pressão venosa central (PVC)	Indica o fluido geral que enche o sistema circulatório e é medido de forma invasiva usando um cateter central Valores baixos – o paciente pode estar desidratado ou ter retorno venoso prejudicado Valores altos – podem ser causados por ventilação de pressão positiva, sobrecarga de fluidos ou insuficiência cardíaca
Tempo de recarga capilar	É medido pedindo-se ao paciente que mantenha o próprio dedo no nível do coração; então você o aperta e segura por 5 s. Depois de soltar, conte quanto tempo leva para voltar à cor normal, geralmente ≤ 3 segundos. Se demorar mais, sugere fluxo sanguíneo prejudicado, o que poderia ser relacionado à circulação inadequada em geral Sentir as mãos/pés do paciente lhe dará uma ideia de quão bem perfundido o paciente é – quanto mais frio ele estiver, pior será a circulação

(continua)

Tabela 2.3 Observações cardiovasculares. (*continuação*)

Observações	Relevância
Edema	Existe algum edema? Onde está? Edema em ambas as pernas pode sugerir insuficiência cardíaca. Edema generalizado pode afetar os pulmões, com estalos ouvidos na ausculta pulmonar, semelhantes à retenção de secreção, mas isso não vai melhorar com fisioterapia respiratória
Hematologia	Se a contagem de leucócitos aumentar, pode haver infecção. Se as plaquetas estiverem baixas, pode haver um aumento no risco de sangramento. Essa é uma possível contraindicação para técnicas manuais de fisioterapia respiratória. Observe o tempo de coagulação/razão normalizada internacional
Temperatura	Procure por hiper ou hipotermia – qualquer uma delas pode comprometer a tolerância do paciente à intervenção

Monitoramento por eletrocardiograma

Você não é responsável pelo diagnóstico. Se algo não parece certo, pergunte – você pode ser a primeira pessoa a ver um novo problema. Primeiro, verifique se os adesivos do aparelho de eletrocardiograma (ECG) e os fios estão anexados. O traço é regular? É rápido ou lento? Uma arritmia grave em uma pessoa pode não ter efeitos adversos em outra; portanto, olhe para o paciente!

A pressão arterial é a chave para decidir a importância de qualquer arritmia. Considere a cor, a temperatura e o nível de consciência do paciente. As *tendências* na arritmia também são importantes:

- Acabou de ocorrer?
- Ocorreu de repente ou gradualmente?
- Está ficando mais frequente?
- Como o seu tratamento a está afetando?

Preste atenção às arritmias que tenham surgido recentemente ou estejam ficando mais frequentes. Lembre-se: os tratamentos manuais do tórax irão afetar o traçado de ECG; portanto, deixe o traçado se estabilizar antes de interpretar as anormalidades.

Sistema neurológico

O sistema neurológico será considerado com mais detalhes no Capítulo 14. Por enquanto, consulte a Tabela 2.4 para observações neurológicas.

Permanece o debate sobre qual avaliação do estado neurológico é a mais eficaz e rápida. Algumas unidades podem escolher "ACVPU", enquanto outras preferem a GCS. Você deve seguir as diretrizes locais.

Tabela 2.4 Observações neurológicas.

Observações	Relevância
ACVPU Avaliação rápida e fácil do estado neurológico geral do paciente	**A** = o paciente está **a**lerta **C** = **c**onfuso (suponha que isso seja novo até provar o contrário) **V** = responde à **v**oz **P** = apenas responde à dor (*pain*) **U** = não responde (*unresponsive*) Se o estado do paciente for inferior a "Alerta" e a equipe não estiver ciente, informe imediatamente Observe se o estado neurológico piora durante sua avaliação/tratamento e alerte a equipe multiprofissional Pacientes que não respondem precisam de suas vias aéreas protegidas – considere uma via aérea oral ou a posição lateral de segurança, se apropriado
GCS (Escala de Coma de Glasgow) Uma avaliação detalhada e rápida de pontuação do *status* neurológico entre 3 e 15	Testa a melhor resposta: Ocular (pontuação 1 a 4) Verbal (pontuação 1 a 5) Motora (pontuação 1 a 6)

(*continua*)

Tabela 2.4 Observações neurológicas. *(continuação)*

Observações	Relevância
Pupilas	Observe o tamanho e a reatividade. Por exemplo: pupilas contraídas podem indicar muita morfina; pupilas desiguais podem indicar mudanças neurológicas
Observações neurológicas da pressão intracraniana (PIC) e pressão de perfusão cerebral (PPC)	Relate qualquer mudança. Use para monitorar os efeitos adversos da fisioterapia (ver Capítulo 14)
Medicamentos/ sedação	O paciente está recebendo algum medicamento sedativo? Qual é o nível de sedação (caso seu hospital classifique os níveis de sedação)? A sedação pode afetar a capacidade de participar do tratamento, mas é possível que seja necessária se o paciente estiver agitado. Pacientes fortemente sedados podem não ser capazes de cooperar com tratamentos ativos (p. ex., ciclo ativo de respiração técnica)
Medicações – paralisantes	O paciente está recebendo algum agente paralisante? Pacientes paralisados não conseguem respirar ou tossir por si mesmos. Tome cuidado extra ao removê-lo do ventilador para aplicar ventilação manual por Ambu e ao movê-lo (certifique-se de proteger a articulação)
Tônus	Mudanças no tônus ou padrão indicam gravidade de danos neurológicos e consequências se o paciente for movido. Como ele está?
Glicose no sangue	Valores baixos de glicose no sangue prejudicam o *status* neurológico. Isso precisa ser resolvido imediatamente
Dor	Ele está com dor? Está sendo usado um sistema de pontuação? Qual analgesia está sendo usada? Qual dose? Qual via? É suficiente? Peça que o controle da dor seja aumentado, se necessário

Sistema renal

Pacientes com insuficiência renal podem exigir diferentes formas de suporte. Isso frequentemente envolve a inserção de uma cânula de calibre largo (p. ex., Vas-Cath®). Deve-se ter cuidado ao mobilizar esses pacientes, para garantir que essas cânulas não sejam obstruídas ou desalojadas. Considere o equilíbrio de fluidos e produção de urina (Tabela 2.5).

Sistema musculoesquelético

Questões-chave:
- Existe um histórico de traumatismo passado ou presente? Isso impactará no tratamento que você planejou?

Tabela 2.5 Observações renais.

Observações	Relevância
Saída de urina O normal é 0,5 a 1,0 mℓ por kg de peso corporal por hora	A ausência de produção de urina não significa necessariamente que o paciente esteja com insuficiência renal. Existe um cateter no local? Está bloqueado? Está no lugar certo? A produção ruim pode estar relacionada a choque e risco de insuficiência cardiovascular – discuta com a equipe. **Lembre-se**: mudança na produção de urina é um marcador sensível de melhora ou agravação do paciente
Gráfico de equilíbrio de fluidos Analise o equilíbrio cumulativo, ou seja, entrada *versus* saída (verificar os totais inclui todas as fontes de perda de fluido)	Hidratação excessiva (riscos de edema pulmonar e estertores não causados por expectoração) Hidratação insuficiente (riscos de desidratação e escarro viscoso) Verifique se há níveis baixos de albumina, pois os níveis de proteína afetam a distribuição de fluidos. Isso pode significar que os fluidos se movem para os espaços extravasculares, produzindo problemas circulatórios, apesar de equilíbrio aparentemente normal deles

- Existe potencial fratura da coluna vertebral? A coluna foi examinada? Se não tiver certeza, trate-a como instável (ver Capítulo 14)
- Lesões podem passar despercebidas inicialmente, então não se surpreenda se descobrir mais (p. ex., ruptura ligamentar) e garanta que sejam relatadas
- Identifique quaisquer fraturas e lesões de tecidos moles e quais são os tratamentos. Fixadores externos e tração podem limitar o posicionamento do paciente.

Sistema respiratório

As observações da Tabela 2.6 devem guiá-lo em qualquer problema-chave de fisioterapia respiratória.

A via aérea deve ser avaliada. Ela está desobstruída e protegida?

Se houver uma via aérea artificial, de que tipo é? Cânula traqueal, traqueostomia, via aérea nasal ou oral?

Tabela 2.6 Observações respiratórias.

Observações	Relevância
Modo de ventilação	Espontâneo, não invasivo ou invasivo? (VNI – insuficiência respiratória, ver Capítulo 8; terapia intensiva de ventilação invasiva, ver Capítulo 13)
Frequência respiratória Adulto normal: 12 a 16 respirações por minuto	Compare a taxa documentada com a taxa que você mede. A expectativa aumenta quando a demanda aumenta
Taxa aumentada	Verifique a pressão parcial do dióxido de carbono (Pa_{CO_2}). Se baixa, o paciente está hiperventilando devido a estresse, ansiedade, dor ou febre? Baixa pressão parcial de oxigênio (Pa_{O_2}) e alta frequência respiratória indicam problema cardíaco ou respiratório
Tendência de aumento > 30 por minuto *Tornando-se crítica*	Verifique os gases sanguíneos quanto a sinais de insuficiência respiratória

(continua)

Tabela 2.6 Observações respiratórias. (continuação)

Observações	Relevância
Taxa reduzida *Pode ser crítica*	Sedação excessiva? Incidente neurológico? Fadiga? Verifique os gases sanguíneos quanto a sinais de insuficiência respiratória
Trabalho de respiração	Uso de músculos acessórios (incluindo os abdominais durante a expiração) e respiração com lábios franzidos pode sugerir fadiga
Padrão	Padrão de respiração irregular pode estar ligado a fadiga ou dano neurológico
Expansão	É igual? Movimento diminuído pode estar ligado a perda de volume (ver Capítulo 6)
Oxigenoterapia	Leve em consideração qualquer oxigênio que o paciente estiver recebendo ao interpretar a relação saturação de pulso de oxigênio Sp_{O_2}/Pa_{O_2}. A terapia atual está adequada? A hipoxemia é classificada como uma incapacidade de manter a Pa_{O_2} acima de 8 kPa (ver insuficiência respiratória, no Capítulo 8)
Oximetria de pulso (Sp_{O_2}) normal 95 a 98%	Procure tendências e relate qualquer agravamento (p. ex., Sp_{O_2} de 90% pode ser menos preocupante do que Sp_{O_2} que tenha diminuído de 98 para 92%) *Na doença aguda* < 92% pode ser significativo, mas esperam-se valores mais baixos em pacientes idosos e durante o sono *Pacientes com débito cardíaco reduzido* Hipoxemia leve < 94% pode ser significativa Pacientes que estejam paralisados perifericamente podem não ter fluxo sanguíneo adequado para se detectar Sp_{O_2} com precisão. Verifique os traçados! *Paciente com doença respiratória crônica* A hipoxemia pode não ser significativa com Sp_{O_2} < 80 a 85%. Compare com os valores "usuais" para o paciente. A equipe estabeleceu parâmetros aceitáveis?

(continua)

Tabela 2.6 Observações respiratórias. (continuação)

Observações	Relevância
Gasometria arterial	Ver interpretação da Figura 2.1
Radiografia do tórax	Existe alguma indicação de problemas específicos? Existem mudanças? Ver Tabela 2.7 e Capítulo 4
Tosse	A tosse é eficaz? O paciente está em risco de retenção de secreção nas vias aéreas?
Escarro	Observe viscosidade, cor, cheiro, volume, presença de hemoptise. Quão fácil é eliminar? Há risco de acúmulo de secreção?
Formato do peito	Defeitos na parede torácica reduzem os volumes pulmonares e predispõem o paciente a um aumento no trabalho respiratório
Mãos	Cianose periférica, baqueteamento digital, temperatura e manchas de nicotina podem sugerir um problema crônico?
Feridas cirúrgicas	Considere o local e o procedimento a que o paciente foi submetido (ver Capítulos 14 e 15). Dores na ferida e anestésico podem reduzir os volumes pulmonares e levar à retenção de secreção nas vias aéreas
Drenos intercostais	Eles estão presentes, drenando, borbulhando ou oscilando? Ver Capítulo 15. Considere os efeitos da dor e da imobilidade
Testes de função pulmonar	Variam com idade, gênero e altura. Compare com valores normais previstos. Os valores frequentemente encontrados nas anotações são escritos como uma porcentagem do previsto para a idade, gênero e altura do paciente. Esse é um problema crônico?
Hemoglobina 12 a 18 g/100 mℓ	Valores altos sugerem policitemia, enquanto valores baixos sugerem anemia – considere isso antes de interpretar a Sp_{O_2}. Um paciente com Sp_{O_2} baixa pode ter um conteúdo de oxigênio normal disponível para os tecidos se os níveis de hemoglobina estiverem muito altos

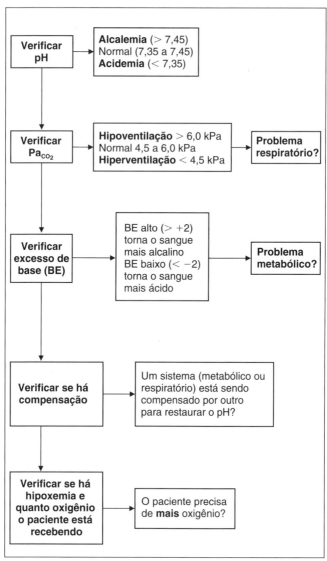

Figura 2.1 • Análise de gases do sangue arterial. Pa_{CO_2}, pressão parcial de dióxido de carbono.

Tabela 2.7 Sistema para interpretação de radiografias do tórax – perguntas a serem feitas.

Informações sobre o filme	Sobre o filme em análise	
De quem é o filme?	**A – A**linhamento e uma olhada rápida	É um filme claro? Existe alguma imagem óbvia que salte aos olhos?
De que eram as radiografias?	**B – O**ssos (*Bones*)	Estão todos lá e intactos?
Onde foi tirado?	**C – C**ardíaco	Está na posição e no tamanho certos? Tem limites claros?
Quando foi tirado?	**D – D**iafragma	Está na posição correta? Existem contornos e ângulos claros?
Por que foi tirado?	**E – E**xpansão e estruturas Extratorácicas	O peito está bem expandido? Examine estruturas externas do tórax
Como foi tirado?	**F –** Campos pulmonares	Os campos pulmonares estão limpos? Se estendem até a borda do tórax?
	G – Dispositivos	Existem linhas, drenos, tubos, suturas, clipes etc.?

Ver Capítulo 4. Uma abordagem sistemática para revisar torna menos provável que você deixe algo escapar (Tabela 2.7). Esse é um sistema sugerido; se você usa outro e está satisfeito, continue com ele.

Exame físico

Anatomia da superfície/marcação da superfície

Um bom conhecimento da anatomia normal da superfície ajudará na sua avaliação.

A orientação da Figura 2.2 é para adultos normais. Doenças específicas podem mudar a anatomia, e você deve adaptar sua avaliação conforme considerar apropriado.

FISIOTERAPIA RESPIRATÓRIA

Vista anterior		Anterior 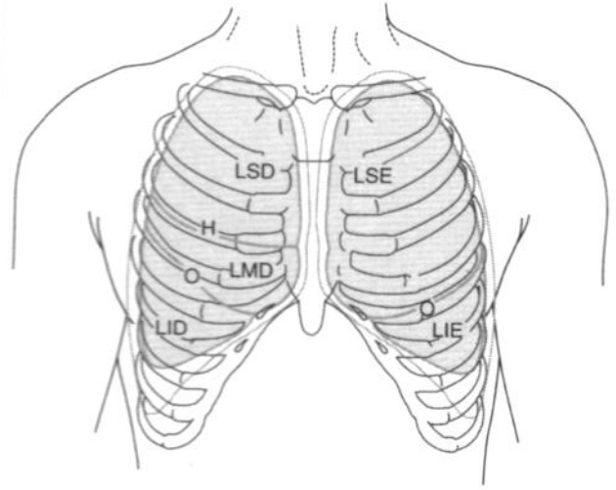	Borda inferior do pulmão 8º espaço intercostal no meio da linha axilar 6ª cartilagem costal anteriormente
Ápice do pulmão 2 cm acima do ponto médio da clavícula			
Fissura horizontal (só à direita) 6º espaço intercostal no meio da linha axilar 4ª cartilagem costal no esterno Nota: a extremidade medial da clavícula desce para o tórax. Aqui você encontrará o segundo espaço intercostal			
Vista posterior		Posterior	Fissura oblíqua T4 Linha da escápula sequestrada 6º espaço intercostal no meio da linha axilar 6ª cartilagem costal anteriormente
Borda inferior do pulmão Posteriormente em T10 Nota: o ápice da escápula está em T7			
Borda inferior da pleura T12 posteriormente 10º espaço intercostal no meio da linha axilar 6ª cartilagem costal anteriormente			

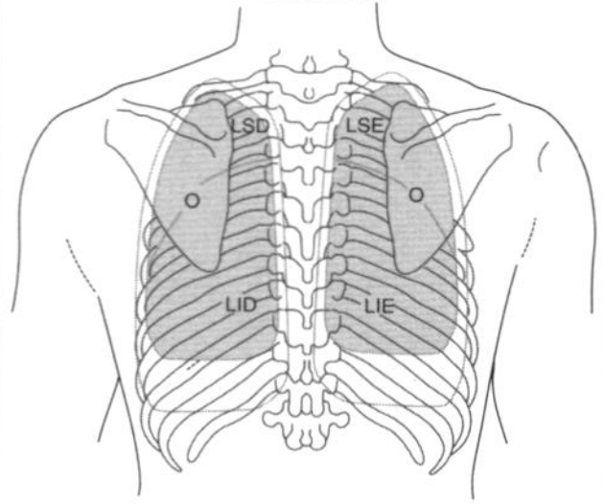

Figura 2.2 • Marcação de superfície.

Palpação

Considere os elementos das Tabelas 2.8 e 2.9.

Auscultação

Descreva os sons respiratórios e os sons adicionais (Tabelas 2.10 a 2.13).

Tabela 2.8 Palpação.

Temperatura	O paciente sente calor ou frio? Compare a central com a periférica
Edema	Existe edema central ou periférico óbvio? Se sim, como isso pode impactar no tratamento?
Traqueia	Está centralizada? Se não, você sente que ela foi empurrada para um lado, como por massa, ou puxada por colapso? Isso é novo?
Expansão	É igual e consistente durante o ciclo de inspiração e expiração?
Frêmito tátil	Você pode sentir algum estalo sob suas mãos? Use isso para guiar os últimos aspectos do exame (nota de percussão e ausculta)

Tabela 2.9 Notas de percussão.

Notas de percussão	Percuta colocando um dedo horizontalmente na parede torácica entre duas costelas e batendo nitidamente com um dedo ou articulação interfalangiana da outra mão
Ressonante devido ao ar no tórax	Ar no pulmão (normal)
Hiper ressonante	Ar entre a pleura (pneumotórax) Pulmão superexpandido (enfisema)
Um som surdo por causa do fluido ou tecido sólido subjacente	Isso é normal se for sobre o fígado ou conteúdo abdominal Sobre os pulmões: derrame pleural ou consolidação

Tabela 2.10 Sons da respiração.

Sons de respiração	Indicação
Sons respiratórios normais Suave, abafado, mais alto na inspiração, baixo na expiração Razão entre inspiração e expiração = 1:2	Turbulência normal nas grandes vias aéreas
Respiração brônquica Expiração mais alta e mais longa, com pausa entre a inspiração e a expiração, ouvida normalmente na traqueia	Se ouvida sobre os campos pulmonares: Consolidação Colapso sem rolha de secreção Também pode ser ouvida na borda de uma efusão pleural
A respiração soa quieta ou ausente? Expansão deficiente Volumes pulmonares baixos Atelectasias	Pode ser causada por: • Respiração superficial • Mau posicionamento • Colapso com obstrução completa das vias aéreas • Sons reduzidos pela hiperinflação • Sons reduzidos pela pleura e pela parede do tórax (pacientes obesos ou musculosos, derrame pleural, pneumotórax, hemotórax) • Pneumotórax

Tabela 2.11 Sons adicionais – estalos.

Estalos	Causa e relevância clínica Sons curtos, não musicais, de estouro, finos ou encorpados	
Estalos pequenos A reabertura das vias aéreas soa como esfregar o cabelo próximo a sua orelha	• Atelectasias • Edema interalveolar • Secreções em vias aéreas pequenas	• Curtos, finos • Na periferia do pulmão • Diminuem com uma respiração profunda • "Papel de seda" • Não se resolvem com respiração profunda ou tosse • Inspiração tardia (Nota: também podem ser causados por fibrose intersticial) • Agudos • Periferia • Param com tosse

(continua)

Tabela 2.11 Sons adicionais – estalos. (continuação)

Grandes estalos Soam como despejar leite sobre flocos de arroz	Obstrução mais proximal e vias aéreas maiores com secreção. Podem acontecer durante a inspiração, bem como expiração	• Expiratório precoce – nas vias aéreas centrais • Expiratório tardio – em vias aéreas mais periféricas • Grande som profundo • Altera-se/soa limpo com tosse

Lembre-se: estalos são ouvidos apenas se a velocidade do ar for adequada e os sons da respiração audíveis.

Tabela 2.12 Sons adicionais – chiado.

Chiados	Causa e relevância clínica Sons musicais devido à vibração de paredes de vias aéreas estreitadas	
Chiado alto	Broncospasmo	• Potencial aumento do trabalho respiratório
Chiado baixo	Secreção	• Fluxo turbulento interrompido • Mudança com tosse
Chiado localizado	Tumor ou corpo estranho	• Limitado a uma área em auscultação

Tabela 2.13 Outros sons.

Outros sons	Soa como	Causa
Esfregação pleural	Rangido/esfregação (como botas em caminhada na neve) Localizado/generalizado Suave/alto Inspiração igual à expiração	Inflamação da pleura Infecção Tumor

(continua)

Tabela 2.13 Outros sons. (continuação)

Outros sons	Soa como	Causa
Estridor	Som de constante arfagem tanto durante a inspiração como expiração nas vias aéreas superiores	Crupe Tumor laríngeo Obstrução das vias aéreas superiores **Lembre-se**: Alerte a equipe médica, pois as vias aéreas correm o risco de estarem comprometidas

Perigo

Se você ausculta e não ouve nada – um tórax "silencioso" –, pode significar que o paciente não consegue movimentar o ar. Essa é uma emergência clínica, e você precisa conseguir assistência médica imediata!

Pontuação nacional de alerta precoce (NEWS2, 2017)[2]

As pontuações destinam-se a:
1. Destacar as mudanças no estado fisiológico do paciente com observações de rotina
2. Capacitar a equipe para agir e buscar apoio adicional aos pacientes cujo estado tenha se agravado (Tabela 2.14).

A mudança significativa na pontuação de 3 em uma ou mais categorias, ou de 5 ou mais no total (dependendo do sistema de pontuação) pode determinar a busca ou suporte de fisioterapia intensiva – consulte a política local para os critérios de referência.

Um paciente que não tenha atingido a pontuação de gatilho não impede um pedido de ajuda ou conselho.

As coisas mudam!

Seu paciente pode melhorar ou piorar durante a avaliação ou tratamento. Isso não necessariamente se reflete de modo negativo no tratamento que você estipulou a princípio. Volte ao início (ABC) para garantir a segurança do paciente.

Tabela 2.14 Pontuação de alerta precoce 2.

Parâmetro psicológico	Pontuação						
	3	2	1	0	1	2	3
Taxa de respiração (por minuto)	≤ 8		9 a 11	12 a 20		21 a 24	≥ 25
Sp$_{O_2}$ escala 1 (%)	≤ 91	92 a 93	94 a 95	≥ 96			
Sp$_{O_2}$ escala 2 (%)	≤ 83	84 a 85	86 a 87	88 a 92 ≥ 93 no ar	93 a 94 no oxigênio	95 a 96 no oxigênio	≥ 97 no oxigênio
Ar ou oxigênio?		Oxigênio		Ar			
Pressão arterial sistólica (mmHg)	≤ 90	91 a 100	101 a 110	111 a 219			≥ 220
Pulso (por minuto)	≤ 40		41 a 50	51 a 90	91 a 110	111 a 130	≥ 131
Consciência				Alerta			CVPU
Temperatura (°C)	≤ 35,0	35,1 a 36,0		36,1 a 38,0	38,1 a 39,0	≥ 39,1	

Lista de problemas potenciais para a fisioterapia respiratória

Seu objetivo durante a avaliação é descobrir se o paciente tem (ou corre o risco de desenvolver) um ou mais dos quatro seguintes problemas que possam necessitar de fisioterapia respiratória:
- Retenção de secreção nas vias aéreas (ver Capítulo 5)
- Perda de volume pulmonar (ver Capítulo 6)
- Maior trabalho respiratório (ver Capítulo 7)
- Insuficiência respiratória (ver Capítulo 8).

A gestão de cada um desses problemas está resumida nos capítulos citados e no processo de tomada de decisão mostrado na Figura 2.3.

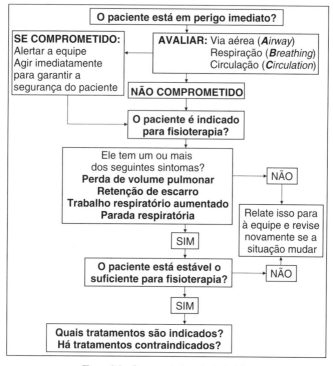

Figura 2.3 • Processo de tomada de decisão.

Referências bibliográficas

1. https://www.resus.org.uk/resuscitation-guidelines/abcde-approach/.
2. Royal College of Physicians. National Early Warning Scores (NEWS) 2: Standardising the assessment of scute-illness severity in the NHS. Updated report of a working party. London: RCP, 2017. Disponível em: https://www.rcplondon.ac.uk/projects/outputs/national-early-warning-score-news-2.

Capítulo 3

Especificidades Pediátricas

Ellie Melkuhn

Consentimento pediátrico

Obter e documentar o consentimento antes da avaliação e do tratamento em crianças é um processo mais complexo. Há quatro situações frequentes:

1. Criança sem capacidade – a criança é muito jovem ou não tem a capacidade de compreender as implicações de recusar ou concordar com um tratamento. Aqui, uma pessoa com responsabilidade parental pode dar consentimento em seu lugar.
2. Criança com os pais ausentes – quando os pais não estão disponíveis para fornecer consentimento, o profissional de saúde deve considerar o que estiver de acordo com o melhor interesse da criança e então agir de maneira apropriada.
3. Criança menor de 16 anos com capacidade – uma criança é *"Gillick competent"* (termo utilizado no Reino Unido) quando demonstra maturidade e capacidade suficiente para compreender as implicações da intervenção, incluindo riscos e cursos alternativos de ação. Elas são legalmente autorizadas a consentir com intervenções quando seus pais estiverem ausentes ou se estes se recusarem. No entanto, se a criança recusar o tratamento, os pais podem ignorar a recusa e consentir com o tratamento.
4. Criança com idade superior a 16 anos com capacidade – esse paciente tem permissão da lei de consentir ou negar tratamento sem a concordância dos pais.[1]

A forma como o consentimento ou a recusa foi obtido deve estar sempre claramente documentada nas anotações. Para mais

---

[1]N.R.T.: Consulte as normativas brasileiras, pois é possível que haja diferenças quanto à legislação.

informações, consulte o documento informativo CSP: Consent and Physiotherapy Practice 2016.

Salvaguarda

A proteção é responsabilidade de todos os profissionais. A proteção é definida como:

- Proteger as crianças de maus-tratos
- Prevenir o comprometimento da saúde e do desenvolvimento das crianças
- Garantir que as crianças cresçam em circunstâncias consistentes com a prestação de cuidados seguros e eficazes
- Agir para permitir que todas as crianças tenham os melhores resultados.

Cada autoridade local e do National Health Services Trust tem uma Política de Proteção (Salvaguarda de Crianças) que deve ser respeitada. Você deve se familiarizar com a política local, que deve incluir quem informar e onde documentar preocupações.

Valores de observação normais

As diferenças anatômicas e fisiológicas entre adultos e crianças resulta em diferentes valores esperados para doenças cardiovasculares e observações respiratórias (Tabela 3.1). Você precisa saber quais são os valores e amplitude normais para a idade do paciente. Sem conhecimento do normal, não é possível reconhecer o anormal (Tabela 3.2).

Tabela 3.1 Anatomia e fisiologia pediátricas.

	Diferença anatômica/ fisiológica	Consequência para avaliação ou tratamento de fisioterapia
Via aérea superior	A maior parte das crianças respira preferencialmente pelo nariz até 4 a 5 meses de vida	Uma pequena quantidade de secreção nasal pode afetar o trabalho respiratório do paciente. Comece sua avaliação reexaminando as vias aéreas, pois a simples sucção nasofaríngea pode resolver o desconforto respiratório
	As vias aéreas nasais são menores e sujeitas a bloqueio	

(continua)

Tabela 3.1 Anatomia e fisiologia pediátricas. (continuação)

	Diferença anatômica/ fisiológica	Consequência para avaliação ou tratamento de fisioterapia
	A laringe é mais alta, permitindo respiração e sucção simultâneas até os 4 meses de vida	Uma criança com via aérea parcialmente obstruída terá dificuldade para se alimentar. A falta de alimentação é um sinal reconhecido de dificuldade respiratória. Por outro lado, se um paciente está se alimentando bem e sorrindo, você não precisa se preocupar muito com sua função respiratória
	Amígdalas, adenoides e língua são comparativamente grandes	Uma infecção no sistema respiratório superior pode afetar significativamente a patência das vias aéreas e a função respiratória. Não responde à intervenção de fisioterapia
	As mucosas são facilmente danificadas	Certifique-se de usar o cateter de sucção com tamanho, pressão e técnica corretos quando realizar a sucção, pois é fácil causar sangramento ou traumatismo
Vias aéreas do sistema respiratório inferior	As vias aéreas em crianças são significativamente menores	Uma pequena quantidade de secreção ou inflamação pode afetar o trabalho respiratório. Você pode requerer pressões de ventilação mais altas do que o esperado para combater a resistência das vias aéreas A remoção de secreções que estreitam ainda mais as vias aéreas pode melhorar a função respiratória
	Uma pequena quantidade de edema pode causar estreitamento significativo das vias aéreas (até 80%)	
	Sempre têm uma alta resistência ao fluxo de ar	
	Anéis traqueais, principalmente de cartilagem, são mais macios do que em adultos	Grande pressão negativa da tração diafragmática durante episódios de aumento do trabalho respiratório pode resultar em estreitamento da traqueia, exacerbando ainda mais o trabalho respiratório

(continua)

Tabela 3.1 Anatomia e fisiologia pediátricas. *(continuação)*

	Diferença anatômica/ fisiológica	Consequência para avaliação ou tratamento de fisioterapia
Estrutura brônquica	As crianças têm mais glândulas mucosas (17 por milímetro, em comparação com os adultos, que têm 1 por milímetro)	As crianças produzem mais muco e são menos capazes de removê-lo dos pulmões É mais provável que precisem da ajuda do fisioterapeuta para eliminar a secreção das vias aéreas e responder bem às intervenções
	Os cílios são imaturos	
Ventilação colateral	Menos poros de Kohn em crianças pequenas	A ventilação colateral é menos eficaz, tornando-as mais propensas a atelectasia e perda de volume pulmonar Os tratamentos que visam otimizá-la (como a hiperinflação manual) são menos eficazes em crianças
Costelas	Posicionadas horizontalmente, a estrutura das costelas não permite maiores volumes correntes	As crianças não são capazes de aumentar seu volume corrente para atender à demanda respiratória O único mecanismo para melhorar o volume por minuto é aumentar a frequência respiratória O aumento da frequência é, portanto, um dos primeiros sinais de dificuldade respiratória
	Músculos intercostais com fibras com mínima resistência à fadiga	Os músculos intercostais cansam-se rapidamente. Sua fraqueza contribui para as mudanças em $\dot{V}/\dot{Q}$ em pediatria (ver adiante) e explica por que as crianças demonstram recessão intercostal como um sinal de dificuldade respiratória
	Costelas mais cartilaginosas	As costelas infantis respondem bem às técnicas manuais. Alguns defendem vibrações que comprimam até 50% do espaço torácico. Devido à natureza

(continua)

Tabela 3.1 Anatomia e fisiologia pediátricas. *(continuação)*

	Diferença anatômica/ fisiológica	Consequência para avaliação ou tratamento de fisioterapia
		cartilaginosa das costelas, fraturas são menos prováveis em crianças (no entanto, verifique se o paciente não tem osteopenia de prematuridade ou baixa densidade óssea)
Diafragma	O diafragma plano funciona em desvantagem mecânica	Isso impede que as crianças aumentem o volume corrente, fazendo com que o paciente dependa do aumento da frequência respiratória para atender à demanda As crianças são mais afetadas pelo aprisionamento de ar/gás, o que achata ainda mais o diafragma
	Poucas fibras resistentes à fadiga (apenas 25% são fibras de contração lenta, em comparação com 50% do diafragma adulto)	As crianças cansam rapidamente ao trabalhar duro e podem desenvolver insuficiência respiratória mais rápido do que um adulto
	Músculo principal da respiração	Por causa da fraqueza dos músculos intercostais e outros acessórios, a função respiratória das crianças com alterações ou doenças neuromusculares que afetam o diafragma sofre um impacto maior
	Órgãos abdominais são relativamente grandes	O posicionamento supino prejudica o diafragma. Uma maneira rápida de melhorar o trabalho respiratório das crianças e aumentar a expansão basal é posicioná-las deitadas de lado ou de bruços; isso alivia os órgãos abdominais e reduz seu impacto no sistema respiratório

(continua)

Tabela 3.1 Anatomia e fisiologia pediátricas. (continuação)

	Diferença anatômica/ fisiológica	Consequência para avaliação ou tratamento de fisioterapia
Taxa metabólica	Crianças têm uma taxa metabólica mais alta	Elas têm maiores necessidades de oxigênio e pioram rapidamente
	Aumento da demanda de oxigênio	Elas esgotam suas reservas de oxigênio rapidamente e se tornam fisiologicamente instáveis em estados de baixa oxigenação
Ventilação/ perfusão	Pulmão não dependente é preferencialmente ventilado	Por causa das costelas cartilaginosas e músculos intercostais fracos, o pulmão dependente não ventila com eficácia. O pulmão com menos desvantagem gravitacional ou posicional ventila melhor. As crianças ventilam preferencialmente seus lobos superiores
	Em crianças pequenas, o volume de fechamento excede a capacidade residual funcional	Em áreas dependentes, o colapso dos pulmões pode ocorrer durante o ciclo respiratório normal, o que aumenta o risco de atelectasia e é uma das razões pelas quais elas respondem bem à PEEP/CPAP
	A perfusão é igual à dos adultos	A perfusão é melhor em áreas dependentes da gravidade, o que muitas vezes resulta em uma incompatibilidade $\dot{V}/\dot{Q}$ ao posicionar para drenagem postural
	A hipoxia desencadeia vasoconstrição (hipoxia resulta em vasodilatação)	As áreas pulmonares com ventilação insuficiente têm perfusão automaticamente reduzida. Hipoxia profunda leva à vasoconstrição e, em última instância, bradicardia devido ao baixo fornecimento de oxigênio ao músculo cardíaco

(continua)

Tabela 3.1 Anatomia e fisiologia pediátricas. *(continuação)*

	Diferença anatômica/ fisiológica	Consequência para avaliação ou tratamento de fisioterapia
Sono	Os neonatos podem dormir até 20 h por dia. Cerca de 80% desse tempo pode ser sono REM (movimento rápido dos olhos/sonho)	A quantidade de tempo que eles dormem afeta os horários do tratamento e a função respiratória*
	Inibição da musculatura lisa durante o sono REM (afeta os músculos intercostais)	Os pacientes pediátricos são mais propensos a ter apneia durante o sono. Eles podem manifestá-la no volume final da expiração, podendo resultar em atelectasias
	CRF é reduzida durante o sono	
	A perda do tônus da musculatura laríngea resulta na criança criando maior auto-PEEP	Isso ajuda a prevenir as causas das atelectasias mencionadas
Coração	Maior porcentagem de tecido conjuntivo e menos tecido contrátil	Incapaz de aumentar o débito do volume sistólico, então depende do aumento da FC para aumentar o débito cardíaco
	O coração é mais suscetível a acidose, hipoglicemia, cálcio baixo e anemia	As crianças são menos tolerantes fisiologicamente a eles e mais propensas a ter instabilidade do SCV por isso

(continua)

Tabela 3.1 Anatomia e fisiologia pediátricas. (continuação)

	Diferença anatômica/ fisiológica	Consequência para avaliação ou tratamento de fisioterapia
	Ocupa proporcionalmente mais espaço na caixa torácica (metade do espaço total em comparação com 1/3 nos adultos)	A cardiomegalia pode causar compressão brônquica, levando ao colapso do PE (o esquerdo é mais vulnerável do que o direito). Esteja ciente dessa diferença anatômica ao analisar radiografias de tórax
Em geral	Maior área de superfície da pele para proporção de massa corporal	A temperatura de crianças baixa rapidamente quando estão descobertas. Esteja ciente disso ao avaliá-las e tratá-las
	O centro respiratório do neonato é imaturo, causando padrões respiratórios irregulares e apneia	Esteja ciente disso ao avaliar o trabalho respiratório de um recém-nascido. Esse não é um sinal específico de dificuldade respiratória
	O refluxo gastresofágico é fisiologicamente normal em neonatos	Tome nota dos momentos de alimentação, pois ele afeta o tempo de tratamento. Crianças são mais propensas a vomitar com fisioterapia do que adultos. A aspiração é uma causa frequente de dificuldade respiratória e responde bem à fisioterapia respiratória
	Reflexos vagais são mais sensíveis em neonatos	Uma pequena quantidade de estímulo das vias aéreas pode resultar em uma grande resposta parassimpática, como dessaturação súbita e bradicardia

*N.R.T.: Conheça as normas institucionais dos horários de preservação do sono dos pacientes. *CPAP*, pressão positiva contínua nas vias aéreas; *CRF*, capacidade residual funcional; *FC*, frequência cardíaca; *PE*, pulmão esquerdo; *PEEP*, pressão expiratória final positiva; *SCV*, sistema cardiovascular; $\dot{V}/\dot{Q}$, ventilação/perfusão.

Tabela 3.2 Sinais e sintomas de dificuldade respiratória em pacientes pediátricos.

Sinal/sintoma	Causa
Choro fraco	São incapazes de inspirar profundamente ou expelir com força suficiente para produzir um choro normal
Grunhindo	Expiram contra uma glote ligeiramente fechada para aumento da auto-PEEP, para melhorar a CRF e reduzir o trabalho de respiração
Taquipneia	São incapazes de aumentar o volume corrente, precisam aumentar sua frequência respiratória para aumentar a ventilação por minuto
Puxão traqueal	São causados pela pressão negativa gerada pelo puxão do diafragma durante a inspiração. Afeta os tecidos moles do tórax e eles são puxados para dentro como resultado
Recessão/tiragem esternal	
Recessão/tiragem subcostal	
Recessão/tiragem intercostal	
Dilatação nasal	As narinas dilatam para aumentar o diâmetro das vias aéreas e diminuir a resistência
Balanço da cabeça	Deve-se à ativação dos músculos acessórios (esternocleidomastóideos) contra fraca estabilidade central/músculos posteriores do pescoço
Estridor	Na inspiração causada pelo estreitamento de uma via aérea mole por causa do puxão do diafragma
Taquicardia	Lactentes não podem aumentar o volume sistólico para aumentar o débito cardíaco. Eles aumentam sua frequência cardíaca para aumentar o fornecimento de oxigênio ao corpo
Hipoxia	Deve-se a uma falha na obtenção de suprimento de oxigênio adequado na corrente sanguínea

(continua)

Tabela 3.2 Sinais e sintomas de dificuldade respiratória em pacientes pediátricos. (continuação)

Sinal/sintoma	Causa
Hipercarbia	Deve-se à falha na obtenção de liberação adequada do dióxido de carbono
Letargia	É causada pela Pa_{O_2} reduzida e aumento da Pa_{CO_2}
Bradicardia	Ocorre por causa da má oxigenação do músculo cardíaco devido à incapacidade de atender à demanda metabólica
Apneia	Reduz oxigênio; também menos fibras resistentes à fadiga nos músculos respiratórios resulta na ausência de esforço respiratório

CRF, capacidade residual funcional; Pa_{CO_2}, pressão parcial de dióxido de carbono; Pa_{O_2}, pressão parcial de oxigênio; PEEP, pressão expiratória final positiva.

Frequência respiratória

Variações na frequência respiratória devido a:

- Costelas posicionadas horizontalmente
- Músculos intercostais fracos
- Diafragma plano
- Maior taxa metabólica
- Aumento da demanda de oxigênio. Isso muda conforme as crianças crescem.

Idade (anos)	Frequência respiratória (respirações por minuto)
< 1	30 a 40
1 a 2	26 a 34
2 a 5	24 a 30
5 a 12	20 a 24
> 12	12 a 20

Frequência cardíaca

Variações na frequência cardíaca (FC) devido a:

- Maior porcentagem de tecido conjuntivo e menos tecido contrátil
- Incapacidade de aumentar a saída do volume sistólico
- Dependência do aumento da FC para melhorar o débito cardíaco. Isso muda conforme as crianças crescem.

Idade	Frequência cardíaca (bpm)
Recém-nascido a 3 meses	85 a 205
2 meses a 2 anos	100 a 180
2 a 10 anos	60 a 140
> 10 anos	60 a 100

bpm, batimentos por minuto.

Pressão arterial

A pressão arterial (PA) é afetada pela FC, pelo volume de saída de sangue e pela resistência vascular sistêmica. Isso muda conforme as crianças crescem.

Variações da PA conforme a criança fica mais velha e cresce:

- A FC cai
- O volume de saída aumenta
- A resistência vascular sistêmica aumenta.

Idade	Pressão sanguínea média mmHg (5º percentil)	Pressão sanguínea média mmHg (50º percentil)
0 a 1 mês	35	45
1 a 12 meses	40	55
1 a 10 anos	40+ (1,5 × idade em anos)	55+ (1,5 × idade em anos)
15 anos	65	80

Os valores médios da pressão arterial são fornecidos porque essa é uma medida mais precisa de perfusão tecidual em situações de estado de choque. Valores da norma de observação do Paediatric Immediate Life Support 3ª edição, publicado pelo Resuscitation Council do Reino Unido.

Capítulo 4

Interpretação de Raios X de Tórax

Stephen Harden

Este capítulo descreve a aparência de raios X em condições normais que você verá quando estiver de plantão. Como a maioria dos pacientes que necessitam de fisioterapia de emergência está com a respiração curta ou as trocas gasosas subótimas, apenas anormalidades dos pulmões e espaços pleurais estão aparentes. Somente os raios X frontais (posteroanterior e anteroposterior) são utilizados; logo, serão esses que você irá interpretar.

Lembre-se de que um exame de raios X de tórax (RXT) perfeito (Figura 4.1) requer o paciente corretamente posicionado e a dose certa de raios X. A deficiência em qualquer um desses fatores resulta em um exame de raios X subótimo e pode resultar em aparências que simulam doenças dos pulmões.

Anatomia lobar normal

- O pulmão direito apresenta três lobos: superior (LSD), médio (LMD) e inferior (LID) (Figura 4.2 A e B)
- No lado direito, a fissura oblíqua separa o LSD do LID acima da fissura horizontal e o LMD do LID abaixo dela
- A fissura horizontal separa o LSD do LMD.

Lembre-se!

Ao analisar RXT em incidência frontal:
- LSD fica em cima, sobre a fissura horizontal
- LMD fica na base anterior, abaixo da fissura horizontal
- LID é posterior.

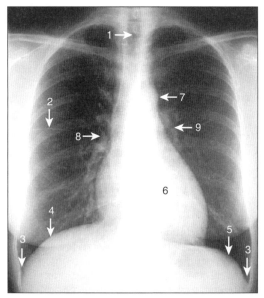

Figura 4.1 • Raios X de tórax normais. *1*, traqueia; *2*, fissura horizontal; *3*, ângulo costofrênico; *4*, hemidiafragma direito; *5*, hemidiafragma esquerdo; *6*, sombra do coração; *7*, arco aórtico; *8*, hilo direito; *9*, hilo esquerdo.

- O pulmão esquerdo consiste em dois lobos: um superior (LSE) e um inferior (LIE) (Figura 4.2 C). A língula é a parte mais inferior do LSE
- A fissura oblíqua do lado esquerdo separa o LSE e o LIE.

Lembre-se!

O LSE é anterior e o LIE posterior.

Para propósitos descritivos, os pulmões, nos raios X, são divididos em terços ou zonas (Figura 4.2 D):
- Zona superior
- Zona média
- Zona inferior.

Essas *não* são divisões anatômicas. Por exemplo, o ápice do lobo inferior de cada lado fica na zona média.

Capítulo 4 • Interpretação de Raios X de Tórax

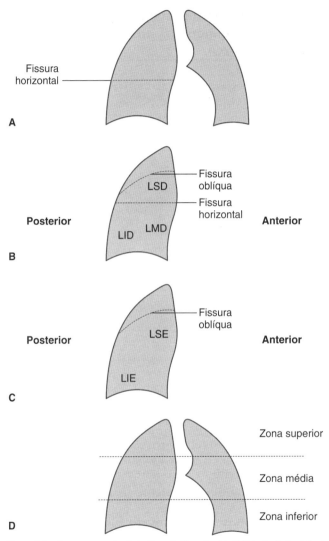

Figura 4.2 • Campos nos raios X de tórax. **A.** Plano frontal. **B.** Pulmão direito, lateral. **C.** Pulmão esquerdo, lateral. **D.** Zonas do campo pulmonar. *LID*, lobo inferior direito; *LIE*, lobo inferior esquerdo; *LMD*, lobo médio direito; *LSD*, lobo superior direito; *LSE*, lobo superior esquerdo.

Como interpretar anormalidades nos campos pulmonares nos raios X de tórax

Essencialmente, essas áreas são anormais porque podem parecer tanto muito claras quanto muito escuras.

Muito claras

As causas mais comuns são:
- Colapso ou atelectasia
- Consolidação
- Efusão pleural
- Edema pulmonar.

Muito escuras

As causas mais importantes são:
- Pneumotórax
- Doença pulmonar obstrutiva crônica (DPOC).

Atelectasias/colapsos

Atelectasias ou colapsos referem-se a uma área do pulmão que colapsa quando fica sem ar. A atelectasia pode envolver áreas pequenas, um lobo completo ou mesmo um pulmão inteiro.

RXT mostram perda de volume do pulmão, ou seja, campo pulmonar menor que o esperado. Outras estruturas podem se mover para preencher o espaço; portanto, podem acontecer:
- Mudança de estruturas mediastinais, como o coração ou a traqueia
- Elevação do hemidiafragma comparado ao outro lado.

A área do pulmão colapsado aparece como uma área clara ou "densa", o que representa o tecido pulmonar sem ar. Quando isso afeta um pequeno volume do pulmão, a aparência é de uma linha clara que é vista com frequência na base do pulmão em pacientes pós-operatórios. Quando um lobo inteiro colapsa, cada um apresenta uma aparência específica (Tabela 4.1 e Figuras 4.3 a 4.7).

Quando um pulmão inteiro colapsa, há densidade aumentada de todo o hemitórax (Figuras 4.8 e 4.9), que é por vezes chamada de *opacidade*, embora haja outras causas para ela. Uma pneumectomia é, de fato, um colapso extremo de todo o pulmão; portanto, irá mostrar-se da mesma maneira nos RXT, mas você deve perceber irregularidade nas costelas fazendo o papel de uma toracotomia.

Tabela 4.1 Aparência do colapso lobar.

Colapso de lobo	Apresentação
Colapso do LSD	• Há aumento da densidade no alto do pulmão direito descendo em direção à fissura horizontal • Essa fissura oscila para cima e pode adotar uma posição quase vertical (Figura 4.3)
Colapso do LMD	• O LMD colapsa contra a borda direita do coração, que se torna indistinto (Figura 4.4) • A borda direita do coração é claramente vista em RXT normais, porque fica adjacente ao LMD cheio de ar
Colapso do LID	• Há uma densidade triangular na parte de baixo do pulmão direito, mas a borda direita do coração ainda pode ser vista claramente (Figura 4.5)
Colapso do LSE	• O pulmão esquerdo é levemente mais claro que o direito • O LSE é anterior, portanto colapsa contra a parede anterior do tórax. Assim, vê-se ar no LIE através do LSE colapsado denso (Figura 4.6)
Colapso do LIE	• Atrás do coração vê-se uma densidade triangular (Figura 4.7) • A parte da sombra do coração à esquerda da coluna é mais clara do que à direita

LID, lobo inferior direito; *LIE*, lobo inferior esquerdo; *LMD*, lobo médio direito; *LSD*, lobo superior direito; *LSE*, lobo superior esquerdo; *RXT*, raios X de tórax.

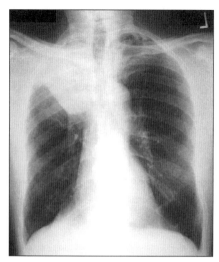

Figura 4.3 • Colapso do lobo superior direito. A fissura horizontal encontra-se orientada obliquamente. A traqueia está desviada para a direita, o que é uma evidência de mudança mediastinal.

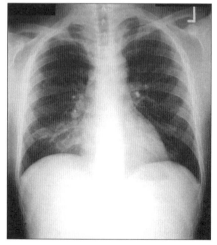

Figura 4.4 • Colapso do lobo médio direito. A borda direita do coração está indistinta e há uma vaga aparência clara no pulmão adjacente.

Capítulo 4 • Interpretação de Raios X de Tórax   57

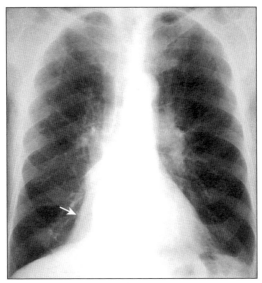

Figura 4.5 • Colapso do lobo inferior direito. Há uma opacidade anormal com borda externa reta (*seta*) na parte inferior do pulmão direito. A borda direita do coração ainda é visível.

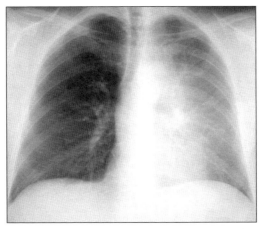

Figura 4.6 • Colapso do lobo superior esquerdo. Há um aumento de opacidade sobre o hemitórax esquerdo. A borda esquerda do coração está indistinta.

58 FISIOTERAPIA RESPIRATÓRIA

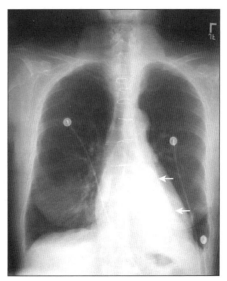

Figura 4.7 • Colapso do lobo esquerdo inferior. Vê-se opacidade crescente atrás do coração com uma borda externa reta (*setas*).

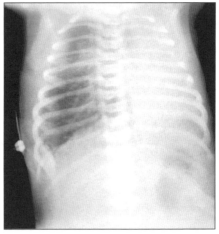

Figura 4.8 • Colapso do pulmão esquerdo. Há opacidade anormal sobre o hemitórax esquerdo. O coração está deslocado para a esquerda dentro da área anormal.

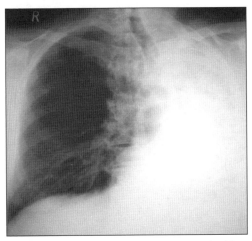

Figura 4.9 • Pneumonectomia. Vê-se opacidade anormal no hemitórax esquerdo. A traqueia e o coração estão deslocados para a esquerda.

Lembre-se!

Quando houver colapso completo do pulmão esquerdo associado a um colapso do LSD em um paciente ventilado, sempre verifique a posição da cânula intratraqueal. Se o tubo tiver avançado para o brônquio principal direito, apenas o LMD e LID serão aerados (Figura 4.10).

Consolidação

A consolidação acontece quando o ar no pulmão é substituído por fluido. A distribuição dessa consolidação pode ser desigual ou afetar um segmento ou um lobo inteiro. A composição desse fluido depende da causa:

- Fluido infectado, como na pneumonia (a causa mais frequente)
- Saliva ou conteúdo gástrico, vistos em caso de aspiração
- Sangue, em casos de contusão traumática do pulmão
- Transudato seroso, observado no edema pulmonar alveolar.

Embora a distribuição possa ajudar a elucidar a causa, a aparência radiológica da consolidação é a mesma para todos.

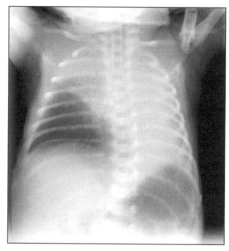

Figura 4.10 • Colapso do pulmão esquerdo e do lobo superior direito. Observe a ponta da cânula intratraqueal no brônquio intermediário direito.

Aparência radiológica

- A **opacidade ou sombra** no pulmão está **mal definida**. É difícil ver as bordas dessas áreas. O sombreamento foi descrito como de aparência "fofa"
- Ao contrário da atelectasia, **não** há **perda de volume**, porque não há colapso pulmonar (Figura 4.11)
- Um **broncograma** aéreo é causado pela consolidação do tecido pulmonar adjacente a um brônquio cheio de ar, que assim se destaca como um tubo preto em meio à sombra consolidativa (Figura 4.12). Isso acontece principalmente quando há consolidação extensa.

O conhecimento da anatomia lobar ajuda a localizar a consolidação, como acontece com a atelectasia (Figura 4.13). É importante para a maneira como você trata seu paciente e pode fornecer pistas sobre a causa:

- A aspiração tende particularmente a afetar o LID quando o paciente está ereto, visto que os brônquios do lobo principal e inferior direito são os mais verticais (Figura 4.14)
- A aspiração é particularmente observada nos segmentos apicais dos lobos inferiores quando o paciente está em

decúbito dorsal, pois esses brônquios são direcionados posteriormente e, portanto, os mais inferiores em um paciente deitado
- A contusão pulmonar tende a ocorrer no contexto de um traumatismo; portanto, pode haver hematomas e serem vistas fraturas de costela na radiografia torácica (Figura 4.15)
- No edema pulmonar alveolar, a aparência de consolidação tende a se situar nas regiões intermediárias ao redor dos hilos.

Em crianças, a consolidação infecciosa costuma ter forma circular e é denominada *pneumonia redonda* (Figura 4.16).

Lembre-se!

Na vida real, a consolidação e a atelectasia frequentemente ocorrem juntas, mas ao analisar as áreas brancas anormais na radiografia torácica, você descobrirá que uma delas tende a predominar e, portanto, é provavelmente a mais importante no momento de tratar o paciente.

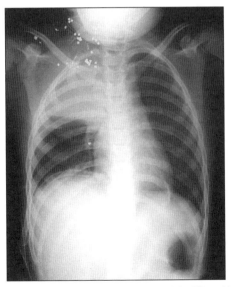

Figura 4.11 • Consolidação traumática do lobo superior direito. Há opacidade anormal neste lobo. A fissura horizontal está em posição normal, portanto não há perda de volume. Observe os estilhaços nos tecidos moles.

62 FISIOTERAPIA RESPIRATÓRIA

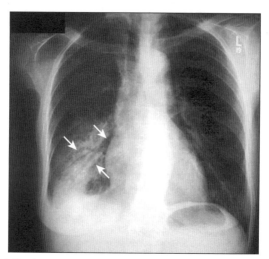

Figura 4.12 • Consolidação do lobo inferior direito. A opacidade anormal nas regiões inferior direita e média está mal definida e "fofa". Há uma lucência em forma de tridente, que é um broncograma aéreo (*setas*). A borda direita do coração permanece visível.

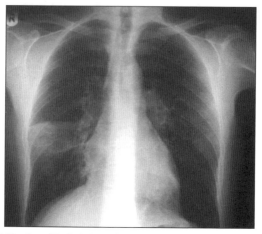

Figura 4.13 • Consolidação do lobo médio. A opacidade crescente "fofa" mal definida encosta na fissura horizontal e não há perda de volume.

Capítulo 4 • Interpretação de Raios X de Tórax 63

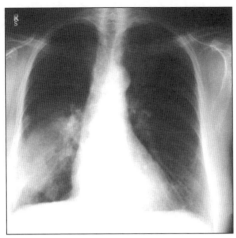

Figura 4.14 • Consolidação do lobo inferior direito. O limite superior dessa opacidade anormal mostra a localização do segmento apical do lobo inferior direito, que se encontra na zona média.

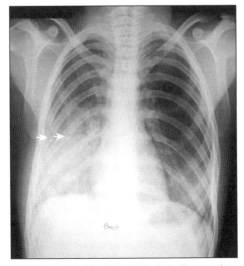

Figura 4.15 • Consolidação traumática do lobo inferior direito. Observe as fraturas na costela.

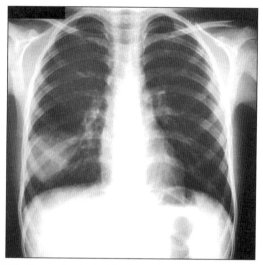

Figura 4.16 • Pneumonia redonda. A área branca irregular arredondada na zona inferior direita representa consolidação.

Efusão pleural

A efusão pleural refere-se ao fluido que ocupa a parte inferior do espaço pleural por causa da gravidade; portanto, quando o paciente estiver ereto ou semiereto, ela ocupará inicialmente a zona inferior na radiografia torácica. No entanto, se o paciente estiver em decúbito dorsal, ocupará a superfície posterior do espaço pleural.

Aparência radiológica

O aspecto característico da opacidade anormal de uma efusão pleural é sua densidade totalmente uniforme. Não é irregular.

A maioria dos pacientes faz suas radiografias ereta ou semiereta:

- Uma pequena efusão se apresenta como embotamento do ângulo costofrênico, a região na radiografia torácica entre o hemidiafragma e a parede torácica

- Em uma efusão de tamanho moderado, o topo do líquido é visto como uma linha horizontal, e há um menisco no ponto onde o líquido toca a parede torácica. O hemidiafragma está obscurecido (Figura 4.17)
- Em uma efusão muito grande, pode haver desvio do mediastino para longe do lado da efusão. Ela é outra causa para uma aparência "esbranquiçada", mas a posição do mediastino informa se a aparência é causada por atelectasia ou efusão (Figura 4.18).

Se o paciente estiver em decúbito dorsal, o fluido adota uma localização posterior. Portanto, há um aumento generalizado de opacidade do campo pulmonar. O pulmão ainda pode ser visto efetivamente através de uma fina camada de fluido.

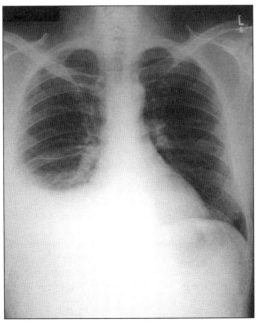

Figura 4.17 • Efusão pleural à direita. Há uma opacidade uniforme na base do hemitórax direito com superfície superior horizontal e menisco na parede torácica.

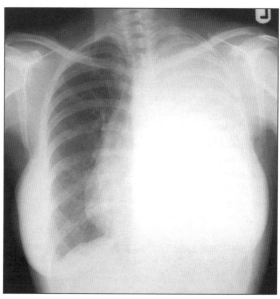

Figura 4.18 • Efusão pleural à esquerda. Há uma opacidade uniforme sobre o hemitórax esquerdo, e o coração e o mediastino estão dispostos à esquerda. Assim, há "muito volume" à esquerda devido a uma efusão pleural massiva.

Edema pulmonar

A maioria dos casos de edema pulmonar é causada por insuficiência ventricular esquerda. As características são as seguintes:
- O coração geralmente está dilatado
- Pode haver consolidação ao redor dos hilos, conforme descrito anteriormente (Figura 4.19)
- Pode haver linhas horizontais minúsculas e finas, que são vistas nas zonas inferiores, onde o pulmão toca a parede torácica. Elas são causadas por edema na substância pulmonar ou interstício, mas não nos alvéolos, e são conhecidas como linhas de Kerley B (Figuras 4.20 e 4.21)
- Existem grandes veias distendidas nas zonas superiores (Figura 4.20)
- Pode haver efusões pleurais.

Capítulo 4 • Interpretação de Raios X de Tórax 67

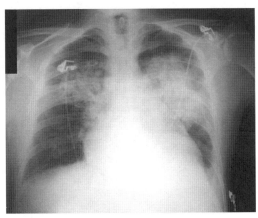

Figura 4.19 • Insuficiência cardíaca e edema pulmonar alveolar. O coração está aumentado e há consolidação bilateral ao redor do hilo, a chamada "aparência de *asa de morcego*". Note a pequena efusão pleural à esquerda.

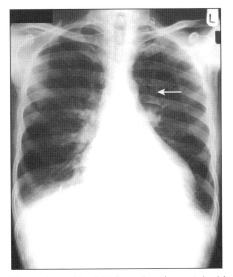

Figura 4.20 • Edema pulmonar intersticial. O coração está aumentado e há proeminência das veias do lobo superior (*seta*), representando o desvio de sangue. Podem-se ver linhas de Kerley B na base direita e há uma pequena efusão pleural no lado direito.

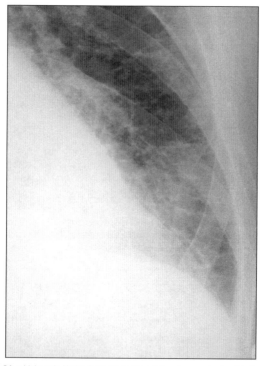

Figura 4.21 • Linhas de Kerley B. Veem-se finas linhas brancas horizontais tocando a superfície pleural no ângulo costofrênico.

Pneumotórax

Pneumotórax é uma causa importante de um campo pulmonar muito escuro e refere-se à presença de ar no espaço pleural. As características nos RXT são:

- A borda do pulmão é vista como uma linha branca paralela à parede torácica (Figura 4.22)
- As marcações pulmonares não se estendem além dessa linha branca
- A área de fora da borda do pulmão é mais escura do que a área de dentro da linha.

Capítulo 4 • Interpretação de Raios X de Tórax

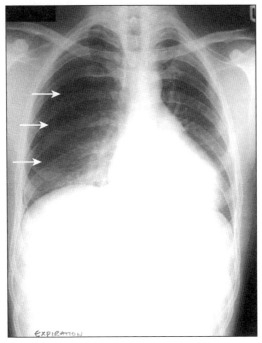

Figura 4.22 • Pneumotórax direito. Uma área preta no hemitórax direito circunda o pulmão direito, cuja borda é claramente vista como uma linha branca (*setas*). As marcações pulmonares não se estendem para essa área escura.

Um pneumotórax pode envolver todo o hemitórax e, nesse caso, não haverá nenhuma marcação pulmonar visível. Em um pneumotórax hipertensivo, o ar no espaço pleural aumenta constantemente e pode acumular pressão significativa, empurrando o mediastino para o lado oposto (Figura 4.23). Isso pode causar uma parada cardíaca; portanto, é uma emergência cirúrgica.

Perigo

Você não deve usar ventilação com pressão positiva (p. ex., pressão positiva contínua nas vias respiratórias, respiração com pressão positiva intermitente ou ventilação não invasiva) em um paciente com pneumotórax, pois pode transformá-lo em um pneumotórax hipertensivo.

(*continua*)

> **Perigo** (continuação)
>
> Em algumas ocasiões, o ar na cavidade pleural pode estar localizado anteriormente, em especial quando o paciente está em decúbito dorsal. Isso torna a visualização mais difícil, pois pode não haver uma borda visível do pulmão. Desconfie se os RXT de um paciente ventilado mostrarem um pulmão mais escuro que o outro, principalmente na zona inferior, e estiverem associados a trocas gasosas subótimas sem explicação.

Doença pulmonar obstrutiva crônica

Na DPOC, os pulmões parecem hiperinsuflados e mais escuros no enfisema devido à destruição do tecido pulmonar. Bolsas ou bolhas de paredes finas podem se desenvolver e aparecer como áreas particularmente escuras, em geral na parte superior do pulmão. Nesses casos, ao contrário do pneumotórax, não há borda pulmonar visível, e as marcas pulmonares são vistas alcançando a parede torácica (Figura 4.24).

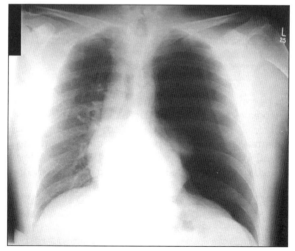

Figura 4.23 • Pneumotórax hipertensivo esquerdo. O hemitórax esquerdo não contém nenhuma marcação pulmonar. O coração e o mediastino são deslocados para a direita.

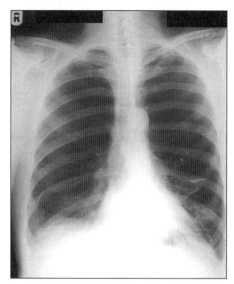

Figura 4.24 • Doença pulmonar obstrutiva crônica (DPOC). Ambos os pulmões estão mais escuros que o normal, principalmente nas zonas superiores. Nenhuma borda do pulmão é visível. Uma visualização detalhada mostra marcações pulmonares que alcançam toda a superfície pleural e a parede torácica de cada lado.

Perigo

Se você usar ventilação com pressão positiva nesses pacientes, esteja ciente de que existe o risco de criar um pneumotórax pela ruptura de uma das bolhas com parede fina. Normalmente, os benefícios para o paciente superam esse pequeno risco, mas é importante discutir isso com um médico.

Agradecimentos

Agradeço ao dr. D. J. Delany e ao dr. I. W. Brown, pelo uso de sua extensa coleção de filmes, e ao dr. J. D. Argent, pelo fornecimento do filme de pneumonia redonda.

Leitura complementar

Corne, J., Carroll, M., Brown, I., Delany, D., 2002. Chest X-Ray Made Easy, second ed. Churchill Livingstone, London.

Capítulo 5

Controle da Retenção de Secreção nas Vias Aéreas

Sandy Thomas, Mary-Ann Broad e Matthew J. Quint

Escarro é o material expectorado (tossido) e normalmente formado por muco e saliva, mas também pode conter pus, sangue, células epiteliais e bactérias/vírus. (Os pacientes podem se referir a ele como cuspe, secreção, catarro ou muco, por exemplo.)

Definição

Retenção de secreção é quando o paciente não consegue eliminar o escarro de modo adequado, seja independentemente, seja com ajuda de fisioterapia respiratória. Ela pode contribuir para problemas agudos, como obstrução das vias aéreas superiores e/ou inferiores, incompatibilidade de ventilação/perfusão ($\dot{V}/\dot{Q}$) e infecções, aumento do trabalho e insuficiência respiratórios.

Quando os resultados da avaliação sugerirem retenção de escarro, especialmente se estiver causando algum desses problemas, é importante selecionar a(s) técnica(s) de desobstrução das vias aéreas mais eficaz(es) com o mínimo de efeitos adversos para o paciente. A retenção de secreção nas vias aéreas é uma emergência clínica quando causa o bloqueio de uma das principais vias aéreas e/ou resulta em insuficiência respiratória.

Sinais clínicos/avaliação

A retenção de secreção nas vias aéreas nem sempre é evidente pela ausculta pulmonar ou palpação; por isso, é importante procurar "pistas" que possam sugerir esse problema. Tenha cuidado ao avaliar pacientes cuja respiração esteja superficial, pois os sinais e sintomas (Tabela 5.1) podem não ser facilmente encontrados.

A retenção de secreção nas vias aéreas pode causar problemas secundários (Tabela 5.2), mas tenha em mente que isso também pode ocorrer por outras razões.

Tabela 5.1 Sinais e sintomas de retenção de secreção nas vias aéreas.

Som audível na boca	Estalos, sons de borbulhamento ou chiado agudo na boca durante tosse, respiração profunda ou expiração forçada
Palpação	Sensação de estalos diretamente sobre a área afetada, como algo pulando sob a pele
Auscultação	Estalos ou chiados (que podem desaparecer após tossir)
Tosse	Tentativas frequentes de tosse em um paciente acordado com escarro nas vias aéreas principais
Histórico	O paciente diz que é difícil eliminar as secreções. O histórico clínico pregresso pode indicar uma condição associada a secreção, como bronquiectasia ou doença pulmonar obstrutiva crônica (DPOC)
Escarro	Evidências de que o escarro está infectado ou espesso/pegajoso, pois assim é mais provável que seja retido
Raios X do tórax (RXT)	A obstrução devido à secreção na via aérea pode causar atelectasia/colapso lobar. Também pode ocorrer consolidação irregular
Monitor do aparelho de ventilação mecânica (para pacientes ventilados)	Os pacientes podem apresentar aumento da pressão nas vias aéreas e/ou redução dos volumes correntes. As formas de onda podem ter bordas irregulares indicando obstrução das vias aéreas

Tipos de escarro

Tipo	Cor	Significado
Mucoide	Claro, branco ou cinza	Geralmente normal
Mucopurulento	De amarelo a verde/verde-amarronzado	A infecção atrai neutrófilos que formam pus no escarro. A cor depende das bactérias envolvidas
"Enferrujado"	Laranja-amarronzado	A hemoglobina dos glóbulos vermelhos é decomposta, causando uma secreção de cor de ferrugem. Visto após consolidação em pneumonia
Escarro com sangue	Vermelho vivo ou escuro – manchado de sangue. O sangue pode ser fresco (vermelho vivo) ou mais antigo (vermelho mais escuro)	Hemoptise de vasos sanguíneos danificados no sistema respiratório. Associado a traumatismo ou doença aguda, incluindo fibrose cística ou bronquiectasia
Escarro espumoso	Branco ou rosa	Sugere edema pulmonar, normalmente associado com insuficiência cardíaca

Tabela 5.2 Sinais e sintomas adicionais de problemas secundários que podem ser causados pela retenção de secreção nas vias aéreas.

Obstrução de vias aéreas	Você a reconheceria? (ver Capítulo 2)
Infecção respiratória	Pirexia, aumento da FR, taquicardia, aumento da contagem de leucócitos e PCR
Maior trabalho respiratório	Aumento do uso de músculos acessórios, aumento da FR, taquicardia, fadiga (ver Capítulo 7)
Insuficiência respiratória	Pa_{O_2} ou Sp_{O_2} reduzida, Pa_{CO_2} aumentada (ver Capítulo 8)

FR, frequência respiratória; PC-R, proteína C reativa; Pa_{CO_2}, pressão parcial de dióxido de carbono; Pa_{O_2}, pressão parcial de oxigênio; Sp_{O_2}, saturação de oxigênio.

Causas da retenção de secreção nas vias aéreas

Limpeza mucociliar deficiente, secreção excessiva de muco, tosse deficiente ou aspiração podem causar retenção de secreção nas vias aéreas.

A aspiração de alimentos, conteúdo do estômago ou secreções da faringe para as vias aéreas é uma causa frequente de retenção de secreção em idosos com função bulbar alterada ou níveis reduzidos de consciência.

A **limpeza mucociliar deficiente** pode ser causada por:

- Aumento do volume de secreções produzidas pelas células caliciformes
- Aumento da viscosidade das secreções devido a desidratação, infecção ou secreção anormal (p. ex., fibrose cística)
- Paralisia dos cílios devido a tabagismo, anestesia geral, ingestão reduzida de líquidos ou oxigenoterapia com oxigênio seco
- Vias aéreas danificadas (p. ex., bronquiectasias)
- Intubação traqueal (presença de via aérea artificial).

Tosse deficiente e/ou taxas de fluxo expiratório reduzidas podem ser causadas por:

- Fadiga
- Falta de ar
- Imobilidade
- Fraqueza muscular ou paralisia
- Volumes pulmonares baixos
- Dor
- Nível reduzido de consciência relacionado a anestesia, analgesia ou doenças.

Intervenções

Há muitas opções de técnicas de desobstrução das vias aéreas; portanto, selecione a mais adequada para o paciente. Pode ser que você precise tentar vários métodos, com monitoramento completo, para decidir qual é o mais eficaz, e isso pode mudar em visitas sucessivas.

Considerações iniciais

A Tabela 5.3 destaca as estratégias de controle que requerem tomada de decisão/colaboração com a equipe médica/de enfermagem para manejar de forma otimizada o paciente com retenção de secreção nas vias aéreas.

Tabela 5.3 Intervenções médicas para retenção de secreção nas vias aéreas.

Hidratação	• A hidratação sistêmica é uma prioridade, porque as vias aéreas desidratadas têm cílios ineficientes e devem ser controladas por meio do incentivo ao consumo de líquidos • Se o paciente não conseguir manter uma ingestão oral de líquidos suficiente, discuta a necessidade potencial de líquidos intravenosos com a equipe médica
Umidificação	• Certifique-se de que a oxigenoterapia seja fornecida com um sistema de umidificação apropriado • Os sistemas de umidificação de água fria com tubos largos frequentemente são usados em enfermarias (sistemas de bolhas que usam tubulação estreita não são considerados eficazes) • Os sistemas aquecidos frequentemente são usados em pacientes intubados e com suporte de ventilação não invasiva • Sistemas aquecidos de oxigenoterapia de alto fluxo, que usam uma cânula aquecida, podem ser apropriados para alguns pacientes
Nebulização com soro fisiológico	• Nebulizadores de solução salina (0,9%) podem ser usados regularmente ao longo do dia ou imediatamente antes das técnicas de eliminação ativa – requerem prescrição • A solução salina hipertônica também pode ser considerada em discussão com um prescritor
Broncodilatadores	O broncospasmo deve ser controlado antes da desobstrução das vias aéreas – trate o paciente após broncodilatadores (nebulizador ou inalador)
Controle da dor	Certifique-se de que a dor esteja adequadamente controlada antes de iniciar o tratamento – verifique se o paciente pode inspirar e expirar profundamente e mover-se de modo confortável. Peça uma revisão de analgesia, se necessário
Medicamentos mucolíticos (orais)	A carbocisteína pode ser útil para pacientes com secreção abundante e espessa nas vias aéreas (p. ex., em fibrose cística e DPOC) – requer prescrição médica

DPOC, doença pulmonar obstrutiva crônica.

Conjunto de ferramentas para liberação das vias aéreas

A Tabela 5.4 sugere uma maneira sistemática de considerar as intervenções de fisioterapia para pacientes com respiração espontânea (não intubados).

Tabela 5.4 Intervenções de fisioterapia para pacientes com respiração espontânea/não intubados.

Posição inicial	Garanta que o paciente esteja em uma boa posição (p. ex., sentado ereto, se possível). Evite uma posição em que ele tenha escorregado
Tosse assistida	Apoie qualquer incisão/traumatismo no tórax ou abdome para tornar a tosse a mais eficaz possível
Técnica de respiração de ciclo ativo (ACBT, *active cycle of breathing technique*)	Experimente primeiro em pacientes conscientes e cooperativos. Adapte-a às necessidades deles, estendendo o controle da respiração para permitir "descansos" adequados
Mobilização	Mova os pacientes quando possível – deitar de lado, sentar, ficar em pé e caminhar podem ajudar a mobilizar a secreção das vias aéreas, se for seguro fazê-lo
Técnicas manuais	Percussão, tremores e vibrações podem ser úteis para pacientes que não conseguem eliminar suas secreções espessas usando apenas a ACBT e mobilização. Podem ser usadas com drenagem postural, se necessário
Posicionamento (drenagem postural)	Deitar de lado é útil quando os pacientes apresentam secreções generalizadas. É possível usar posições de drenagem postural específicas se a secreção estiver localizada em um lobo ou uma série de lobos. As posições geralmente precisam ser modificadas

(continua)

FISIOTERAPIA RESPIRATÓRIA

Tabela 5.4 Intervenções de fisioterapia para pacientes com respiração espontânea/não intubados. *(continuação)*

Dispositivos de pressão positiva expiratória (PEP) ou PEP oscilatória	Podem ser usados em pacientes com doença pulmonar crônica caracterizada por retenção de secreção (p. ex., fibrose cística, DPOC e bronquiectasia)
Drenagem autogênica	Só use em situação aguda se o paciente conhecer a técnica e você e ele forem hábeis no seu uso
Insuflação/ exsuflação mecânica (MIE)	Use em pacientes com tosse improdutiva causada por fraqueza muscular primária
Respiração com pressão positiva intermitente (RPPI)	Útil para melhorar os volumes correntes na inspiração e facilitar a expectoração. Nota: os modos RPPI são dispositivos de pressão positiva disponíveis
Tosse assistida manual	Para pacientes com comprometimento neurológico (p. ex., lesão da medula espinal [LME]), doença do neurônio motor, síndrome de Guillain-Barré. Pode ser usada associada com a MIE
Sucção (nasofaríngea ou oral)	Use apenas se a secreção estiver nas vias aéreas centrais, o paciente não conseguir tossir com eficácia e outros métodos não tiverem sido eficientes

A Tabela 5.5 sugere intervenções para pacientes ventilados. Para obter detalhes sobre os tratamentos, ver Capítulo 9.

Muitos tratamentos funcionam bem quando usados em combinação – por exemplo, técnica de respiração de ciclo ativo (ACBT) com posicionamento. **Use seu raciocínio clínico para selecionar a(s) técnica(s) mais apropriada(s).**

Modificações para grupos específicos de pacientes com retenção de secreção nas vias aéreas:

- Para pacientes com retenção de secreção que também apresentam aumento do esforço respiratório (ver Capítulo 7)
- Para pacientes com tosse ineficaz, movê-los pode ajudar a mobilizar as secreções. Concentre-se em tratamentos que melhorem o volume corrente, movam o paciente ou aumentem sua tosse (p. ex., MIE)

Capítulo 5 • Controle da Retenção de Secreção nas Vias Aéreas

- Pacientes cansados precisam descansar. Certifique-se de que o façam! Eles também respondem bem à percussão lenta com uma só mão, se técnicas manuais forem indicadas
- Para pacientes com dor, ver Capítulo 10. Lembre-se de que a dor é difícil de avaliar em pacientes sedados – entre em contato com a equipe médica e de enfermagem
- Para pacientes que não conseguem cooperar devido ao estado de alerta reduzido ou como parte de uma doença (p. ex., delírio, demência), considere o consentimento nessa situação; você pode precisar discutir as opções de tratamento com colegas médicos e de enfermagem. Se o tratamento for apropriado, forneça explicações claras e concisas e tranquilização durante o mesmo, minimizando as distrações e usando instruções visuais
- Para pacientes com broncospasmo, associe os tratamentos ao tempo de resposta ótima ao broncodilatador. As intervenções de fisioterapia podem agravar o broncospasmo; portanto, evite sopro e tosse repetidos.

Tabela 5.5 Intervenções de fisioterapia para pacientes intubados e ventilados.

Umidificação	A hidratação sistêmica é administrada por líquidos totais no paciente Sistemas de umidificação de água aquecida ou nebulizadores de solução salina frequentemente são incorporados ao circuito do aparelho de ventilação mecânica
Hiperinsuflação manual (HM) ou com o aparelho de ventilação mecânica (HV)	Use para deixar o ar atrás das secreções, aumentar as taxas de fluxo expiratório e simular a tosse. Pode ser administrado com o auxílio do aparelho de ventilação mecânica, especialmente em pacientes que precisam de altos níveis de pressão positiva expiratória final – sempre use um manômetro no circuito
Posicionamento	Use com o paciente deitado de lado para secreções generalizadas, sempre que possível. Posições de drenagem postural específicas podem ser indicadas quando as secreções forem abundantes e em segmentos específicos. Quaisquer mudanças na posição dependem da estabilidade cardiovascular e neurológica

(continua)

Tabela 5.5 Intervenções de fisioterapia para pacientes intubados e ventilados. (continuação)

Técnicas manuais	Podem ser usadas em conjunto com HM ou HV durante a fase expiratória. Use quando a secreção for tenaz e não for eliminada de forma eficaz com a sucção ou com sucção e HM/HV
Sucção	Use após fisioterapia respiratória e/ou quando as secreções forem audíveis na cânula intratraqueal (CIT) Um aumento no pico de pressão inspiratória observado no HV pode indicar a presença de secreção, e a sucção é necessária
Instilação de solução salina	A instilação de solução salina rotineiramente não é baseada em evidências, então oriente-se pelas políticas locais Considere instilar, antes da sucção, até 5 a 10 mℓ de solução salina a 0,9% em conjunto com outras técnicas de fisioterapia para pacientes com secreções muito tenazes que causam obstrução A instalação de solução salina pode ser mais eficaz quando instilada na posição "oposta" à de drenagem postural apropriada para o segmento/lobo afetado antes de virar o paciente para o tratamento
Insuflação/exsuflação manual (MIE)	Pode ser usada via CIT ou traqueostomia. Considere para pacientes com fluxo de tosse de pico ruim que não conseguem mover a secreção para as vias aéreas centrais

Resumo

A fisioterapia é crucial na prevenção e no tratamento de obstrução aguda das vias aéreas, de deterioração da função respiratória e de insuficiência respiratória causadas pela retenção de secreção.

Você pode selecionar uma série de técnicas diferentes de desobstrução das vias aéreas e identificar os tratamentos mais adequados para o paciente de acordo com as indicações, contraindicações e recursos disponíveis.

- A avaliação é a chave para um controle eficaz
- Identifique as causas prováveis de retenção de secreção e encaminhe à equipe adequada quando não forem favoráveis a tratamento com fisioterapia ou requeiram intervenções médicas/de enfermagem
- Determine quais técnicas de fisioterapia são indicadas ou contraindicadas
- Esteja preparado para mudar/adaptar técnicas para a situação. Sua escolha deve ser compatível com suas competências
- Monitore cuidadosamente a segurança do paciente e a eficácia de suas técnicas
- Escolha medidas de resultados simples (volume de secreção produzida, Sp_{O_2}, frequência respiratória e conclusões de auscultação).

Capítulo 6

Controle da Perda de Volume Pulmonar

Sandy Thomas e Matthew J. Quint

Compreender os volumes pulmonares e como eles são afetados em doenças e enfermidades é essencial e pode ajudar no raciocínio clínico e nas decisões de controle. O que causa redução nos volumes pulmonares pode estar nos pulmões ou nas estruturas circundantes e pode ou não ser passível de fisioterapia.

A Figura 6.1 mostra os diferentes volumes pulmonares.

A perda de volume pulmonar, geralmente, ocorre quando um ou ambos os itens a seguir são reduzidos:

- Volume de reserva inspiratório (VRI)
- Capacidade residual funcional (CRF).

O **VRI** é o volume total de ar que pode ser inspirado além de uma inspiração normal do **volume corrente** (VC). É determinado principalmente pelo comprimento das costelas e pelo grau de expansão da caixa torácica e do diafragma durante a inspiração. É necessária força muscular inspiratória suficiente para fazer essa expansão. A capacidade inspiratória (CI) reduzida pode ser causada por mobilidade torácica reduzida, complacência pulmonar reduzida, paralisia muscular inspiratória ou fraqueza significativa. A redução da CI também leva à redução da **capacidade pulmonar total** (CPT) e da **capacidade vital** (CV). O VC de repouso nem sempre é afetado, mas a capacidade de aumentar o volume inspiratório, em resposta ao aumento da atividade ou demanda por ventilação, pode ser significativamente reduzida. Isso leva ao aumento do risco de insuficiência respiratória.

A **capacidade residual funcional** (CRF) é o volume de ar que permanece nos pulmões após uma expiração normal do VC. É determinada pelo equilíbrio entre o movimento para dentro dos pulmões e o movimento da parede torácica para fora, quando

Capítulo 6 • Controle da Perda de Volume Pulmonar

os músculos inspiratórios e expiratórios estão relaxados. Ela é reduzida quando a expansão da parede torácica é reduzida (p. ex., em cifoescoliose) ou quando o movimento para dentro dos pulmões é aumentado (p. ex., em atelectasia). Um exemplo desta

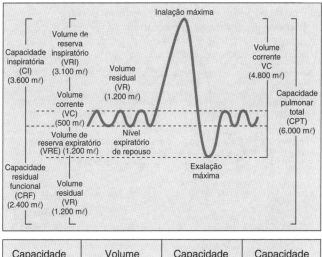

Figura 6.1 • Volumes pulmonares. (Reproduzida, com autorização, de Berne e Levy, 2000.)

última é após a cirurgia abdominal. Durante a expiração, à medida que a CRF diminui em direção ao volume residual, alcança-se um ponto onde as vias aéreas dependentes começam a se fechar (volume de fechamento) e permanecem fechadas durante a respiração corrente normal. O gás fica preso, distante (além) da parte fechada das vias aéreas, e é rapidamente absorvido, levando à atelectasia e à redução ventilação/perfusão ($\dot{V}/\dot{Q}$).

Isso está graficamente demonstrado na Figura 6.2.

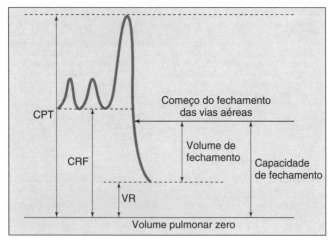

Figura 6.2 • Volumes de fechamento. *CPT*, capacidade pulmonar total; *CRF*, capacidade residual funcional; *VR*, volume residual. (Reproduzida, com autorização, de Nunn JF [1999], Nunn's applied respiratory physiology. Oxford: Butterworth-Heinemann.)

A **espirometria** de VRI e CRF só pode ser medida durante testes laboratoriais; portanto, muitas vezes, não temos acesso a essas medições. No entanto, podemos identificar volumes pulmonares reduzidos a partir de testes clínicos de espirometria, observando a capacidade vital forçada (CVF) e o volume expiratório forçado no primeiro segundo (VEF_1). Ambos são reduzidos em pacientes com volumes pulmonares baixos, mas a proporção entre os dois é normal (ou mesmo aumentada). Normalmente, é possível expirar pelo menos 70% da CVF no primeiro segundo (a relação VEF_1/CVF é geralmente superior a 70% ou 0,7). Um paciente com baixos volumes pulmonares terá uma CVF baixa e uma relação VEF_1/CVF normal. Isso é denominado ***padrão restritivo***.

A perda de volume pulmonar pode ser devido a atelectasias difusas ou localizadas em uma região específica dos pulmões, produzindo colapso pulmonar segmentar, lobar ou até total. Os problemas resultantes de baixos volumes pulmonares são complacência, difusão e relações $\dot{V}/\dot{Q}$ reduzidas. Eles causam aumento do trabalho respiratório graças à falta de ar e à redução da tolerância ao exercício. Pode ocorrer insuficiência respiratória do tipo 2, porque a fadiga leva à incapacidade de manter um volume minuto adequado.

Resultados da avaliação

- Dificuldade em respirar profundamente
- Mobilidade torácica reduzida (bilateral ou unilateral; pode estar associada a deformidade da parede torácica ou fraturas)
- Ruídos respiratórios reduzidos
- Possíveis pequenos estalos durante a inspiração
- A respiração brônquica pode ser ouvida nas áreas de consolidação (ver Auscultação, Capítulo 2)
- A radiografia torácica (RXT) pode demonstrar opacidade aumentada e volume reduzido, resultando em estruturas deslocadas (ver Capítulo 4). Estas podem ser identificadas como consolidação, atelectasia, tecido cicatricial, efusão pleural ou pneumotórax
- Dor na inspiração
- Tolerância ao exercício reduzida
- Padrão restritivo de espirometria (se disponível)
- Outras observações, como o uso de músculos acessórios, saturações de oxigênio reduzidas e insuficiência respiratória, podem ocorrer dependendo da gravidade e da causa da perda de volume pulmonar.

Causas

Existem diferentes causas para a perda de volume pulmonar, que podem apresentar vários resultados na avaliação. É importante identificar as causas que são potencialmente tratáveis com fisioterapia.

A Tabela 6.1 resume os mecanismos patológicos de perda de volume pulmonar, e a Tabela 6.2 liga o resultado da avaliação às suas condições respiratórias.

Você deve ter a compreensão do motivo e do momento certo para usar diferentes técnicas e saber quando elas podem não ser adequadas. A Tabela 6.3 resume potenciais relações entre intervenções de fisioterapia e o raciocínio clínico.

Tabela 6.1 Mecanismos patológicos subjacentes de perda de volume pulmonar.

Parede torácica/mobilidade do diafragma reduzidas	Deformidade da parede torácica (cifose, escoliose), espondilite anquilosante, artrite degenerativa, traumatismo no tórax ou abdome (costelas fraturadas, cirurgia abdominal ou torácica) Compressão pulmonar: abdome aumentado (ascite, gravidez, obesidade, constipação intestinal) Intrusão de conteúdo abdominal no tórax (hérnia diafragmática ou hérnia de hiato) Efusão pleural, massa (tumor) Pneumotórax Obesidade
Complacência pulmonar reduzida	Doença pulmonar intersticial Fibrose cística Atelectasia (secundária à obstrução por secreção, causando colapso lobar) Edema pulmonar Pneumonia, consolidação Síndrome do desconforto respiratório agudo (SDRA)
Fraqueza ou paralisia do músculo inspiratório	Doença neuromuscular (Guillain-Barré, lesões altas da medula espinal, distrofia muscular) Impulso respiratório reduzido (traumatismo craniano, medicamentos)

Tabela 6.2 Como vincular os resultados da avaliação a diferentes problemas respiratórios relacionados com volumes pulmonares baixos.

	Observação e palpação da parede torácica	Radiografia do tórax	Auscultação
Consolidação	Diminuição da excursão sobre o lobo afetado	Broncograma aéreo com opacidade aumentada. Perda do sinal de silhueta	Respiração brônquica pode ser ouvida sobre a área consolidada. Estalos fortes às vezes ouvidos durante a resolução
Atelectasia	Excursão normal ou diminuída, dependendo do grau de colapso	Perda de volume, colapso lobar ou segmentar podem causar desvio do mediastino em direção à perda de volume, aumento do hemidiafragma, aumento da opacidade e/ou linhas brancas nas bases pulmonares	Ruídos respiratórios reduzidos nas áreas afetadas. Estalos inspiratórios leves podem ser ouvidos (especialmente em associação com doença intersticial)
Traumatismo torácico	Movimento diminuído de respiração paradoxal (segmento instável)	Contusão pulmonar por costelas fraturadas (opacidade irregular)	Sons respiratórios de estalos fortes podem ser ouvidos se as vias aéreas estiverem obstruídas
Cirurgia torácica/ pós-abdominal	Movimento diminuído associado a dor ou inibição devido à imobilização do diafragma	Volume pulmonar reduzido na inspiração	Sons respiratórios reduzidos

(continua)

Tabela 6.2 Como vincular os resultados da avaliação a diferentes problemas respiratórios relacionados com volumes pulmonares baixos. *(continuação)*

	Observação e palpação da parede torácica	Radiografia do tórax	Auscultação
Efusão pleural	Normal ou reduzida	Opacidade aumentada com nível de fluido (dependente da posição) Possível sinal meniscal	Sons de respiração ausente sobre a efusão, mas pode-se ouvir respiração brônquica na borda da efusão e som abafado na percussão sobre a efusão
Pneumotórax	Movimento reduzido com possível hiperinsuflação unilateral no lado afetado	Aparência mais escura Volume aparente maior Tendência do pneumotórax a empurrar as estruturas para longe dele, causando deslocamento do mediastino Perda de marcações pulmonares Borda do pulmão colapsado visível	Sons de respiração ausentes devido ao pneumotórax hiper-ressonante à percussão sobre a área do pneumotórax
Síndrome do desconforto respiratório agudo (SDRA)	Potencialmente reduzido (nem sempre evidente quando geralmente ventilado)	Sombreamento alveolar generalizado – forma de asa de morcego	Pequenos estalos inspiratórios

Estratégias de fisioterapia para aumentar o volume pulmonar.

- Mobilização controlada
- Exercícios de respiração com foco na expansão torácica, retenções inspiratórias e inspirações rápidas
- Minimização da expiração forçada e enfatização dos exercícios de expansão torácica, se estiver usando técnica de respiração de ciclo ativo (ACBT) para retenção de secreção
- Posicionamento para otimizar a expansão
- Posicionamento para melhorar a relação comprimento-tensão do diafragma
- Pressão positiva contínua nas vias aéreas (CPAP) para aumentar a CRF
- Respiração com pressão positiva intermitente/ventilação não invasiva para aumentar o VC
- Técnicas de neurofacilitação, se houver hiperinsuflação manual ou pelo aparelho de ventilação mecânica (certifique-se de que a pressão positiva expiratória final seja mantida durante todo o tempo).

Tabela 6.3 Raciocínio clínico relacionado a intervenções de fisioterapia para perda de volume pulmonar.

Intervenção de fisioterapia	Raciocínio clínico
Mobilização	Levante o paciente e mantenha-o em movimento quando possível para melhorar VRI, CRF e VC
Exercícios de respiração profunda	Ajudam a prevenir atelectasia se o paciente não conseguir se movimentar de forma independente/regular ou, se necessário, para complementar a mobilização
Exercícios de mobilidade torácica e técnicas de mobilização	Se forem possíveis, melhoram a função musculoesquelética e aumentam a amplitude de movimento do tórax. Deformidades corrigidas não respondem à fisioterapia; no entanto, correção postural, exercícios de mobilidade torácica e mobilizações articulares às vezes podem ser úteis para problemas de articulações ou tecidos moles
Tratamento da dor	É essencial quando a dor limitar a respiração, a tosse e o movimento – garanta analgesia adequada

(continua)

Tabela 6.3 Raciocínio clínico relacionado a intervenções de fisioterapia para perda de volume pulmonar. (continuação)

Intervenção de fisioterapia	Raciocínio clínico
Treinamento muscular inspiratório	Podem ajudar a fortalecer os músculos respiratórios quando estiverem fracos. Esse é um tratamento a longo prazo, útil para pacientes com problemas respiratórios crônicos
Eliminação de secreção usando técnicas manuais	A obstrução de secreção leva ao colapso segmentar ou lobar
Posicionamento	Na vertical: Sentar-se ereto em uma cadeira ou apoiado em uma posição inclinada para a frente permite maiores volumes pulmonares do que a posição supina ou sentada reclinada Deitado de lado: A posição deitada de lado pode ser usada para liberar o diafragma, permitindo ventilação melhorada, especialmente com abdome aumentado. Dependendo da relação entre ventilação e perfusão, pode haver benefícios em ter o pulmão afetado dependente ou mais elevado Pronado: É útil para pacientes com SDRA e atelectasias generalizadas em áreas pulmonares dependentes que impeçam a oxigenação adequada. Em geral, é indicado apenas para pacientes em cuidados intensivos que precisam de certo número de profissionais capazes de virar o paciente com segurança. A decisão de usar a posição prona deve ser tomada pela equipe multiprofissional
Drenagem postural	A drenagem postural pode ajudar na eliminação das secreções quando usada em conjunto com ACBT e técnicas manuais
CPAP	Útil para pacientes com perda de volume pulmonar que sejam incapazes de manter a saturação de O_2 adequada, mesmo quando o posicionamento, a mobilização e o controle da dor forem otimizados

ACBT, ciclo ativo da técnica respiratória; *CPAP*, pressão positiva contínua nas vias aéreas; *CRF*, capacidade residual funcional; *SDRA*, síndrome do desconforto respiratório agudo; *VC*, volume corrente; *VRI*, volume de reserva inspiratório.

Resumo

Os fisioterapeutas devem identificar os pacientes com risco de perda de volume pulmonar, que pode causar falta de ar, redução da tolerância ao exercício, retenção de secreção nas vias aéreas, hipoxemia e, em última instância, insuficiência respiratória. A avaliação realizada pelo fisioterapeuta identifica os fatores causais, e o raciocínio clínico seleciona as intervenções mais adequadas para prevenção e/ou tratamento.

Capítulo 7

Controle do Trabalho Respiratório

Matthew J. Quint e Joules Lodge

Histórico do paciente

Bob Head é um homem de 76 anos admitido com um histórico de 3 dias de crescente falta de ar, elevação de temperatura e tosse improdutiva. Ele tem um histórico clínico prévio de doença pulmonar obstrutiva crônica (DPOC) e cifoescoliose.

Definição

O termo *trabalho respiratório* (TR) refere-se à energia requisitada pelos músculos respiratórios para respirar. Ele é determinado pelo equilíbrio entre o impulso para respirar (**demanda**), a **carga** aplicada aos músculos e a eficiência dos mesmos (**capacidade**) (Figura 7.1).

Dispneia, falta de ar ou respiração curta é a percepção do paciente de que está mais difícil respirar. A falta de ar pode ser normal quando a demanda aumenta, como durante um exercício, mas torna-se um problema quando há consciência de que o esforço feito é desproporcional à quantidade de ar que entra e sai e de atividade que está sendo realizada.

A dispneia pode ou não estar associada à insuficiência respiratória (IR). Os músculos respiratórios são músculos esqueléticos normais que ficam fatigados se trabalham muito. Se isso não for resolvido, o paciente potencialmente evolui para IR (ver Capítulo 8). **É essencial que você consiga identificar pacientes com fadiga e risco de IR, pois eles precisam de suporte urgente para reduzir o TR** (Figura 7.2).

Alguns pacientes apresentam falta de ar relacionada à respiração disfuncional: é o impulso de respirar que aumenta e pode ser

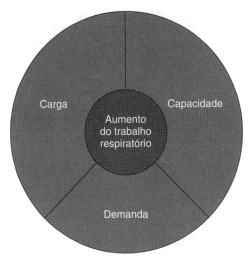

Figura 7.1 • Representação esquemática dos componentes do trabalho respiratório.

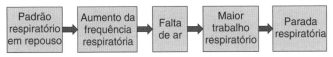

Figura 7.2 • Representação esquemática da progressão conforme a carga excede a capacidade respiratória.

excessivo; portanto, os gases sanguíneos mostram sinais de hiperventilação (como Pa_{CO_2} diminuída). É importante que você consiga identificar os pacientes que estão respirando excessivamente e aqueles em que a ansiedade está piorando a falta de ar. Nessa situação, as estratégias para reduzir a ansiedade costumam ser úteis.

Sinais clínicos/avaliação

Existem várias ferramentas simples para medir o aumento do TR. Algumas são adequadas para observação à beira do leito, outras requerem equipamento adicional ou uma habilidade específica que implica o apoio de colegas (p. ex., amostragem de gasometria arterial) (Tabelas 7.1 e 7.2).

Tabela 7.1 Características clínicas que podem sugerir aumento do esforço respiratório.

Características clínicas	Fundamentação
↑Frequência respiratória	O centro respiratório foi estimulado para aumentar a ventilação devido ao aumento da demanda ou redução das trocas gasosas
↑Frequência cardíaca	O centro cardiovascular aumenta a frequência cardíaca para melhorar a circulação para o fornecimento de oxigênio
Respiração pela boca	Reduz a resistência ao fluxo de ar para reduzir o impacto de um aumento de trabalho respiratório (TR)
Padrão respiratório alterado (mudanças no volume corrente [VC], respiração com os lábios franzidos)	Volumes correntes aumentados podem ser mais eficientes quando o TR está aumentado. A respiração com lábios franzidos evita o colapso das vias aéreas durante a expiração e pode melhorar a ventilação
Uso de músculos acessórios da respiração	Sugere a necessidade de maior esforço dos músculos respiratórios para melhorar a ventilação
↓Saturação de pulso de oxigênio (Sp_{O_2})	Indica que o aumento do TR é significativo, e o paciente não é mais capaz de manter trocas gasosas suficientes, levando à hipoxemia
Gasometria arterial alterada (hipoxia ou hipercapnia)	Os gases sanguíneos são afetados quando o aumento do TR fornece ventilação, ainda que inadequada para atender à demanda respiratória do paciente. Isso indica que o aumento do TR é significativo, e o paciente não é mais capaz de manter uma ventilação total adequada (volume por minuto) para atender à demanda de fornecimento de O_2 e remoção de CO_2

Tabela 7.2 Sinais de hipoxia e hipercapnia (retenção de CO_2).

Sinais de hipoxia	Sinais de hipercapnia
• ↑Frequência respiratória • Tosse • Falta de ar • Cianose • Cerebral – confusão/ ansiedade • Cardíaco – ↑pulso/↓pulso/ parada cardíaca • Suor • ↓Sp_{O_2} e ↓pressão parcial de oxigênio (Pa_{O_2})	• Vasodilatação periférica • Batimento cardíaco aos saltos • Tremor das mãos • Cerebral – inquietação/ irritabilidade, confusão/ convulsão/coma • Cardíaco – ↑pulso ↑PA/ ↓pulso/↓PA/parada cardíaca • Fadiga • ↑Pressão parcial de dióxido de carbono (Pa_{CO_2})

Causa

A chave para a avaliação é identificar a causa da dificuldade respiratória do paciente. A triagem inicial à beira do leito pode deixar claro que o paciente está com dificuldade, mas não o motivo. A causa determinará as estratégias necessárias para resolver o problema. Por exemplo, apenas com base na breve história do sr. Head, existem causas potenciais para o aumento do TR.

- Ele tem uma deformidade na parede torácica, sua cifoescoliose altera sua mecânica respiratória e a infecção provavelmente altera a complacência de seus pulmões, tornando-os mais rígidos. Isso muda a **capacidade**
- DPOC significa que há estreitamento de suas vias aéreas (obstrução), aumentando a **carga resistiva**
- As trocas gasosas deficientes decorrentes da infecção torácica presumida levam à hipoxia; portanto, aumenta a **demanda ventilatória**.

Esses fatores combinados aumentam o esforço que ele precisa fazer para respirar – portanto, seu TR aumentou.

Intervenções

Se houver:

- Aumento de carga, considere o que pode ser feito para reduzi-la (p. ex., posicionamento funcional ou perda de peso)
- Capacidade reduzida, considere como ela pode ser aumentada (p. ex., ventilação não invasiva, pressão positiva, broncodilatadores, orientações nutricionais ou treinamento dos músculos respiratórios)
- Aumento da demanda, considere como ela pode ser reduzida (p. ex., relaxamento ou controle da dor).

Também pode haver problemas fora do seu escopo de prática. Nesse caso, não há nada de errado em evidenciar suas preocupações para colegas ou outros membros da equipe.

A Figura 7.3 expande a Figura 7.1, fornecendo razões potenciais de aumento de TR para cada uma das causas.

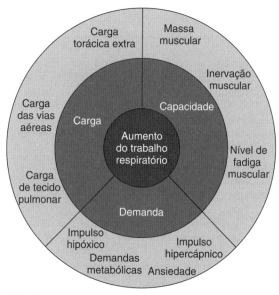

Figura 7.3 • Representação esquemática dos componentes do trabalho respiratório e causas potenciais subjacentes.

Para examinar as opções, olhe para os quatro casos na Tabela 7.3 e considere se o aumento do TR do paciente é causado por um ou mais dos seguintes fatores:

- Mudança na carga
- Mudança de capacidade
- Mudança na demanda.

Voltando à Figura 7.1, a falta de ar do paciente A provavelmente é resultado do **aumento da carga** vinda de fora e de dentro de seu tórax. Seu IMC alto significa que há um aumento da carga na parte externa da parede torácica e do abdome. O chiado e o escarro aumentam a obstrução do fluxo de ar, aumentando ainda mais a carga resistiva. A redução da carga pode ser alcançada posicionando-se o paciente deitado de lado com elevação, por exemplo, para descansar o diafragma. O broncospasmo pode ser tratado associando broncodilatadores e técnicas simples de desobstrução das vias aéreas, pois conseguem reduzir a obstrução por secreção.

Tabela 7.3 Quatro exemplos de aumento do trabalho respiratório.

- O paciente A está com falta de ar. Ele tem 74 anos e alto índice de massa corporal (IMC) e doença pulmonar obstrutiva crônica (DPOC). Ele tem um histórico de 1 semana de chiado crescente e tosse produtiva com escarro branco

- A paciente B está com falta de ar. Ela tem 58 anos, esclerose múltipla progressiva e um histórico de 2 dias de agravamento da falta de ar e tosse improdutiva. Sua frequência respiratória está aumentando e sua expansão é fraca

- O paciente C está com falta de ar. Ele tem 78 anos e insuficiência cardíaca congestiva subjacente, admitido com histórico de 3 dias de aumento da falta de ar, tornozelo direito inchado, vermelho e quente. Sua temperatura é 38°C e pH 7,35, Pa_{CO_2} 4,5, Pa_{O_2} 8,4, BE −3 (em 40% FI_{O_2})

- A paciente D está com falta de ar. Asmática de 28 anos, ficou sem fôlego durante a última semana. Isso aconteceu antes e normalmente está relacionado a momentos em que há pressões no trabalho. Ela tem estado tonta, está respirando apicalmente e relata sensação de alfinetadas e agulhadas ocasionais em seus dedos e boca seca

A **capacidade** subjacente da paciente B para atender à carga e à demanda foi excedida. Aumentar a força muscular por meio do fortalecimento não é uma opção a curto prazo. Portanto, o posicionamento para otimizar sua capacidade atual é fundamental para o controle. Isso pode permitir certo grau de repouso, assim como o suporte a curto prazo de seus músculos respiratórios com estratégias (p. ex., a respiração com pressão positiva intermitente). Melhorar a função muscular com a oxigenação aprimorada pela entrega do oxigênio prescrito e a otimização da correlação entre ventilação/perfusão ($\dot{V}/\dot{Q}$) também irá ajudá-la (O'Driscoll et al., 2017).

O principal problema do paciente C é o aumento da demanda respiratória. Há um aumento da demanda metabólica por causa da infecção (tornozelo) e da temperatura. A relativa hipoxia, apesar da oxigenoterapia, está aumentando sua falta de ar. A oxigenoterapia adequada para reverter a hipoxia seria prioridade. Reduzir a demanda metabólica, por meio do tratamento da infecção, deve ficar a cargo dos colegas médicos.

Isso é diferente da paciente D, cuja falta de ar também está relacionada ao **aumento da demanda**, mas dessa vez secundária à ansiedade. A tranquilização e o controle da respiração podem fazer uma diferença significativa para ela.

Falta de ar e ansiedade

Até agora, este capítulo focou os aspectos físicos e fisiológicos do aumento do TR; no entanto, há um aspecto psicológico significativo que não pode ser ignorado e que é importante reconhecer e abordar. Essa interação está demonstrada na Figura 7.3.

Embora a falta de ar seja uma sensação normal (p. ex., durante exercícios), é extremamente assustadora para qualquer pessoa quando incontrolável. Para portadores de doença respiratória crônica, a falta de ar pode ocorrer várias vezes ao dia com esforço mínimo. Esses pacientes sentem-se extremamente ansiosos por ficar sem fôlego, o que afeta ainda mais sua respiração – criando um ciclo vicioso de evitação de atividades e falta de condicionamento. Também pode ser muito difícil para esse grupo diferenciar entre falta de ar por causa da falta de condicionamento e por causa da exacerbação (Figura 7.4). Isso nem sempre é claro,

Capítulo 7 • Controle do Trabalho Respiratório

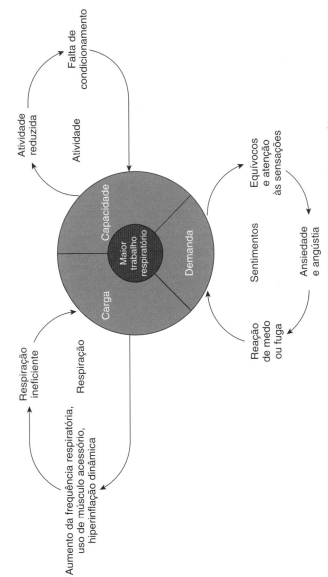

Figura 7.4 • Interação dos aspectos psicológico e físico no aumento de trabalho respiratório.

mas, uma vez que seu desconforto respiratório agudo tenha sido tratado de forma adequada, as implicações a longo prazo do controle da falta de ar precisam ser consideradas.

> **Histórico do paciente**
>
> Joan é uma mulher de 68 anos que tem falta de ar, provavelmente causada por exacerbação de sua DPOC. Sabe-se que ela tem DPOC moderada, com três internações por falta de ar no último mês. Cada admissão foi semelhante, com agravamento dos sinais, mas sem outros indícios clínicos. Ela mora sozinha em um bangalô e está começando a ter dificuldades para as atividades da vida diária (AVD).

Sinais clínicos/avaliação

Uma abordagem calma que ofereça etapas e ações práticas pode tranquilizar e ajudar os pacientes a controlar a respiração. Eles apresentam a maioria dos sinais da Tabela 7.1, mas geralmente são transitórios e/ou episódicos. A frequência respiratória, o padrão e o uso dos músculos respiratórios acessórios muitas vezes mudam quando o paciente fica mais ansioso (p. ex., logo antes da mobilização), mas podem ser bastante normais quando acomodados. A ansiedade relativa a uma atividade capaz de causar falta de ar pode resultar em diminuição da atividade e falta de condicionamento e aumenta ainda mais a sensação de esforço respiratório. A interação de carga, capacidade e demanda está esquematizada na Figura 7.4. O Cambridge Breathlessness Service desenvolveu uma abordagem baseada em evidências (Spathis et al., 2017) para facilitar o controle eficaz dos sinais, concentrando-se em três respostas cognitivas e comportamentais predominantes à falta de ar (Figura 7.5).

Causa e intervenção

Quando o nível de falta de ar é percebido como maior do que deveria, o cérebro envia uma mensagem de alerta máximo, o que resulta em maior impulso para respirar, maior uso dos músculos respiratórios acessórios e maiores frequência e esforço

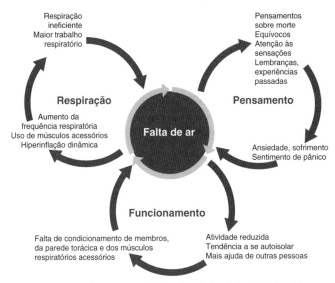

Figura 7.5 • Modelo clínico Breathing, Thinking, Functioning: © Cambridge Breathlessness Intervention Service 2015.

respiratório, alertando ainda mais o cérebro e aumentando a sensação de falta de ar. Esse agravamento desencadeia sentimentos de perda de controle e ansiedade. As estratégias para ajudar o paciente a controlar sua respiração e fortalecer suas habilidades podem incluir:

- Escala de Borg para ajudar na estimulação
- Ideias para ajudar na estimulação e planejamento para AVDs em casa; pode incluir ajuda e avaliação de terapia ocupacional (TO)
- Respiração de caixa (ver Capítulo 9) para garantir tempo suficiente para a expiração e evitar *breath-stacking*
- Uso de um ventilador portátil para ajudar a resfriar o rosto e aumentar a sensação de fluxo de ar
- Posições
- Criar um plano de ação para quando ocorrer falta de ar
- O Breathlessness Intervention Service e a British Lung Foundation (Como lidar com a falta de ar) têm alguns folhetos excelentes, focados no paciente, que cobrem esses tópicos.

Joan teve aumento de carga devido à DPOC, capacidade reduzida devido à fraqueza dos músculos respiratórios e esqueléticos e aumento da demanda devido à ansiedade. Lidar com essa ansiedade e fornecer técnicas para controlar a falta de ar podem aumentar sua confiança e melhorar sua capacidade física. Romper esse ciclo reduz a probabilidade de ocorrer novamente. Encaminhamentos para a equipe comunitária de DPOC e reabilitação pulmonar após receber alta ajudarão a apoiá-la nesse processo.

Para algumas pessoas que experimentaram falta de ar aguda ou crônica, o padrão respiratório compensatório pode se normalizar. Se persistir, elas podem desenvolver distúrbios respiratórios e se tornar mais sintomáticas.

Distúrbio do padrão respiratório/síndrome de respiração disfuncional/hiperventilação

O distúrbio caracteriza-se pela respiração além das necessidades do corpo por um período contínuo, que ocorre depois de um evento respiratório agudo ou uma situação estressante mas o padrão respiratório normal de repouso não é restaurado. Os sinais mais frequentes incluem falta de ar, formigamento nos dedos, aperto no peito, tosse, tontura e suspiros/bocejos. Os sinais são causados por níveis mais baixos de CO_2 no corpo devido à respiração excessiva. Não há um teste diagnóstico definitivo, mas existem algumas maneiras de demonstrar que provavelmente esse é o caso.

- Preencha um Questionário Nijmegen: o teste é positivo se a pontuação for maior que 23/64
- Suspenda a respiração: se o paciente não conseguir segurar por 20 s, esse é um diagnóstico plausível. É provável se a suspensão durar entre 20 e 30 s, e possível se durar entre 30 e 40 s
- Avalie a frequência e o padrão respiratórios: é rápido/lento, superficial/profundo, rítmico/errático? O paciente está respirando pelo nariz/boca? É uma respiração na parte superior do tórax/diafragmática? Ele está suspirando/boceja com frequência? Existe uma pausa no fim da expiração?
- Faça um teste de provocação de hiperventilação para fazer o paciente respirar rápida e superficialmente por 20 respirações para ver se os sinais são provocados.

Os primeiros passos para tratar esse problema são estimular a respiração nasal e ensinar exercícios de controle da respiração. Uma vez que o paciente seja identificado como portador de distúrbio do padrão respiratório (DPR), um fisioterapeuta especializado no tratamento dos distúrbios deve ser consultado. Ele fornecerá um tratamento adequado em esquema ambulatorial (possivelmente em regime de internação).

Resumo

A identificação precoce do aumento de TR por um fisioterapeuta permite que o problema subjacente seja identificado e tratado. A intervenção precoce pode evitar a agravação do estado do paciente. Um resumo das causas subjacentes ligadas às estratégias para lidar com TR estão apresentadas na Figura 7.6.

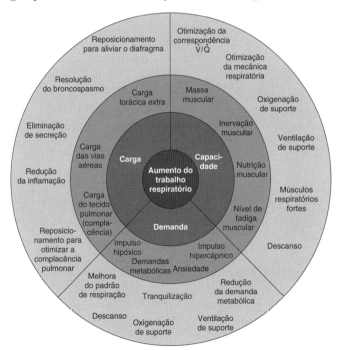

Figura 7.6 • Componentes do trabalho respiratório com causas subjacentes e estratégias de tratamento potenciais.

Referências bibliográficas

O'Driscoll, B.R., Howard, L.S. et al., 2017. BTS Guideline for oxygen use in adults in healthcare and emergency settings. Thorax 72 (Suppl. 1), pi1–pi89.

Spathis A, Booth S, Moffat C et al. The Breathing, thinking, functioning clinical model: a proposal to facilitate evidence-based breathlessness management in chronic respiratory disease. NPJ Prim Care Respir Med 2017;27:(1)27). Published 2017 Apr 21. (doi:10.1038/s41533-017 a 0024-z).

Breathlessness Intervention Service breathing, thinking, functioning model. Available from https://www.cuh.nhs.uk/sites/default/files/publications/100079_leaflet_1_the_BTF_approach_v1.pdf.

Breathlessness Intervention Service patient information leaflets. Available from https://www.cuh.nhs.uk/breathlessness-intervention-service-bis/resources/patient-information-leaflets.

How to manage breathlessness information available from https://www.blf.org.uk/support-for-you/breathlessness/how-to-manage-breathlessness.

Nijmegen Questionnaire: https://hgs.uhb.nhs.uk/wp-content/uploads/Nijmegen_Questionnaire.pdf.

HVPT Information. Available from https://journals.sagepub.com/doi/pdf/10.1191/1479972306 cd116ed.

Capítulo 8

Gerenciamento da Insuficiência Respiratória

Liz Newton e Matthew J. Quint

A insuficiência respiratória (IR) é um problema com risco à vida, que requer manejo imediato e adequado de toda a equipe.

Definição

A IR resulta da troca inadequada de gases pelo sistema respiratório, fazendo com que o oxigênio arterial, o dióxido de carbono ou ambos não possam ser mantidos em níveis normais.

Insuficiência respiratória tipo 1

A **insuficiência respiratória do tipo 1 (IRT1)** ocorre quando o oxigênio do sangue arterial tem pressão parcial inferior a 8 kPa ($Pa_{O_2} < 8$ kPa) e frequência respiratória superior a 24 respirações por minuto. A pressão parcial de CO_2 (Pa_{CO_2}) pode ser normal ou baixa.

Histórico do paciente

O paciente A foi internado no hospital com histórico de agravamento de falta de ar em repouso, tosse produtiva com escarro verde e Sp_{O_2} de 78% no ar. Ele tem histórico de fibrose pulmonar intersticial e hipertensão.
 Ele é taquipneico (taxa de 42 respirações por minuto), com cianose central e periférica. Sua gasometria arterial (GA) em O_2 a 10 ℓ/min via máscara de reservatório sem respirador na chegada ao departamento de emergência mostra pH 7,45, Pa_{CO_2} 4,4 kPa, Pa_{O_2} 7,9 kPa, HCO_3 25 mmol/ℓ, BE +1.

Sinais clínicos

Para sinais clínicos de hipoxemia, ver Tabela 7.2, no Capítulo 7. Os pacientes apresentam aumento do trabalho respiratório, taquipneia e falta de ar, com dificuldade para pronunciar frases completas. Eles podem sentir-se assustados, ansiosos e angustiados; por isso, irão posicionar-se (se forem capazes) de modo a maximizar a capacidade de seus músculos respiratórios (p. ex., sentar-se inclinados para a frente).

Avaliação

Para justificar clinicamente a causa da IRT1 do paciente, use as anotações médicas e confirme o diagnóstico. Avalie padrão respiratório, ausculta, palpação, expansão torácica, tosse e escarro, presença de hemoptise, radiografia de tórax (RXT) e/ou tomografia computadorizada (TC) de tórax, além dos resultados de hemograma completo; ureia e eletrólitos (U&E); GA, incluindo lactato e observações de saturação de oxigênio (Sp_{O_2}), necessidade de O_2, frequência respiratória (FR), pressão arterial (PA), frequência cardíaca (FC), temperatura e nível de consciência (ver Capítulo 2).

Agora, você precisa decidir se o tratamento é apropriado para melhorar a oxigenação e/ou o trabalho respiratório (TR).

Pergunte a si mesmo:

- O paciente apresenta retenção de secreção, colapso lobar, perda de volume? (ver Capítulos 5 e 6)
- O problema é broncospasmo, embolia pulmonar ou edema pulmonar (requer tratamento médico ou de fisioterapia)?
- Há algo que você possa fazer para melhorar a capacidade dos músculos respiratórios ou reduzir a carga nos músculos respiratórios? (ver Capítulo 7)

Causa (Tabela 8.1)

Os pacientes com IRT1 têm inicialmente a capacidade de aumentar seu impulso ventilatório em resposta à hipoxemia, o que pode resultar em alcalose respiratória à medida que o CO_2 é expelido. No entanto, a taquipneia só pode ser sustentada por determinado período antes da fadiga dos músculos respiratórios (a **carga** excede a **capacidade** no ambiente de maior **demanda**), e o paciente começa a hipoventilar e progride para

Tabela 8.1 Causas de insuficiência respiratória tipo 1.

Causa de hipoxemia	Exemplos
Incompatibilidade ventilação/perfusão (defeito $\dot{V}/\dot{Q}$)	DPOC, pneumonia, asma, fibrose pulmonar intersticial, bronquiectasia, edema pulmonar, pneumotórax, embolia pulmonar, SDRA, colapso lobar
Shunt pulmonar verdadeiro Não responde bem à oxigenoterapia convencional, embora a adição de pressão positiva (CPAP/PEEP) possa ajudar	Grandes pneumonias/pneumonite consolidada Grandes áreas de atelectasia SDRA ou lesão pulmonar aguda Câncer de pulmão de pequenas células
Defeitos de difusão	Membrana respiratória espessada, em condições como fibrose pulmonar e sarcoidose A área de superfície pulmonar reduzida é mais comum no enfisema
Hipoventilação dos alvéolos Inicialmente, pode causar hipoxemia, mas progride para IRT2 se não tratada	(Ver IRT2) • Disfunção do centro respiratório para impulsionar a ventilação • Disfunção neuromuscular que causa fraqueza (p. ex., lesão medular alta) • Fadiga dos músculos da ventilação, caixa torácica fixa ou piora da incompatibilidade $\dot{V}/\dot{Q}$ (p. ex., cifoescoliose grave)

CPAP, pressão positiva contínua nas vias respiratórias; *DPOC*, doença pulmonar obstrutiva crônica; *PEEP*, pressão expiratória final positiva; *SDRA*, síndrome do desconforto respiratório agudo.

IR tipo 2 (IRT2). É essencial que você reconheça quando um paciente está cansado e exibindo sinais de IRT2, mas uma GA será necessária para confirmar.

Controle

O objetivo principal para o paciente A é oxigená-lo para atingir as saturações desejadas (94 a 98%), o que reduz sua demanda ventilatória. Nesse caso, a hipoxemia (e a IRT1) está sendo causada por incompatibilidade de $\dot{V}/\dot{Q}$, devido à doença pulmonar preexistente (agravada pela retenção de escarro) e a um defeito de difusão.

O TR é afetado pelo **aumento da carga** devido a doenças pulmonares restritivas (pulmões rígidos) e retenção de escarro. A **demanda** é aumentada pela hipoxemia (IRT1). O paciente consegue manter uma FR elevada sem retenção de CO_2, então sua **capacidade** muscular respiratória é suficiente. Contudo, ele está sob alto risco de IRT2, porque seus músculos respiratórios se cansarão, levando à hipoventilação. Procure sinais de IRT2 e alerte os colegas médicos se houver motivo para preocupação. Todos os pacientes com necessidade crescente de oxigênio ou em elevação (National Early Warning Score [NEWS 2]) devem ser encaminhados à equipe médica.

Você pode **reduzir a carga** nos músculos respiratórios e melhorar a oxigenação desobstruindo as vias respiratórias com o uso de técnicas de eliminação de secreção, mas tome cuidado para não aumentar a fadiga.

Você pode melhorar a **capacidade muscular** respiratória do paciente posicionando-o de modo a permitir o uso mais eficiente de seus músculos respiratórios (p. ex., sentar-se inclinado para a frente ou deitado de lado).

A tranquilização e a empatia também podem ajudar o paciente sem fôlego a diminuir o TR ao reduzir o medo e a ansiedade.

Se a IRT1 não for corrigida apenas pela oxigenoterapia, a equipe médica pode intensificar os cuidados para fluxo nasal elevado (FNE), pressão positiva contínua nas vias respiratórias (CPAP) ou intubação e suporte ventilatório invasivo.

Deve haver um plano claramente documentado para o caso de o paciente não responder ao tratamento. Caso contrário, você deve iniciar o processo abordando a equipe médica para obter esclarecimentos.

Oxigenoterapia para pacientes adultos em situação clínica aguda

A orientação para o tratamento com oxigênio em adultos no cenário agudo está bem evidenciada e acessível no *site* da British Thoracic Society (O'Driscoll et al., 2017).

O oxigênio é fornecido de acordo com a prescrição médica para alcançar a Sp_{O_2} ideal. Se o paciente estiver agudamente indisposto e piorando ou em risco de IR hipercápnica induzida por oxigênio, deve-se fazer uma análise de GA 30 a 60 min após o início da oxigenoterapia.

Dispositivos de entrega de oxigênio

Os dispositivos de oxigenoterapia podem ser de desempenho fixo ou variável (Tabela 8.2).

Consulte as políticas locais para obter orientação sobre dispositivos específicos de fornecimento de oxigênio.

Quando considerar a umidificação

A umidificação é necessária para a distribuição de O_2 em todas as vias respiratórias artificiais (traqueostomia) e respiradores cervicais (laringectomia) (National Tracheostomy Safety Project, 2013). Alguns pacientes acham o O_2 seco desconfortável; portanto, a umidificação torna-o mais tolerável, melhorando potencialmente a adesão. A umidificação deve ser usada em pacientes hipoxêmicos com retenção de secreção nas vias respiratórias.

Oxigenoterapia nasal de alto fluxo

A oxigenoterapia nasal de alto fluxo (ONAF) vem sendo cada vez mais usada como tratamento de primeira escolha para IRT1. Fornece até 70 ℓ/min de mistura de O_2/ar aquecido e umidificado por meio de uma cânula nasal especificamente

Tabela 8.2 Dispositivos para fornecimento de oxigênio.

Dispositivos de desempenho variável, como máscara facial simples ou cânulas nasais	Dispositivos de desempenho fixo, como máscara de Venturi®, alto fluxo nasal
Dispositivos de baixo fluxo O O_2 recebido depende da ventilação minuto (volume corrente × FR)	Têm alta taxa de fluxo Liberam uma dose conhecida de oxigênio A taxa de entrega excede a ventilação minuto, mesmo quando o paciente está taquipneico

FR, frequência respiratória.

projetada. É bem tolerada em adultos com insuficiência respiratória aguda (IRA) e tem mostrado benefícios clínicos importantes. Há uma variedade de mecanismos propostos pelos quais a ONAF pode melhorar o resultado clínico na IRA (Tabela 8.3). Observe que isso deve ser prescrito em termos de **fluxo** e **fração inspirada de oxigênio ($F_{I_{O_2}}$)**.

Tabela 8.3 Benefícios e justificativa do uso dos dispositivos de fornecimento de oxigênio.

Mecanismo do benefício	Justificativa
Altas taxas de fluxo nasal	Lava as vias respiratórias superiores Reduz o espaço morto Atende as taxas de fluxo inspiratório Reduz a necessidade de ventilação por minuto Reduz o esforço inspiratório e o trabalho respiratório (TR) Protege o diafragma de lesões por uso excessivo
Altas taxas de fluxo nasal geram pressão positiva nas vias respiratórias (2 a 4 cmH_2O)	Recrutam áreas atelectásicas do pulmão Melhoram a correspondência $\dot{V}/\dot{Q}$ Melhoram as trocas gasosas
Gás umidificado aquecido	Auxilia na eliminação da secreção de vias respiratórias Reduz broncospasmos Aumenta o conforto e conformidade
Dispositivo de desempenho fixo com fluxo que excede a ventilação minuto, evitando, assim, a entrada de ar adicional	Aumento da fração inspirada de oxigênio ($F_{I_{O_2}}$) Aumento da oxigenação alveolar

Capítulo 8 • Gerenciamento da Insuficiência Respiratória

Pressão positiva contínua nas vias respiratórias

A CPAP não invasiva é a aplicação de pressão positiva contínua nas vias respiratórias, mantida ao longo do ciclo respiratório, por meio de máscara facial ou nasal. Pacientes que requerem esse tratamento para IRT1 geralmente precisam de altas concentrações de O_2.

A pressão positiva constante fornecida pela CPAP melhora a oxigenação, aumentando a capacidade residual funcional (CRF) e melhorando a complacência pulmonar. Esses pacientes apresentam atelectasia disseminada por conta do baixo volume pulmonar.

Efeitos da CPAP:

- Auxilia no recrutamento alveolar
- Reduz a incompatibilidade $\dot{V}/\dot{Q}$
- Melhora as trocas gasosas
- Aumenta a oxigenação arterial
- Reduz TR/FR
- Mobilização de secreção das vias respiratórias inferiores.

As indicações para CPAP não invasiva em IRT1 incluem:

- Edema agudo pulmonar cardiogênico
- Pacientes pós-operatórios com IRT1 aguda por causa de atelectasia
- Traumatismo da parede torácica
- Apneia obstrutiva do sono sintomática moderada a grave e síndrome de hipopneia (SAHOS) (National Institute for Health and Care Excellence, 2008).

As condições em que a CPAP não invasiva não é recomendada incluem:

- Asma aguda
- Novo início de IRT1 em que não há histórico de doença pulmonar prévia (p. ex., pneumonia difusa).

Há evidências de que a CPAP não invasiva melhora a Pa_{O_2} em pacientes com pneumonia difusa, mas um teste deve ser realizado no ambiente de cuidados intensivos. A CPAP não invasiva pode reduzir o risco de intubação traqueal quando comparada com a administração de O_2 isoladamente.

Se estiver tratando um paciente que está em CPAP não invasiva, qualquer equipamento usado deve ser capaz de fornecer altas concentrações de O_2 para evitar a dessaturação. Monitore a oxigenação atentamente durante o tratamento e substitua a CPAP se o paciente estiver dessaturando.

Insuficiência respiratória tipo 2 (Rochwerg et al., 2017)

> **Histórico do paciente**
>
> O paciente B é internado no hospital com exacerbação de DPOC grave. Seu TR é extremo, com FR de 38. Ele está sentado, com os dois braços esticados e fixos. Sua radiografia mostra hiperinsuflação, mas nenhuma consolidação ou colapso. GA em 40% de O_2 via máscara de Venturi® mostra pH 7,28, P_{CO_2} 12 kPa, P_{O_2} 7,9 kPa, HCO_3 40 mmol/ℓ, BE +4, Sp_{O_2} de 88%.
>
> A paciente C tem histórico de esclerose múltipla avançada. Ela está com uma infecção no tórax desde a semana passada, lutando para eliminar as secreções de suas vias respiratórias com uma tosse fraca. Hoje ela desenvolveu falta de ar de início súbito, que exigiu internação. Na avaliação, ela está sonolenta, abrindo os olhos brevemente ao ouvir vozes, e foi diagnosticada com colapso do lobo inferior do pulmão esquerdo na RXT. Sua GA com $F_{I_{O_2}}$ de 40% através de uma máscara de Venturi® mostra pH 7,26, P_{CO_2} 8,4 kPa, P_{O_2} 8,9 kPa, HCO_3 30 mmol/ℓ, BE +3. Ela foi encaminhada para a fisioterapia respiratória.

Definição

IRT2 ocorre quando:

- Pa_{O_2} é menor que 8 kPa
- Pa_{CO_2} é maior que 6,5 kPa
- pH é menor que 7,35
- FR é superior a 24 respirações por minuto.

A IRT2 é resultado da troca inadequada de gás e/ou hipoventilação. Consequentemente, o CO_2 fica retido no corpo e se combina com a água para formar o ácido carbônico. O excesso de CO_2 leva à acidose, e o pH cai para menos de 7,35. Se não for corrigida, é provável que a situação clínica do paciente piore e ele corra o risco de parada respiratória e cardíaca (Tabela 8.4).

Sinais clínicos

O paciente com IRT2 será tanto hipóxico quanto hipercápnico. Ver Tabela 7.2, no Capítulo 7, para sinais de hipoxemia e hipercapnia.

Capítulo 8 • Gerenciamento da Insuficiência Respiratória

Tabela 8.4 Causas da insuficiência respiratória tipo 2 (IRT2).

Causa da IRT2 (ventilação alveolar inadequada)	Exemplos
Impulso central inadequado	Efeitos de medicações (p. ex., opiáceos, lesão do tronco encefálico, traumatismo craniano)
Músculos respiratórios fracos ou cansados	Doença neuromuscular (p. ex., síndrome de Guillain-Barré, doença do neurônio motor, esclerose múltipla, distrofia muscular) Lesão medular alta IRT1 pode levar a IRT2, pois os músculos respiratórios se cansam, provocando ventilação inadequada
Caixa torácica fixa	Cifoescoliose Espondilite anquilosante Síndrome de hipoventilação de obesidade Instabilidade segmentar
Piora da incompatibilidade $\dot{V}/\dot{Q}$	Exacerbação (infecciosa) da DPOC
Área de superfície pulmonar diminuída	Exacerbação (infecciosa) de fibrose cística, bronquiectasia Pneumonia SDRA

DPOC, doença pulmonar obstrutiva crônica; *SDRA*, síndrome do desconforto respiratório agudo.

Avaliação

A prioridade para esses pacientes é reverter a retenção de CO_2 e corrigir o pH por meio do manejo clínico otimizado e da oxigenoterapia para manter a Sp_{O_2} entre 88 e 92%.

A avaliação deve procurar causas reversíveis de ventilação alveolar inadequada que possam ser melhoradas com o tratamento. Por exemplo, melhorar as trocas gasosas da paciente C, revertendo o colapso do lobo inferior esquerdo causado por tosse fraca e obstrução das vias respiratórias por retenção de secreção, melhorará a ventilação alveolar e pode reverter a IRT2.

A insuflação-exsuflação mecânica e as técnicas de tosse assistida, de posicionamento e manuais são opções de tratamento possíveis.

O paciente B tem exacerbação aguda não infecciosa da DPOC. Ele se beneficiará mais com o controle farmacológico da inflamação das vias respiratórias e da ventilação não invasiva (VNI) do que com a fisioterapia respiratória. A retenção de secreção pode ser um problema, porque as vias respiratórias estreitadas e inflamadas dificultam a mobilização das secreções. Algumas técnicas, como percussão rápida, podem piorar o broncospasmo, aumentando ainda mais o TR; portanto, recomenda-se cautela. O posicionamento para melhorar a capacidade dos músculos respiratórios e reduzir o TR pode ser útil, assim como estratégias para reduzir a hiperinsuflação dinâmica (p. ex., respiração com lábios franzidos), embora nesse estágio ele se beneficie mais com a VNI.

Controle

Lembre-se de que o objetivo do tratamento deve ser otimizar a ventilação alveolar e a adequação $\dot{V}/\dot{Q}$, ao mesmo tempo que se toma cuidado para não fadigar ainda mais os músculos respiratórios. Se o seu paciente estiver em VNI, verifique quão estável clinicamente ele está antes de removê-la para tratamento (p. ex., ele dessatura nitidamente na remoção da VNI?). Como alternativa, o fornecimento de oxigênio controlado deve ser administrado, conforme necessário, ao longo do tratamento.

Ventilação não invasiva

A VNI é o fornecimento de suporte ventilatório por meio de máscara ou dispositivo semelhante (interface) através das vias respiratórias superiores do paciente. Ela previne a hipoxia dos tecidos e controla a acidose respiratória, enquanto outro tratamento clínico funciona para reverter a causa precipitante de IRT2.

A VNI pode ser controlada por pressão, aplicando pressão positiva inspiratória nas vias respiratórias (IPAP) durante a inspiração e positiva expiratória nas vias respiratórias inferiores durante a expiração; e por volume, fornecendo um volume corrente definido, cuja pressão necessária varia de respiração para respiração. Dispositivos controlados por volume são particularmente úteis em pacientes que requerem pressões muito altas para atingir um volume corrente adequado, como na doença da parede torácica ou na hipoventilação por obesidade. No entanto, a maioria da VNI é controlada por pressão, e os volumes correntes são aumentados. Uma frequência respiratória de *backup* também é definida, com o tempo inspiratório associado, para ventilação fornecida em vez de respirações espontâneas.

- Aumento do volume corrente a cada respiração. Se a pressão for eficaz, deve melhorar o movimento da parede torácica
- Corrige a Pa_{CO_2} e o pH
- Reduz a FR
- Reduz TR e falta de ar pela eliminação de carga dos músculos inspiratórios.

Indicações para ventilação não invasiva

A VNI é usada principalmente para tratar a IR aguda ou crônica.

Contraindicações

As poucas contraindicações absolutas para VNI são: deformidade facial grave, incluindo fraturas faciais; queimaduras faciais; obstrução fixa das vias respiratórias superiores; pneumotórax não drenado; e incapacidade de proteger as vias respiratórias.

As contraindicações relativas, como secreções brônquicas em excesso, pacientes confusos e não cooperativos, escala de coma de Glasgow menor que 8 e hipotensão arterial sistólica menor que 90 mmHg, não devem impedir um ensaio de VNI por operadores experientes, em um local com nível adequado de cuidado e observação otimizada.

Não trabalhe além de sua competência. Use as diretrizes locais e não tenha medo de pedir ajuda ou uma segunda opinião. Deve haver um plano claramente documentado no caso de falha do tratamento. Se o paciente não estiver respondendo à VNI, pode ser necessário o encaminhamento precoce para a Unidade de Terapia Intensiva (UTI).

Durante a avaliação e o tratamento, é importante verificar se o paciente está recebendo ventilação adequada. Procure uma boa excursão da parede torácica. Verifique se o ajuste da máscara está correto e se a quantidade de vazamento não está muito alta. Verifique se a Sp_{O_2}-alvo está sendo atingida, mas não excedida.

Verifique a sincronia paciente-aparelho de ventilação mecânica – o aparelho responde com fluxo inspiratório ao paciente que faz um esforço inspiratório? Ele para de soprar durante a expiração? (a assincronia paciente-aparelho de ventilação mecânica geralmente ocorre por causa do ajuste inadequado da máscara e do vazamento excessivo, o que pode ser facilmente corrigido). Certifique-se de que a porta de expiração esteja desobstruída para permitir que o CO_2 seja expelido. Se o pH ou a Pa_{CO_2} não estiver respondendo à VNI, pode ser que a ventilação não seja adequada – a IPAP possivelmente precisa ser aumentada.

> O conforto é muito importante. O incômodo resultante da máscara muito apertada é causa comum de falha da VNI. A máscara abrangente deve ser usada para VNI inicial e não pode estar muito apertada. As áreas de pressão devem ser verificadas regularmente e tratadas para evitar lesões por pressão.

Conclusão

A fisioterapia é um componente-chave no controle de IR. Intervenções simples para controlar a retenção de secreção nas vias respiratórias, perda de volume pulmonar e aumento do TR podem fazer uma diferença significativa. Lembre-se de que o paciente que não está melhorando deve ser levado à atenção da equipe médica.

Referências bibliográficas

O'Driscoll, B.R. et al., 2017. BTS guideline for oxygen use in adults in healthcare and emergency settings. Thorax 72, i1–i90.

National Tracheostomy Safety Project, 2013. www.tracheostomy.org.uk.

National Institute for Health and Care Excellence, 2008. Continuous positive airway pressure for the treatment of obstructive sleep apnoea/hypopnoea syndrome. Technology appraisal guidance Nice. org.uk/guidance/ta139.

Rochwerg, B., Brochard, L., Elliott, M.W. et al., 2017. Official ERS/ATS clinical practice guidelines: noninvasive ventilation for acute respiratory failure. ERJ 50 (2), 1602426.

Capítulo 9

Tratamentos de Fisioterapia Respiratória

Alison Draper e Paul Ritson

As opções apresentadas neste capítulo irão ajudá-lo a planejar seus tratamentos. Pacientes reagem de modo diferente; portanto, você pode considerar as precauções ou contraindicações apropriadas em circunstâncias distintas. Sua prioridade deve ser tratamentos seguros e eficazes.

Ponto-chave

O âmbito da prática em que você é competente refere-se às técnicas de tratamento para as quais foi treinado. Não realize tratamentos fora do seu âmbito de prática. Você é responsável por manter e estender este âmbito; portanto, solicite exposição regular às técnicas de tratamento que precise praticar.

Respiração abdominal

Ver a seção Controle da respiração (respiração diafragmática, respiração abdominal, respiração de volume corrente relaxada).

Técnica de respiração de ciclo ativo

A técnica de respiração de ciclo ativo (ACBT, *active cycle of breathing techniques*) (Figura 9.1) é uma técnica de eliminação de secreção que consiste em um ciclo de exercícios de expansão torácica (EET) e uma técnica de expiração forçada (TEF), intercalados com o controle

FISIOTERAPIA RESPIRATÓRIA

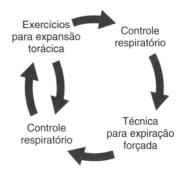

Figura 9.1 • Ciclo ativo de técnicas respiratórias.

da respiração. Os componentes individuais podem ser usados separadamente ou enfatizados dentro do ciclo, dependendo dos sintomas do paciente. É possível usá-lo em conjunto com outros tratamentos, incluindo técnicas manuais e posicionamento.

Acapella®

Ver a seção Dispositivos de pressão expiratória positiva oscilante.

Drenagem autogênica

A drenagem autogênica é uma técnica que mobiliza secreções por meio da respiração em diferentes volumes pulmonares para produzir alto fluxo de ar nas vias aéreas (Tabela 9.1). Ela precisa ser ministrada por fisioterapeutas com treinamento específico na técnica.

Não comece a ensiná-la em uma situação aguda. É possível que alguns pacientes que precisem de fisioterapia de emergência já conheçam a técnica e considerem-na útil.

Acondicionamento

Ver a seção Hiperinsuflação manual.

Tabela 9.1 Notas sobre drenagem autogênica.

	Adulto	Criança/lactente
Indicações	Retenção de secreção Ensinado especialmente para pacientes com doença pulmonar crônica	Crianças como adultos Lactentes (não aplicável)
Contraindicações	Nenhuma	Nenhuma
Precauções	Nenhuma	Nenhuma

Pressão positiva em vias aéreas em dois níveis

Ver a seção Ventilação não invasiva.

Respiração de caixa

- Estimule o paciente a sentar-se bem apoiado em uma posição confortável
- Peça que feche os olhos e respire pelo nariz contando até 4
- Peça que prenda a respiração, contando até 4, e, em seguida, expire contando até 4
- Repita pelo menos 3 vezes por 4 min ou até que ele se acalme novamente.

Controle da respiração (respiração diafragmática, respiração abdominal, respiração de volume corrente relaxada)

A respiração de volume corrente relaxada usa um esforço mínimo, e parte superior do tórax e ombros devem estar relaxados (Tabela 9.2).

- Incentive o paciente a inspirar pelo nariz (se apropriado) e expirar suavemente

Tabela 9.2 Notas sobre controle da respiração.

	Adulto	Criança/lactente
Indicações	Maior trabalho respiratório Falta de ar Padrão de respiração alterado Ataques de pânico/ansiedade Hiperventilação	Crianças como adultos Lactentes podem não cooperar (não aplicável)
Contraindicações	Nenhuma	Nenhuma
Precauções	Certifique-se de que o paciente esteja em uma posição confortável e bem apoiado (ver Posições facilitadoras) Verifique se o paciente não está contraindo ativamente os músculos abdominais – o movimento do abdome deve ser passivo	Como adulto

- Uma das mãos no abdome do paciente estimula e monitora a expansão e a retração do abdome na inspiração e na expiração. Esse movimento é reduzido em pacientes com atividade diafragmática menos eficaz
- Aja de modo mais calmo e relaxante (ver a seção Técnicas de relaxamento)
- Use o posicionamento para apoiar a cabeça, a cintura escapular e o tórax do paciente e auxiliar no relaxamento
- Ofereça muito incentivo, confiança e elogios
- Não espere resultados rápidos em pacientes com falta de ar. Em geral, eles são relutantes e/ou incapazes de mudar seu padrão de respiração rapidamente (sobretudo aqueles com doenças respiratórias crônicas)
- Não insista para que o paciente abandone os "maus" hábitos respiratórios se ele disser que está ajudando
- Não diga ao paciente para "relaxar" ou "desacelerar a respiração" – isso pode aumentar a ansiedade.

Breath-stacking ou empilhamento de ar

O *breath-stacking* é uma técnica na qual os pacientes com distúrbios neuromusculares são ensinados a respirar ao máximo, fechar a glote e, em seguida, respirar ao máximo novamente, repetindo o processo de 3 a 4 vezes antes de expirar. Para pacientes com volumes pulmonares reduzidos, essa técnica pode aumentar a capacidade inspiratória e a taxa de fluxo expiratório. Combinada com técnicas expiratórias, auxilia na desobstrução das vias aéreas. Os pacientes podem ser assistidos com o *breath-stacking* por meio de uma bolsa autoinflável, que incorpora uma válvula unidirecional.

Pressão positiva contínua nas vias aéreas

Pressão positiva contínua nas vias aéreas (CPAP) (Tabela 9.3) é fornecida durante a inspiração e a expiração, administrada a um paciente com respiração espontânea. Requer uma alta taxa de fluxo, fornecida por meio de máscara hermética, bocal (com clipe nasal), cânula de traqueostomia ou cânula traqueal (CT). Pode ser usada em sessões de tratamento ou continuamente.

- Os níveis de oxigênio e pressão devem ser definidos em conjunto com a equipe médica. Peça a ajuda de colegas apropriados
- Pacientes em CPAP geralmente requerem cuidados de alta dependência – verifique a política da instituição
- Outros tipos de tratamento, como exercícios respiratórios, podem ser usados com pacientes que estejam respirando com CPAP
- Os benefícios da CPAP perdem-se em minutos após a remoção – por isso, é possível que o paciente se interesse pela permanência. No entanto, pode ser apropriado, uma vez estabilizado, permitir que o paciente tenha curtos períodos sem a CPAP, para higiene pessoal, cuidados com a pele, alimentação ou ingestão de líquidos. Monitore a saturação de oxigênio do paciente se a máscara for removida por qualquer motivo, incluindo tosse
- A umidificação é recomendada
- A CPAP não corrige a pressão parcial de dióxido de carbono crescente (Pa_{CO_2}) em adultos, mas às vezes é eficaz em lactentes menores de 1 ano.

Tabela 9.3 Notas sobre pressão positiva contínua nas vias aéreas.

	Adulto	Criança/lactente
Indicações	Aumento do TR ou hipoxemia causada por atelectasia, redução da CRF, tórax instável, troca gasosa deficiente através da membrana basal devido a inflamação, edema pulmonar, dano crônico	Como adultos
Contraindicações	Pneumotórax não drenado Hemoptise Vômito Fraturas faciais Abordagem nasal para neurocirurgia Instabilidade do SCV PIC elevada Cirurgia digestiva alta recente TB ativa Abscesso pulmonar	Como adultos
Precauções	Pa_{CO_2} crescente Enfisema – verifique o RXT para bolhas grandes Complacência do paciente A pele ao redor da máscara pode rachar facilmente Pacientes com vias aéreas obstruídas por um tumor – podem causar aprisionamento de ar Plaquetas danificadas	Como adultos As crianças tendem a não gostar da máscara selada Observe a quantidade de CPAP – dada em excesso pode causar aumento de TR Comece com 4 cmH_2O e avalie o paciente de perto

CPAP, pressão positiva contínua nas vias aéreas; *CRF*, capacidade residual funcional; Pa_{CO_2}, pressão parcial de dióxido de carbono; *PIC*, pressão intracraniana; *RXT*, radiografia de tórax; *SCV*, sistema cardiovascular; *TB*, tuberculose; *TR*, trabalho respiratório.

Cornet (RC-Cornet®)

Ver a seção Dispositivos de pressão expiratória positiva oscilante.

Tosse

A tosse é um mecanismo reflexo ou voluntário para desobstruir as vias aéreas de secreções ou corpo estranho (Tabela 9.4). A inspiração e o fechamento eficazes da glote são necessários para gerar velocidade expiratória suficiente para criar uma tosse eficaz,

Tabela 9.4 Notas sobre tosse.

	Adulto	Criança/lactente
Indicações	Prevenções e tratamento de retenção de secreção nas vias aéreas	Crianças como adultos Lactante (não aplicável)
Contraindicações	Nenhuma	Nenhuma
Precauções	Dor – garanta analgesia adequada Broncospasmo grave – evite tosse paroxística Desencoraje a tosse desnecessária em pacientes com hemoptise significativa, sangramento de varizes esofágicas, PIC elevada (medida ou suspeita) ou sangramento cerebral recente e cirurgia ocular de grande porte Coqueluche (tosse convulsa) – tosse paroxística pode causar dessaturação e bradicardia graves	Como adultos

PIC, pressão intracraniana.

mas alguns pacientes não conseguem fazer isso. O apoio de suas mãos ou um travesseiro sobre uma incisão ou área dolorida (p. ex., costelas fraturadas) pode aumentar a eficácia.

- Assegure alívio adequado da dor antes do tratamento
- Permita que o paciente beba algo quente ou frio intermitentemente durante o tratamento, se a boca estiver seca. Para pacientes que têm restrições para comer e/ou beber, permita que usem enxaguante bucal ou chupem um cubo de gelo
- Certifique-se de que o paciente esteja bem apoiado, inclinado para a frente (se possível) ou com os joelhos dobrados em direção ao tórax
- Não insista para que ele tussa repetidamente se a tosse não for produtiva.

Tosse assistida

Use a compressão manual do diafragma para cima em substituição ao trabalho dos músculos abdominais para facilitar a tosse em pacientes com lesão da medula espinal ou doença neuromuscular (Tabela 9.5 e Figura 9.2).

- São essenciais duas pessoas para ajudar pacientes com lesão medular a tossir, para estabilizar a coluna
- Alguns cenários precisam de duas pessoas, como pacientes grandes ou com escarro tenaz
- Se estiver sozinho, coloque uma das mãos perto da lateral do tórax e a outra no lado oposto, com o antebraço apoiado nas costelas inferiores. Enquanto o paciente tosse, empurre para dentro e para cima com o antebraço, enquanto estabiliza o tórax com as mãos. Ou ainda coloque ambas as mãos na parte inferior do tórax, com os cotovelos estendidos, e empurre para dentro e para cima com ambos os braços
- Tenha o cuidado de sincronizar a assistência com a tentativa de tosse do paciente
- Libere a pressão assim que a tosse passar
- Os pacientes que precisam dessa ajuda a longo prazo podem ter desenvolvido sua própria "versão" eficaz do procedimento.

Tabela 9.5 Notas sobre tosse assistida.

	Adulto	Criança/lactente
Indicações	Prevenção e tratamento de retenção de secreção nas vias aéreas	Crianças como adultos Útil em crianças com doenças neuromusculares degenerativas (p. ex., distrofia muscular de Duchenne) Lactentes (não aplicável)
Contraindicações	Deve-se evitar pressão no abdome Deve-se evitar pressão direta sobre fraturas de costela de lesões/incisões da parede torácica	Como adultos
Precauções	Imediatamente após cirurgias, sobretudo a abdominal superior, a ocular e a cardiotorácica Íleo paralítico Fraturas de costela Pressão intracraniana elevada Pneumotórax não drenado Osteoporose Dor Coluna instável – um apoio apropriado deve ser usado para conter qualquer movimento	Como adultos

Dispositivo para tosse

Ver a seção Insuflação/exsuflação manual.

Estimulação da tosse/massagem traqueal

Esse procedimento é altamente controverso; portanto, use apenas se for uma prática que tenha sua confiança.

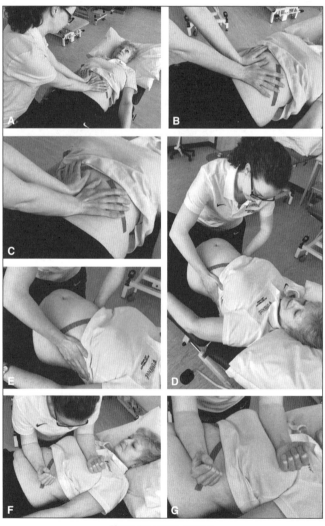

Figura 9.2 • Tosse assistida.

Exercícios de respiração profunda

Ver a seção Expansão torácica.

Respiração diafragmática

Ver a seção Controle da respiração.

Flutter

Ver a seção Dispositivos de pressão expiratória positiva oscilante.

Técnica da expiração forçada (bufar)

É uma técnica que consiste em uma expiração suave mas forçada pela boca aberta, seguida de uma inspiração, que visa movimentar as secreções pulmonares mais centralmente (Tabela 9.6). A duração da inspiração determina o nível em que ocorre a eliminação de escarro.

- Certifique-se de que o paciente compreenda como executar a técnica com eficácia

Tabela 9.6 Notas sobre técnica da expiração forçada.

	Adulto	Criança/lactente
Indicações	Retenção de secreção	Criança como adulto Lactentes (não aplicável)
Contraindicações	Nenhuma	Nenhuma
Precauções	Broncospasmo	Como adulto

- Use analogias, como "embaçar um espelho", para ajudar na sua explicação
- Incentive o paciente a bufar com um volume pulmonar baixo, ou seja, depois de "uma pequena inspiração" ou "meia inspiração", para mobilizar secreções nas vias aéreas mais distais
- Incentive-o a bufar depois de inspirar volumes pulmonares maiores, ou seja, após "uma inspiração profunda", para mobilizar as secreções das vias aéreas mais proximais
- Usar diferentes volumes pulmonares pode ajudar o paciente com produção excessiva de secreção
- O paciente deve bufar longamente de modo a limpar as secreções – não deve ser curto, como um pigarro, nem muito longo (pode levar à tosse paroxística)
- Ele deve intercalar o bufar com controle de respiração
- Pode ser difícil ensinar esta técnica. Tente usar um bocal de pico de fluxo ou, para crianças, brinquedos de soprar.

Drenagem assistida por gravidade

Ver a seção Posicionamento: drenagem assistida por gravidade (drenagem postural).

Cânula nasal de alto fluxo

A cânula nasal de alto fluxo (CNAF) (Tabela 9.7) é um dispositivo que fornece até 70 ℓ de gás por minuto via cânula nasal para adultos, lactentes e crianças. Para torná-lo tolerável, são necessários aquecimento e umidificação. O fluxo e a fração inspirada de oxigênio (F_{IO_2}) precisam ser prescritos pelo médico.

Bufar

Ver a seção Técnica da expiração forçada (bufar).

Tabela 9.7 Cânula nasal de alto fluxo.

	Adulto	Criança/lactente
Indicações	Maior trabalho respiratório Alta necessidade de oxigênio Má tolerância à máscara facial Pacientes que possam se beneficiar de secreções de limpeza de umidade/assistência	Como adulto
Contraindicações	Traumatismo maxilofacial Obstrução nasal completa Fratura basal do crânio Pneumotórax não drenado	Como adulto
Precauções	Certifique-se de que o fluxo não seja muito grande para o paciente Não deve haver expiração forçada se o fluxo for apropriado	Como adulto Comece com um fluxo de 2 ℓ por quilo (peso corporal) e padronize adequadamente

Umidificação

Trata-se do vapor de água inalado ou aerossol administrado por máscara (Tabela 9.8).

- Há muitos tipos diferentes de equipamento disponíveis; familiarize-se com o que sua instituição usa
- O vapor de água pode estar frio ou aquecido
- Um tubo de diâmetro largo (21 mm) e uma máscara são essenciais para a aplicação eficaz
- Dê tempo à umidificação para que seja eficaz. Se iniciar a umidificação como parte de seu tratamento, aguarde de 10 a 15 min antes de (re)iniciar as técnicas de mobilização e eliminação de secreção das vias aéreas
- O ar frio soprado na tubulação de umidificação aquecida, vindo de ventiladores ou janelas abertas, faz a água se acumular na tubulação – ela deve ser esvaziada regularmente
- As unidades de umidificação não devem ser desligadas e depois reutilizadas, pois podem se tornar um risco de infecção

- Uma alternativa é considerar nebulizadores de solução salina regulares prescritos (geralmente 5 mℓ de solução salina a 0,9%) e hidratação sistêmica adequada. Use umidificação somente se estes não forem eficazes.

Tabela 9.8 Notas sobre umidificação.

	Adulto	Criança/lactente
Indicações	Retenção de escarro, principalmente secreções pegajosas e espessas, dificuldade em expectorar, boca seca Pacientes que precisam de oxigênio contínuo (gás seco) Pacientes que estejam respirando através da cânula intratraqueal/de traqueostomia (o mecanismo de aquecimento natural das passagens nasais é por *bypass*)	Como adulto
Contraindicações	Nenhuma	Nenhuma
Precauções	Pacientes com tendência a broncospasmo podem reagir à nebulização de água. Use soro fisiológico se necessário – isso reduz a vida útil da unidade de umidificação, pois o soro fisiológico se cristaliza Queimaduras nas vias aéreas/faciais se a umidificação aquecida não for monitorada (todos os equipamentos devem ter medidores de temperatura e alarmes) Pode exacerbar a sobrecarga de fluidos em condições cardíacas	Administrada via *head box* em lactentes e máscara em crianças

Salina hipertônica

Ver a seção Solução salina hipertônica nebulizada ou mucolíticos.

Inspirômetro de incentivo

O inspirômetro de incentivo é um dispositivo que fornece retorno visual sobre o desempenho de uma inspiração lenta e profunda (Tabela 9.9). Entretanto, existem poucas evidências na literatura para seu uso.

- O paciente deve ser capaz de lembrar como usar o dispositivo na sua ausência; portanto, dê instruções claras
- Peça ao paciente para adotar uma posição que facilite a respiração profunda (ver seção Posicionamento para aumentar o volume pulmonar)
- Esteja ciente de que os pacientes aprendem rapidamente a trapacear – certifique-se de que o que você esteja vendo é produzido por uma inspiração lenta e profunda
- Inútil se o paciente estiver sem fôlego
- Não use em pacientes que requeiram uma alta concentração de oxigênio por máscara.

Tabela 9.9 Notas sobre inspirômetro de incentivo.

	Adulto	Criança/lactente
Indicações	Perda de volume. Pode ser útil para pacientes com dificuldade em compreender o conceito de exercícios de expansão torácica	Crianças como adultos. Uso limitado para crianças mais velhas. Lactentes (não aplicável)
Contraindicações	Nenhuma	Nenhuma
Precauções	Nenhuma	Nenhuma

Escarro induzido

Ver a seção Solução salina hipertônica nebulizada ou mucolíticos.

Treinamento muscular inspiratório

O treinamento muscular inspiratório (TMI) é um dispositivo que fornece resistência à inspiração, aumentando a carga e fortalecendo os músculos inspiratórios. Pode-se prescrever um regime relacionado a 1 repetição máxima (1RM) do paciente, mas isso não é adequado se ele tiver indisposição aguda. Considere o uso quando o paciente estiver gravemente sem condicionamento, com fraqueza dos músculos respiratórios, como aquele que está se recuperando de ventilação mecânica prolongada.

Respiração com pressão positiva intermitente

A respiração com pressão positiva intermitente (RPPI) é um tratamento intermitente que fornece pressão positiva apenas na inspiração para aumentar a expansão pulmonar e apoiar a ação dos músculos respiratórios (Tabela 9.10). As respirações são fornecidas pelo bocal ou máscara facial e acionadas pelo esforço inspiratório do paciente. As antigas máquinas (RPPI) para "BIRD"

Tabela 9.10 Notas sobre respiração com pressão positiva intermitente.

	Adulto	Criança/lactente
Indicações	Aumento do TR, retenção de escarro e baixo volume corrente, particularmente em pacientes fracos ou cansados	Como adultos Crianças com mais de 6 anos parecem ser capazes de colaborar

(continua)

Tabela 9.10 Notas sobre respiração com pressão positiva intermitente. *(continuação)*

	Adulto	Criança/lactente
Contraindicações	Pneumotórax não drenado Hemoptise Vômito de sangue (hematêmese) Fraturas faciais, abordagem nasal para neurocirurgia Instabilidade do SCV PIC elevado Cirurgia recente de pulmão/GI superior TB ativa Abscesso pulmonar	Como adultos
Precauções	Enfisema – verifique RXT para bolhas Pacientes com vias aéreas obstruídas por um tumor – podem causar aprisionamento de ar Plaquetas danificadas	Como adultos

GI, gastrintestinal; *PIC*, pressão intracraniana; *RXT*, raios X de tórax; *SCV*, sistema cardiovascular; *TB*, tuberculose; *TR*, trabalho respiratório.

estão sendo desativadas. Dispositivos de insuflação/exsuflação manual podem fornecer um efeito semelhante à RPPI. A solução de problemas é a mesma.

Dicas úteis

- Posicione o paciente com o pulmão afetado voltado para cima ou em uma posição que facilite a respiração profunda (ver seção Posicionamento para aumentar o volume pulmonar)

- Configurações de adulto para RPPI, quando controles numerados estiverem presentes:
  - Sensibilidade – mantenha baixa, a menos que a máquina pareça estar disparando com muita facilidade
  - Taxa de fluxo – comece na faixa intermediária. Se o paciente estiver muito sem fôlego, comece com um fluxo alto e esteja preparado para ajustá-lo, até que a inspiração seja rápida o suficiente para o paciente
  - Pressão – comece em 10 cmH$_2$O e procure aumentar de acordo com a resposta do paciente durante o tratamento
- NÃO use em crianças que não sejam obedientes ou tenham menos de 5 anos. Sugira pressões iniciais: 10 cmH$_2$O e aumente para 20 a 25 cmH$_2$O no máximo
- Procure garantir que, após o acionamento da máquina, o restante da fase inspiratória seja passiva; o paciente precisa deixar a máquina fazer o trabalho durante a inspiração
- Certifique-se de que a pressão definida seja alcançada na inspiração total. Se a pressão oscila acima do nível definido, significa que o paciente está soprando na máquina – ela desligará cedo e as pressões definidas não serão transmitidas aos pulmões
- Use solução salina a 0,9% se a máquina tiver um nebulizador
- Uma vedação eficaz é essencial. Ela pode ser obtida por meio de vedação hermética com a máscara facial (certifique-se de que a cabeça esteja apoiada para que você possa segurar a máscara com segurança no lugar), um bocal apertado no nariz ou um clipe nasal
- Use por curtos períodos (p. ex., 10 min a cada hora). Não administre ao paciente mais do que quatro a oito respirações consecutivas. Se a equipe de enfermagem for auxiliar nesta terapia, certifique-se de que eles estejam familiarizados com o equipamento, o risco de pneumotórax e que não alterem as configurações realizadas pelo fisioterapeuta
- Não permita que o paciente use a máquina sem supervisão, a menos que você tenha certeza de que ele possa usá-la com eficácia
- Se os procedimentos estiverem dando errado e você perder a confiança no equipamento, leve a máquina embora, use um circuito limpo e experimente-o em si mesmo para resolver os problemas. Volte para o paciente e comece de novo.

Respiração costal lateral

Ver a seção Expansão torácica.

Bolsa autoinflável

Ver a seção *Breath-stacking* ou empilhamento de ar.

Hiperinsuflação manual

Trata-se de respirações profundas administradas manualmente a um paciente ventilado mecanicamente por meio de uma bolsa autoinflável, comumente chamada de *bagging* ou hiperinsuflação manual (HM) (Tabela 9.11). A inspiração profunda e lenta recruta ventilação colateral, expande áreas de atelectasia e melhora a gasometria arterial (GA). A retenção inspiratória na

Tabela 9.11 Notas sobre hiperinsuflação manual.

	Adulto	Criança/lactente
Indicações	Pacientes intubados com atelectasia ou hipoxia por retenção de secreção nas vias aéreas	Como adultos
Contraindicações	Pneumotórax não drenado Instabilidade/arritmias do SCV PA sistólica < 80 mmHg Broncospasmo grave Pressão máxima das vias aéreas > 40 cmH$_2$O quando ventilado mecanicamente Alta exigência de PEEP > 15 cmH$_2$O Hemoptise inexplicada PIC elevada acima dos limites definidos	Como adultos PA sistólica < 55 mmHg (lactentes) ou < 75 mmHg (crianças com mais de 2 anos)

(continua)

Tabela 9.11 Notas sobre hiperinsuflação manual. (continuação)

	Adulto	Criança/lactente
Precauções	Use um manômetro para monitorar as pressões de pico, se disponível. Não exceda a pressão de 40 cmH$_2$O PEEP > 10 cmH$_2$O – ventilar por bolsa apenas se necessário. Use a válvula PEEP durante a ventilação por bolsa se o paciente for dependente de PEEP Pneumotórax drenado Cirurgia pulmonar recente (nos últimos 14 dias) Arritmias ou PA instável Em 100% O$_2$ (FI$_{O_2}$ 1) – a desconexão do ventilador pode causar dessaturação repentina Observe o monitor para mudanças na FC ou na PA Impulso respiratório reduzido – mistura de ar/oxigênio pode ser preferível PIC elevada dentro dos limites definidos	Oscilação de alta frequência – deixe o ventilador no máximo possível PA instável Monitore o volume e a pressão de pico à medida que o pneumotórax acontece facilmente PIC elevada dentro dos limites definidos

FC, frequência cardíaca; *FI$_{O_2}$*, fração de oxigênio inspirado; *PEEP*, pressão expiratória final positiva; *PIC*, pressão intracraniana; *PS*, pressão sanguínea; *SCV*, sistema cardiovascular.

inspiração total promove ainda mais a expansão pulmonar (não é útil em pacientes com tendência a aprisionamento de ar, como enfisema). A liberação expiratória rápida imita a TEF e pode estimular a tosse. É possível manter a pressão expiratória final positiva (PEEP), realizada manualmente ou por meio de uma válvula PEEP.

- Algumas Unidades de Terapia Intensiva (UTIs) têm uma política de usar contenções e suspiros inspiratórios fornecidos pelo aparelho de ventilação mecânica (VM) ou hiperinsuflação usando o aparelho em vez de HM. Verifique a política da instituição antes de agir

- Use uma bolsa de 2 ℓ para adultos, uma bolsa de 1 ℓ para crianças e uma bolsa aberta na extremidade de 500 mℓ para lactentes
- Não ventile por bolsa uma criança se você for inexperiente com essa faixa etária. As bolsas pediátricas têm uma válvula de extremidade aberta, e essa técnica precisa de prática para se obter ventilação por bolsa segura e eficaz
- Use um manômetro no circuito. Para crianças, forneça aproximadamente 10% acima da configuração do aparelho de VM – pressão inspiratória positiva (PIP)/PEEP
- Se você não estiver confiante em relação à técnica, peça ao enfermeiro que auxilie com a ventilação por bolsa, enquanto realiza as técnicas de fisioterapia; isso é perfeitamente apropriado
- Se possível, posicione o paciente com a área de atelectasia ou retenção de escarro para cima. Deitar-se de lado geralmente é a posição mais apropriada, mas nem sempre é possível
- Observe o tórax do paciente para avaliar a expansão pulmonar
- Coordene o procedimento com a própria respiração do paciente, se ele puder cooperar
- Pare quando as secreções forem ouvidas
- Procure imitar o ACBT com não mais do que três ou quatro hiperinsuflações em sucessão; não administre mais do que oito
- Não continue se o paciente ficar angustiado, a pressão arterial sistólica cair abaixo de 80 mmHg (55 mmHg em lactentes e 75 mmHg em crianças com mais de 2 anos), desenvolver arritmias ou a pressão intracraniana (PIC) aumentar além dos limites estabelecidos pelo neurocirurgião ou intensivista para aquele paciente.

Insuflação/exsuflação manual (tosse assistida, *clearway*)

É um dispositivo para auxiliar o esforço de tosse por meio de respiração com pressão positiva, seguida por rápida mudança para pressão negativa (Tabela 9.12). É mais eficaz em pacientes com tosse deficiente devido à fraqueza neuromuscular. No entanto, seu uso está crescendo entre outros grupos de pacientes. Pode ser adaptado para uso como RPPI (ver seção Respiração com pressão positiva intermitente).

Tabela 9.12 Notas sobre insuflação/exsuflação manual (tosse assistida, *clearway*).

	Adulto	Criança/lactentes
Indicações	Prevenção e tratamento de retenção de secreção nas vias aéreas	Crianças como adultos Lactentes (não aplicável)
Contraindicações	Pneumotórax não drenado	Como adultos
Precauções	Dependência de oxigênio; retenção de oxigênio no circuito respiratório Não incentive o uso na configuração de plantão se você não estiver totalmente treinado e confiante Broncospasmo	Como adultos

- O medo, a dor e a técnica inadequada resultam em assincronia com a máquina e em tratamento ineficaz
- Uma vedação hermética é essencial – use máscara facial, bocal com clipe nasal ou suporte de cateter para traqueostomia ou pacientes intubados; tossir é mais fácil com a máscara
- Você precisa sincronizar a inspiração e a expiração com o paciente, ou o modo automático pode ser usado; estabeleça de acordo com o que paciente achar mais confortável
- Instrua o paciente a tossir quando a expiração começar. Ele também pode precisar de algumas inspirações após a tosse para se recuperar
- Comece com uma pressão inspiratória baixa (p. ex., 10 cmH$_2$O) e aumente gradualmente a pressão para conseguir uma respiração profunda com o paciente. Se estiver em ventilação não invasiva (VNI), inicie no nível configurado no aparelho de VM; inicialmente, mantenha as pressões inspiratória e expiratória iguais. Em seguida, aumente a pressão expiratória se o paciente precisar de uma "tosse" mais forte. Recomenda-se uma pressão inspiratória máxima de 40 cmH$_2$O, mas verifique a política institucional
- Você pode combinar essa técnica com técnicas manuais e tosse assistida.

Técnicas manuais

Ver a seção Percussão.

Mobilização

Na situação aguda, o paciente pode não estar bem o suficiente para se mobilizar e é necessário ajudá-lo a se mover para colocá-lo em uma posição mais apropriada para o tratamento (Tabela 9.13). Qualquer atividade que exija esforço físico pode induzir respiração espontânea profunda, e aumentos associados

Tabela 9.13 Notas sobre mobilização.

	Adulto	Criança/lactente
Indicações	Retenção de secreção nas vias aéreas Perda de volume pulmonar Limitado a pacientes anteriormente móveis	Crianças como adultos Uma criança pode precisar de ajuda para se mobilizar Lactentes – certifique-se de que o lactente consiga rolar e se mover no berço – **isso também é mobilizar o paciente**!
Contraindicações	Instabilidade do SCV PA baixa, arritmia séria	Como adulto
Precauções	Gotejamentos, drenos e cateteres Garanta o controle da dor Siga os protocolos locais para pacientes com analgesia peridural ou cirurgia pós-ortopédica, plástica e vascular	Como adulto

PA, pressão arterial; *SCV*, sistema cardiovascular.

nas taxas de fluxo expiratório podem ajudar a liberar as secreções. Também é possível provocar tosse e ajudar a aumentar a força dos músculos respiratórios.

- Certifique-se de ter ajuda suficiente antes de tentar tirar um paciente da cama
- Trabalhe com o paciente, permitindo que ele auxilie na manobra o máximo possível
- Uma criança com dor relutará em se mobilizar; garanta analgesia adequada e use seu poder de persuasão!

Solução salina hipertônica nebulizada ou mucolíticos

A solução salina hipertônica nebulizada (solução de cloreto de sódio ≤ 7%) hidrata o trajeto mucociliar, reduzindo potencialmente a viscosidade da secreção e auxiliando na eliminação do escarro em pacientes com doença crônica das vias aéreas (Tabela 9.14). Os mucolíticos podem ser nebulizados (p. ex., N-acetilcisteína, DNAse) ou administrados por via oral (carbocisteína); ambos mudam a reologia do muco, tornando-o menos espesso e mais fácil de expectorar. Todos precisam de receita médica.

Tabela 9.14 Notas sobre solução salina hipertônica.

	Adulto	Criança/lactente
Indicações	Retenção de secreção nas vias aéreas	
Contraindicações	Monitore de perto os pacientes com hemoptise	Como adulto
Precauções	Pode causar broncospasmo A solução salina hipertônica não deve ser misturada com quaisquer outros medicamentos Evite administrar outro medicamento inalado imediatamente antes	Como adulto

A solução salina hipertônica nebulizada pode ser usada para facilitar a produção de uma amostra de escarro para análise quando não for possível por outros métodos de desobstrução das vias aéreas (indução de escarro/escarro induzido). Verifique a política da sua instituição e obtenha o treinamento apropriado.

Facilitação neurofisiológica da respiração

O uso de estímulos proprioceptivos e táteis para produzir uma resposta respiratória reflexa em pacientes inconscientes para melhorar a atividade ventilatória.

Ventilação não invasiva

A VNI (Tabela 9.15) fornece suporte ventilatório por meio de uma interface de ajuste justo (bocal, coxins nasais, máscara facial ou nasal). O objetivo do tratamento é aumentar o volume minuto (volume corrente × frequência respiratória [FR]) e, assim, estabilizar ou reduzir a Pa_{CO_2}. Nos ventiladores modernos, isso é obtido pela aplicação de pressões variáveis ao longo do ciclo respiratório. A pressão inspiratória positiva nas vias aéreas é maior do que a expiratória. A diferença de pressão impulsiona a ventilação. A diferença das máquinas recentes para algumas mais antigas é o volume corrente fornecido. Existem alguns aparelhos de VM modernos que combinam os dois sistemas para garantir determinado nível de suporte.

Dicas úteis

- A decisão de usar VNI e a escolha dos ambientes devem ser sempre feitas com a equipe multiprofissional
- Apresente o tratamento ao paciente lentamente e certifique-se de que a máscara esteja confortável
- Permita que o paciente pratique algumas respirações enquanto segura a máscara no lugar, sem prender as tiras
- O paciente deve ser capaz de manter a boca fechada com a máscara nasal
- Ouça as preocupações do paciente; alguns são menos adequados para VNI e devem ser avaliados individualmente

- A VNI deve ser usada em UTI/unidades de alta dependência ou ambientes especializados em tratamento respiratório para pacientes com mal-estar agudo – verifique a política da instituição.

Dispositivos de pressão expiratória positiva oscilante

- Acapella® (Figura 9.3 A)
- AerobiKA® (Figura 9.3 B)
- Turboforte®/PARI O-PEP/*Flutter*® (Figura 9.3 C)
- RC-Cornet® (Figura 9.3 D)
- *Bubble PEP* (Figura 9.3 E).

Tabela 9.15 Notas sobre ventilação não invasiva.

	Adulto	Criança/lactente
Indicações	TR aumentado causando insuficiência ventilatória, ou seja, aumento de CO_2, fadiga, distúrbios neuromusculares	Como adultos
Contraindicações	Pneumotórax não drenado Hemoptise Vômito de sangue (hematêmese) Fraturas faciais Instabilidade do SCV PIC elevada Cirurgia digestiva alta recente TB ativa Abscesso pulmonar	Como adultos
Precauções	Enfisema – verifique RXT quanto a bolhas Complacência do paciente A pele ao redor da máscara pode rachar facilmente Pacientes com vias aéreas obstruídas por um tumor – podem causar aprisionamento de ar	Como adultos As crianças podem não gostar da máscara selada

PIC, pressão intracraniana; *RXT*, raios X do tórax; *SCV*, sistema cardiovascular; *TB*, tuberculose; *TR*, trabalho respiratório.

Capítulo 9 • Tratamentos de Fisioterapia Respiratória

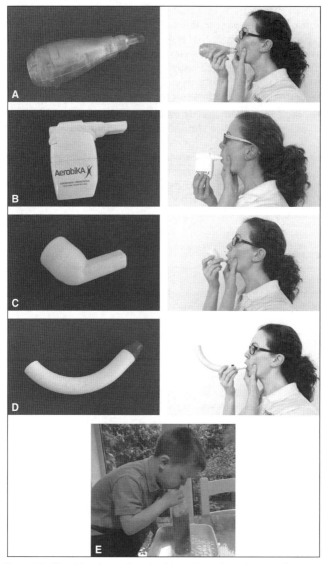

Figura 9.3 • Dispositivos de pressão expiratória positiva oscilante. **A.** Acapella®. **B.** AerobiKA®. **C.** *Flutter*. **D.** RC-Cornet®. **E.** *Bubble PEP*.

São dispositivos que podem ser usados sozinhos ou com outras técnicas para mobilizar/eliminar secreções retidas. A expiração pelo dispositivo resulta em pressão expiratória positiva (PEP) e vibração nas vias aéreas para liberar as secreções (Tabela 9.16). Considere o uso em uma situação aguda se você estiver familiarizado com esses dispositivos e se eles forem usados regularmente em sua instituição.

- Não é um tratamento de emergência de primeira linha, mas os pacientes podem continuar a usar o dispositivo se tiverem um e acharem útil
- O próprio paciente segura o dispositivo; certifique-se de que ele mantenha vedação hermética
- O tempo de tratamento é de 5 a 15 min e intercalado com TEF
- Ajuste o ângulo do Turboforte®/PARI O-PEP/*Flutter*® para atingir a oscilação máxima.

Sobrepressão

É uma pressão manual aplicada à caixa torácica no fim da expiração e liberada rapidamente para estimular a inspiração. Considere cuidadosamente antes de usar em pacientes com traumatismo torácico/pós-cirurgia e costelas frágeis (p. ex., osteoporose).

Tabela 9.16 Notas sobre dispositivos de pressão expiratória positiva oscilante.

	Adulto	Criança/lactente
Indicações	Retenção de secreção nas vias aéreas	Criança como adulto Lactentes (não aplicável)
Precauções	Nenhuma	Crianças mais novas podem não gostar de máscara selada
Contraindicações	Nenhuma	Nenhuma

Oxigenoterapia

Trata-se do fornecimento de oxigênio em uma concentração mais alta do que no ar ambiente, entre 24 e 100%. Administre a dose mínima necessária para ter o efeito desejado, porque o oxigênio é tóxico se administrado desnecessariamente em altas concentrações por um período prolongado (Tabela 9.17).

Deve ser prescrita para adultos com Sp_{O_2}-alvo. Administre conforme necessário, sem prescrição, em pediatria (a menos que haja uma lesão cardíaca por persistência de ducto subjacente). Mudanças na dose (exceto na pré-oxigenação para sucção) devem ser discutidas com a equipe médica.

- Certifique-se de que a umidificação adequada seja fornecida com altas concentrações e uso contínuo
- Todos os pacientes com traqueostomia e laringectomia que necessitem de oxigênio devem ser umidificados.

Percussão

Bater com as mãos em concha, de maneira rítmica, no tórax do paciente ajuda na eliminação da secreção (Tabela 9.18).

Tabela 9.17 Notas sobre oxigenoterapia.

	Adulto	Criança/lactente
Indicações	Hipoxemia Antes e depois da sucção	Como adulto
Contraindicações	Nenhuma	Lesões cardíacas por persistência de ducto – siga os protocolos locais
Precauções	Pacientes com DPOC hipercápnica que podem ser dependentes de hipoxemia para o impulso respiratório – use GA para avaliar	Lembre-se de umidificação via máscara ou CNAF se > 2 ℓ/min

CNAF, cânula nasal de alto fluxo; *DPOC*, doença pulmonar obstrutiva crônica; *GA*, gasometria arterial.

Tabela 9.18 Notas sobre percussão.

	Adulto	Criança/lactente
Indicações	Retenção de secreção das vias aéreas	Como adulto
Contraindicações	Diretamente sobre fratura de costela Diretamente sobre uma incisão cirúrgica ou enxerto Hemoptise Osteoporose grave Hipoxia – a percussão pode exacerbar a hipoxia	Como adulto
Precauções	Hipoxemia profunda Broncospasmo, dor Osteoporose, metástases ósseas Perto de drenos de tórax	Lactente – certifique-se de que a cabeça esteja apoiada

- Para adultos e crianças mais velhas, use em conjunto com EET
- Limpe a área com uma toalha dobrada e use uma boa técnica – o conforto do paciente é importante.

Posicionamento: drenagem assistida por gravidade (drenagem postural)

Posições que usam a gravidade para drenar as secreções retidas (Tabelas 9.19 e 9.20).

Tabela 9.19 Notas sobre drenagem assistida por gravidade.

	Adulto	Criança/lactente
Indicações	Retenção de secreção nas vias aéreas, particularmente se localizada em um segmento ou lobo pulmonar	Como adulto

(continua)

Tabela 9.19 Notas sobre drenagem assistida por gravidade. (*continuação*)

	Adulto	Criança/lactente
Contraindicações para a posição de cabeça baixa	Hipertensão Dispneia grave Cirurgia recente Hemoptise grave Sangramento no nariz Gravidez avançada Hérnia de hiato Insuficiência cardíaca Edema cerebral Aneurisma de aorta Traumatismo/cirurgia de cabeça ou pescoço Ventilação mecânica	Como adulto
Precauções	Paralisia/fraqueza diafragmática	A posição de cabeça baixa pode causar refluxo, vômito e aspiração e imobiliza o diafragma, reduzindo a eficácia respiratória

Dicas úteis

- Não use a inclinação da cabeça para baixo imediatamente após as refeições/alimentação ou se houver alguma contraindicação
- A posição deve ser mantida por aproximadamente 10 min
- A posição pode ser modificada para deitar o paciente de lado (pulmão afetado para cima), com ou sem inclinação da cabeça para baixo para secreções generalizadas
- Drene primeiro a área mais afetada
- A maioria das camas de hospital tem uma trava na parte inferior da cama ou um interruptor elétrico para inclinar a cama
- A drenagem postural pode resultar em incompatibilidade ventilação/perfusão ($\dot{V}/\dot{Q}$), especialmente em crianças. Discuta isso com a equipe médica e adapte a posição ou aumente o oxigênio temporariamente.

Tabela 9.20 Posições para drenagem assistida por gravidade.

Lobo	Segmento	Posição
Lobo superior	Brônquio apical Brônquio posterior direito Brônquio posterior esquerdo Brônquio anterior	Sentado ereto Deitado horizontalmente do lado esquerdo, a 45° em relação ao rosto, apoiado em um travesseiro e com outro apoiando a cabeça Deitado do lado direito, virado a 45° para o rosto, com três travesseiros dispostos de modo a levantar os ombros a 30 cm da horizontal Deitado em decúbito dorsal com os joelhos flexionados
Língula	Brônquios superior e inferior	Deitado em decúbito dorsal, com o corpo virado a um quarto para a direita e mantido por travesseiros sob o lado esquerdo, do ombro ao quadril. O tórax está inclinado para baixo em um ângulo de 15°
Lobo médio	Brônquio lateral Brônquio medial	Deitado em decúbito dorsal com o corpo virado a um quarto para a esquerda e mantido por travesseiros sob o lado direito, do ombro ao quadril. O tórax está inclinado para baixo em um ângulo de 15°
Lobo inferior	Brônquio basal apical Brônquio basal anterior Brônquio basal médio Brônquio basal lateral Brônquio basal posterior	Deitado de bruços, com um travesseiro sob o abdome Deitado em decúbito dorsal, com os joelhos flexionados e o tórax inclinado para baixo em um ângulo de 20° Deitado sobre o lado direito, com o tórax inclinado para baixo em um ângulo de 20° Deitado sobre o lado esquerdo, com o tórax inclinado para baixo em um ângulo de 20° Deitado de bruços, com um travesseiro sob os quadris e o tórax inclinado para baixo em um ângulo de 20°

Posicionamento para aumentar o volume pulmonar

Trata-se de um posicionamento de pacientes com respiração espontânea para facilitar a inspiração máxima e melhorar a capacidade residual funcional (CRF) (Tabela 9.21). Use a posição mais vertical que o paciente puder tolerar (p. ex., em pé ou sentado ereto); caso contrário, deitar de lado é aceitável.

- Obtenha toda a ajuda necessária para mover o paciente com segurança.

Posicionamento: posições facilitadoras

Posicionamento bem apoiado de pacientes com respiração espontânea para estimular o relaxamento da parte superior do tórax e dos ombros e "liberar" o diafragma (Figura 9.4 e Tabela 9.22).

Posicionamento: pronação

Pacientes ventilados mecanicamente, com hipoxia profunda, podem ser colocados na posição prona para auxiliar no recrutamento alveolar, e a fisioterapia respiratória é possível, se

Tabela 9.21 Notas sobre posicionamento para aumentar o volume pulmonar.

	Adulto	Criança/lactente
Indicações	Perda de volume, ou seja, má expansão devido a dor, medo da dor, imobilidade	Como adulto
Contraindicações	Instabilidade do sistema cardiovascular Fratura instável da coluna vertebral Lesão instável da cabeça	Como adulto
Precauções	Proceda lentamente se o paciente ficar em pé pela primeira vez após um período de repouso na cama	Como adulto

150 FISIOTERAPIA RESPIRATÓRIA

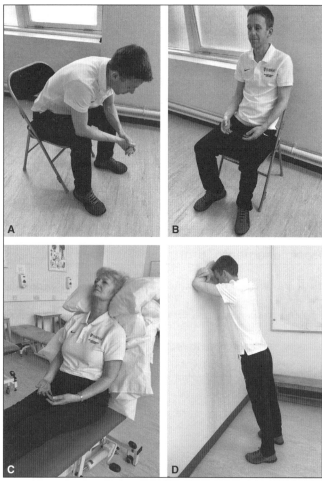

Figura 9.4 • Posições facilitadoras. **A.** Sentado e inclinado para a frente. **B.** Sentado e relaxado. **C.** Semideitado. **D.** Posição inclinada para a frente. (*continua*)

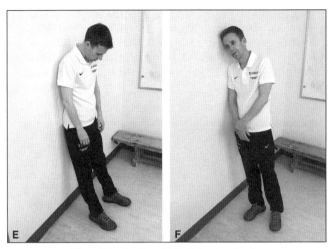

Figura 9.4 • (*continuação*) **E** e **F**. De pé e relaxado.

Tabela 9.22 Notas sobre posições facilitadoras.

	Adulto	Criança/lactente
Indicações	Maior trabalho respiratório Falta de ar em repouso e durante o exercício Ataques de ansiedade/pânico Hiperventilação	Criança como adulto Lactentes (Figura 9.5)
Contraindicações	Nenhuma	Nenhuma
Precauções	Nenhuma	Nenhuma

apropriado. A maioria dos pacientes colocados em pronação não apresenta retenção de secreção, mas requer altos níveis de PEEP e oxigênio; portanto, podem não se beneficiar de fisioterapia. Esteja ciente da necessidade de proteger os tecidos neurais e moles nessa posição. A Figura 9.5 A mostra a posição recomendada do membro superior, mas pode ser necessário modificá-la, conforme mostrado nas Figuras 9.5 B e C.

Essa posição é frequentemente aplicada em crianças devido a seu efeito positivo nas trocas gasosas. Se você usá-la, certifique-se de que o paciente seja monitorado cuidadosamente (ou seja, frequência cardíaca [FC], pressão arterial [PA], saturação de oxigênio [Sp_{O_2}] e FR), devido à ligação com a síndrome da morte súbita do lactente.

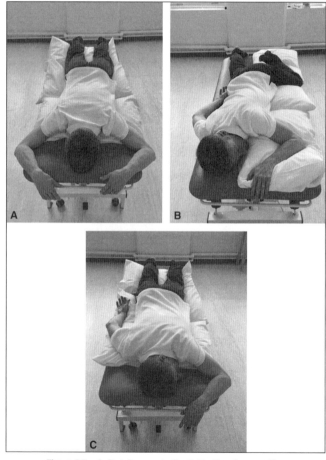

Figura 9.5 • **A.** Posição pronada. **B** e **C.** Modificações sugeridas.

Posicionamento: combinação de ventilação/perfusão

Posicionamento que maximiza a correspondência de $\dot{V}/\dot{Q}$ em pacientes com doença pulmonar unilateral (Tabela 9.23).

- Obtenha toda a ajuda necessária para mover o paciente com segurança
- Certifique-se de compreender os princípios de ventilação e perfusão antes de decidir como posicionar o paciente; as partes dependentes do pulmão são preferencialmente ventiladas e perfundidas em adultos com respiração espontânea
- Lactentes, crianças pequenas e adultos ventilados mecanicamente ventilam de preferência áreas pulmonares não dependentes, mas perfundem regiões dependentes; é difícil combinar ventilação e perfusão nesses pacientes.

Tabela 9.23 Notas sobre posicionamento para combinação de ventilação/perfusão.

	Adulto	Criança/lactente
Indicações	Hipoxemia	Como adulto
Contraindicações	Instabilidade do sistema cardiovascular Fratura instável da coluna vertebral Lesão instável na cabeça	Como adulto
Precauções	Proceda lentamente se o paciente ficar em pé pela primeira vez após um período de repouso na cama	Como adulto
Ventilado	Pulmão com doença para baixo	Pulmão com doença para cima (lactente e criança pequena)
Não ventilado	Pulmão com doença para cima	Pulmão com doença para baixo (lactente e criança pequena)

Dispositivos de pressão expiratória positiva

Eles podem ser usados sozinhos ou em conjunto com outras técnicas para tratar secreções retidas (Tabela 9.24). A expiração através de máscara ou bocal resulta em PEP nas vias aéreas, que libera as secreções. Considere o uso em condições agudas se você tiver familiaridade e se eles forem usados em seu local de trabalho.

- Não é um tratamento de emergência, mas o paciente pode continuar a usá-los se sentir que ajudam
- O próprio paciente deve segurar o dispositivo e garantir a vedação hermética
- A frequência e a duração do tratamento dependem dos volumes de escarro, dispneia e fadiga
- Use com TEF frequente
- Alguns dispositivos podem incorporar o uso de um nebulizador
- Com máscara PEP e manômetro, a pressão deve estar entre 10 e 20 cmH$_2$O no meio da expiração
- Um bocal com clipe nasal pode ser usado em vez de uma máscara.

Drenagem postural

Ver Posicionamento: drenagem assistida por gravidade (drenagem postural).

Tabela 9.24 Notas sobre dispositivos de pressão expiratória positiva.

	Adulto	Criança/lactente
Indicações	Retenção de secreção nas vias aéreas	Crianças como adulto Lactentes (não aplicável)
Precauções	Nenhuma	Crianças mais novas podem não gostar de máscara selada
Contraindicações	Nenhuma	Nenhuma

Técnicas de relaxamento

Ajudam o paciente a reduzir a tensão muscular e a ansiedade, o que contribui para o aumento do trabalho respiratório (Tabela 9.25). Você precisa usar voz adequada e calma. Aconselhe sobre o posicionamento, respiração e técnicas específicas de relaxamento, como "visualização" ou "contrair/relaxar".

- Certifique-se de estar relaxado ao tentar reduzir a tensão em seu paciente!
- Posicione o paciente de modo confortável e bem apoiado – sentar-se inclinado para a frente ou deitado de lado são posições úteis se ele estiver sem fôlego (ver seção Posições facilitadoras)
- Incorpore elementos de relaxamento ao tratamento do problema respiratório
- Esteja ciente de que uma enfermaria movimentada e barulhenta não é ideal para o relaxamento.

Respiração corrente relaxada

Ver seção Controle da respiração.

Pressão torácica

A pressão torácica é usada em pacientes paralisados e consiste em compressão manual da parede torácica continuada durante a expiração, com aplicação de sobrepressão ao fim. A liberação

Tabela 9.25 Notas sobre técnicas de relaxamento.

	Adulto	Criança/lactente
Indicações	TR aumentado Falta de ar em repouso e em exercício Padrão respiratório alterado Ataques de pânico, ansiedade Hiperventilação	Crianças como adulto Lactentes (não aplicável)
Precauções	Nenhuma	Nenhuma
Contraindicações	Nenhuma	Nenhuma

TR, trabalho respiratório.

rápida incentiva a inspiração. É necessário cuidado com a força da compressão aplicada, porque o paciente não consegue relatar dor. Contraindicado para lactentes e todos os pacientes com costelas/vértebras frágeis (p. ex., osteoporose).

Nebulizador salino

Ver seção Umidificação.

Agitação

Trata-se de oscilações abruptas produzidas pelas mãos do terapeuta, que comprime e libera a parede torácica. É realizada durante os EETs, apenas na expiração, após uma inspiração profunda (Tabela 9.26).

- Não deve ser desconfortável; pergunte ao paciente.

Indução de escarro/escarro induzido

Ver seção Solução salina hipertônica nebulizada ou mucolíticos.

Tabela 9.26 Notas sobre agitação.

	Adulto	Criança/lactente
Indicações	Retenção de secreção nas vias aéreas	Como adultos
Contraindicações	Diretamente sobre fratura de costelas ou incisão cirúrgica	Crianças prematuras – causa danos cerebrais, NÃO USE
Precauções	Esteroides orais a longo prazo/osteoporose, metástases ósseas Perto de drenos de tórax Broncospasmo grave Fraturas de costela	Lactente – certifique-se de que a cabeça esteja apoiada

Sucção

Aspiração intratraqueal/traqueostomia

É a remoção de secreções das vias aéreas superiores com cateter de sucção em pacientes intubados ou traqueostomizados (Tabela 9.27).

- Pré/pós-oxigenação, antes e após a aspiração, seja por hiperinsuflação manual, seja por aumento da $F_{I_{O_2}}$ basal no aparelho de VM de acordo com o protocolo da instituição
- Use cada cateter uma vez, a menos que seja usada a aspiração de sistema fechado
- Interrompa se houver desenvolvimento de arritmias ou queda de FC/PA
- Explique o procedimento ao paciente com bastante segurança.

Tabela 9.27 Notas sobre aspiração endotraqueal.

	Adulto	Criança/lactente
Indicações	Retenção de secreção em pacientes intubados Pode ser indicada por altos picos de pressão das vias aéreas com ventilação por volume controlado ou diminuição do volume corrente com ventilação com pressão controlada, ausculta, hipoxemia ou redução de Sp_{O_2} Secreções visíveis/audíveis não removidas de forma eficaz com tosse e causadoras de dificuldade respiratória Tosse fraca causada por patologia neurológica, inibição da dor ou inibição por fármacos Aspiração Volumes correntes reduzidos em pacientes ventilados Aumento das pressões de pico em pacientes ventilados	Retenção de secreção Indicada por aumento do trabalho respiratório em associação com outros sinais: Sp_{O_2}/hipoxia diminuída Deterioração dos gases sanguíneos em associação com outras indicações Aumento de FC Ausculta em associação com outras indicações
Contraindicações	Nenhuma, se indicada	Como adulto

(continua)

Tabela 9.27 Notas sobre aspiração endotraqueal. (continuação)

	Adulto	Criança/lactente
Precauções	Sp_{O_2} baixa Dependência de alto O_2 Alta necessidade de ventilação (cateteres de circuito fechado reduzem a necessidade de desconectar o paciente do aparelho de VM) Instabilidade grave do SCV Pacientes anticoagulados ou com distúrbios de coagulação Broncospasmo grave Cirurgia pulmonar esofágica recente	Como adulto

FC, frequência cardíaca; *SCV*, sistema cardiovascular; Sp_{O_2}, saturação de pulso de oxigênio; *VM*, ventilação mecânica.

Guia de tamanho do cateter de sucção:

- Criança – diâmetro interno do CT ou cânula de traqueostomia em milímetros, multiplicado por dois. Por exemplo, tamanho do tubo 3,5 mm × 2 = cateter de aspiração tamanho 7 (calibre French)
- Adulto – diâmetro interno do CT ou tubo de traqueostomia em milímetros, multiplicado por três e depois dividido por dois. Por exemplo, tamanho do tubo 8 × 3/2 = tamanho 12.

Sucção nasofaríngea/faríngea

A sucção nasofaríngea é a remoção de secreções das vias aéreas superiores por meio de cateter de aspiração introduzido pelo nariz ou boca (Tabela 9.28). Em geral, é utilizada em pacientes inconscientes/semiconscientes ou com deficiência neurológica e incapazes de eliminar as secreções com eficácia.

- Use uma via aérea para aspiração oral ou aspiração nasal frequente
- Pré-oxigene o paciente
- Posicione o paciente deitado de lado para caso ele queira vomitar
- Use uma técnica "limpa"

Tabela 9.28 Notas sobre aspiração nasofaríngea.

	Adulto	Criança/lactente
Indicações	Secreções/aspiração retidas nas vias aéreas superiores de pacientes que sejam incapazes de tossir ou têm tosse reduzida devido a fadiga, doença neurológica, inibição da dor ou inibição por fármacos	Secreções visíveis/audíveis não removidas de forma eficaz com tosse e que causem dificuldade respiratória
Tosse fraca causada por doença neurológica, inibição da dor ou inibição por fármacos/medicações
Aspiração
Contraindicações	Estridor
Fraturas de crânio
Cirurgia/lesão craniofacial	Como adulto
Hemangioma
Precauções	Alta malignidade, varizes esofágicas altas
Pacientes anticoagulados ou com distúrbios de coagulação
Instabilidade grave de SCV
Broncospasmo grave
Pneumonectomia ou esofagectomia recente – entre em contato com cirurgiões	Como adulto

SCV, sistema cardiovascular.

- Não use se o paciente necessitar de contenção física para realizar o procedimento
- Não aspire para remover o edema pulmonar, pois o edema se formará novamente
- Lembre-se de transmitir ao paciente muita confiança
- Algumas unidades inserem uma minitraqueostomia (um tubo fino azul) na traqueia se a aspiração repetida for necessária. Esse procedimento está associado a tanto risco quanto a inserção de traqueostomia formal. A minitraqueostomia não é usada na maioria das unidades pediátricas
- Tente evitar o uso de aspiração orofaríngea em lactentes, pois aumenta o risco de vômito e aspiração.

Expansão torácica (exercícios para respiração profunda e costal lateral)

É a respiração máxima seguida por expiração relaxada (Tabela 9.29). Pode ser usada em conjunto com técnicas manuais (p. ex., percussão, vibrações ou agitação) ou com retenção inspiratória e/ou inspirações curtas para aumentar a profundidade da respiração e melhorar a ventilação colateral.

- Retenção inspiratória: prende-se a respiração por alguns segundos ao fim de uma inspiração profunda
- Inspiração curta: inspira-se pelo nariz ao fim de uma inspiração profunda
- Use as mãos para dar um apoio firme às laterais da caixa torácica do paciente (acima do nível da costela 8) para monitorar o desempenho e fornecer informações sensoriais
- Use sua voz para transmitir muito incentivo
- Evite colocar as mãos diretamente sobre uma incisão ou área dolorida do tórax

Tabela 9.29 Notas sobre exercícios para expansão torácica.

	Adulto	Criança/lactente
Indicações	Má expansão devido ao colapso do pulmão Retenção de secreção ou atelectasia, dor, medo da dor ou imobilidade	Criança como adulto Lactentes (não se aplica)
Contraindicações	Nenhuma	Nenhuma
Precauções	Certifique-se de que o paciente tenha recebido analgesia adequada, se apropriado, antes de iniciar o tratamento Certifique-se de que o paciente esteja em uma posição adequada (ver seção Posicionamento para aumentar o volume pulmonar)	Como adulto

- Não peça ao paciente para fazer mais do que três ou quatro respirações profundas de cada vez (ele pode ter tontura)
- Um pacientes com falta de ar não é capaz de realizar EETs consecutivos
- Intercalar EETs com controle da respiração.

Hiperinsuflação com o aparelho de ventilação mecânica

Ver seção Hiperinsuflação manual.

Vibrações

São as oscilações finas aplicadas à parede torácica pelas mãos ou pontas dos dedos do terapeuta (em lactentes). São realizadas durante os EETs na expiração (Tabela 9.30).

- Use contato firme e direcione a força para dentro, rumo ao centro do tórax
- Execute na fase de expiração após uma inspiração profunda.

Tabela 9.30 Notas sobre vibrações.

	Adulto	Criança/lactente
Indicações	Retenção de secreção	Como adultos
Contraindicações	Diretamente sobre fratura de costela ou incisão cirúrgica Broncospasmo grave	Bebês prematuros – podem causar lesões cerebrais se a cabeça não estiver apoiada
Precauções	Esteroides orais a longo prazo/osteoporose Perto de drenos de tórax Fraturas de costela	Certifique-se de que a cabeça esteja apoiada

Leitura complementar

Hough, A., 2017. Hough's Cardiorespiratory Care. 5 ed. Elsevier, Edinburgh.
Main, E., Denehy, L., 2016. Cardiorespiratory Physiother. 5 ed. Elsevier, Edinburgh.

Capítulo 10

Trabalho em Enfermaria Cirúrgica

Valerie Ball e Jayne Anderson

Na enfermaria, seu papel é minimizar o impacto das complicações pulmonares pós-operatórias (CPPs), encorajar a mobilidade precoce (junto com os demais membros da equipe multiprofissional) e facilitar o encaminhamento do paciente a seu destino mais adequado, com base na habilidade funcional. Uma CPP pode ser infecção, insuficiência respiratória, efusão pleural, atelectasia, pneumotórax, broncospasmo, pneumonite por aspiração, pneumonia, síndrome do desconforto respiratório agudo (SDRA), traqueobronquite, edema pulmonar ou exacerbação de doenças torácicas crônicas preexistentes (Miskovic e Lumb, 2017). A incidência de CPPs está diminuindo graças a melhorias no tratamento cirúrgico, incluindo procedimentos laparoscópicos minimamente invasivos, vias de recuperação aprimorada após cirurgia (ERAS, *enhanced recovery after surgery*) que enfatizem a mobilidade precoce e, em algumas unidades, pré-reabilitação. No entanto, os principais preditores de risco ainda são idade avançada, maior duração da anestesia, imobilidade, histórico de tabagismo (sobretudo se o paciente ainda fuma ou parou recentemente) e/ou uma incisão abdominal superior ou torácica. Pacientes cirúrgicos admitidos para procedimento eletivo terão suas comorbidades otimizadas antes da internação. No entanto, aqueles admitidos como uma emergência, não – portanto, estão em maior risco de CPP.

Objetivos

Este capítulo possibilita que você:
- Compreenda o ambiente cirúrgico e as especialidades
- Avalie um paciente cirúrgico

- Reconheça problemas frequentes que possam acometer o paciente cirúrgico
- Reconheça o paciente cirúrgico com complicações e identifique os primeiros sinais de alerta de sepse
- Escolha intervenções para o paciente cirúrgico
- Compreenda as considerações para:
  - Cirurgia abdominal superior
  - Cirurgia vascular
  - Cirurgia ortopédica
  - Cirurgia plástica
  - Cirurgia de ouvido, nariz e garganta (ENT, *ears, nose and throat*) e maxilofacial, incluindo traqueostomia na enfermaria
  - Pacientes em sala de cirurgia ou de recuperação.

População cirúrgica e ambiente (Tabela 10.1)

Após procedimentos cirúrgicos extensos (p. ex., cirurgia abdominal superior), o paciente costuma ter vários anexos no período pós-operatório inicial, que incluem tubos nasogástricos, drenos de feridas, cateteres intravenosos (IV) para líquidos, cateteres centrais, cateteres urinários, medicação ou analgesia controlada pelo paciente (ACP), epidurais, nutrição parenteral total (NPT), drenos intercostais e oxigênio suplementar. Pacientes de outras especialidades cirúrgicas têm esses e outros acessórios.

Faça uma avaliação "da cabeça aos pés" para localizar todos os acessórios e minimizar o risco de deslocamento ao mover o paciente na cama ou transferir para uma cadeira.

O paciente submetido a cirurgia abdominal superior pode ficar muito fraco antes da cirurgia (p. ex., em casos de esofagectomia ou pancreatoduodenectomia). A otimização nutricional antes da cirurgia tem um impacto positivo na recuperação pós-operatória.

Avaliação de paciente cirúrgico

Descubra o tipo, o motivo, a data e a duração da cirurgia; verifique extensão da incisão, abordagem cirúrgica e possível

Tabela 10.1 Procedimentos cirúrgicos comuns por especialidade.

Especialidade cirúrgica	Exemplos de procedimentos
Colorretal	Ressecção abdominal, hemicolectomia, colectomia
Gastrintestinal superior	Esofagectomia, gastrectomia, esofagogastrectomia, pancreaticoduodenectomia
Urológica	Cistoprostatectomia, nefrectomia
Vascular	Revascularização de membro inferior (p. ex., desvio femoropoplíteo), reparo de aneurisma de aorta ou amputação de membro superior ou inferior
Ortopédica	Tratamento de fratura, cirurgia de substituição articular
Plástica	Enxerto de pele, cirurgia de retalho
ENT e maxilofacial	Traqueostomia, laringectomia, reconstrução facial

ENT, nariz, ouvido e garganta.

surgimento de complicações durante ou após a cirurgia. Lembre-se de que o paciente que retorna ao centro cirúrgico para várias operações corre mais risco de CPP.

Sistema nervoso central

- A cirurgia abdominal de grande porte está associada a altos níveis de dor. Isso afeta a função do diafragma e inibe o paciente de respirar profundamente, tossir e se mover. A analgesia adequada é vital para a avaliação e a realização de um tratamento eficaz
- Avalie o nível de consciência e a capacidade de comunicação. Houve mudanças? Verifique com a equipe de enfermagem se não estiver familiarizado com o paciente. A deterioração dos níveis de consciência, o confronto ou a confusão podem ser sinais de alerta precoce para sepse ("bandeira vermelha").

Sistema cardiovascular

- Qual é a frequência/ritmo cardíaco? Está comprometendo a pressão arterial? (ver Capítulo 2 para valores de referência)
- A hipertensão pode ser causada por:
  - Dor/ansiedade
  - Hipertensão não controlada
- A pressão arterial baixa pode ser causada por:
  - Desidratação
  - Sangramento pós-operatório
  - Analgesia peridural
  - Sepse
  - A pressão arterial sistólica superior a 100 mmHg é um sinal de alerta precoce de sepse.

Temperatura

- A pirexia maior que 38,5°C por mais de 8 horas pode ser causada por uma infecção do sistema respiratório inferior. No entanto, a cirurgia em si causa pirexia reflexa, com a temperatura aumentando e diminuindo gradualmente no período de 24 horas após a operação, o que nem sempre é causado por infecção. O paciente pode ficar brevemente hipotérmico após a cirurgia, mas a temperatura inferior a 36°C é um sinal de alerta precoce para sepse e deve ser monitorada de perto.

Bioquímica sanguínea

- O aumento na proteína C reativa (PCR) acima de 10 mg/ℓ nem sempre é indicativo de infecção após a cirurgia; pode ser um sinal de infarto agudo do miocárdio (IAM) ou sepse, que precede a dor, a febre e outros indicadores clínicos
- Uma contagem de leucócitos (CL) elevada pode indicar infecção (acima de $11 \times 10^9/\ell$). A etnia impacta diretamente a CL (e os intervalos de plaquetas), e pode não aumentar em paciente idoso com infecção. Em caso de dúvida, consulte o laboratório ou a equipe médica
- A hemoglobina (Hb) baixa, inferior a 140 g/ℓ em homens e 115 g/ℓ em mulheres, pode afetar a capacidade de mobilização e indicar perda de sangue.

Sistema renal/equilíbrio de líquidos

Entrada

- Se a ingestão oral for permitida, o paciente será fisicamente capaz de beber sem assistência?
- Estão sendo administrados líquidos intravenosos?

Saída

Débito urinário normal (adultos) = 0,5 a 1 mℓ/kg/h
- Considere drenos de feridas e perda insensível (suor e perda de líquido dos sistemas respiratório e GI = 1 ℓ/dia. Observação: a perda insensível aumentará em aproximadamente 1 ℓ de líquido para cada °C por dia acima de 37°C).

Equilíbrio positivo (entrada > saída)

Um equilíbrio hídrico positivo pode se apresentar de maneira semelhante à retenção de secreção.

Ao calcular, considere:

- Perda de sangue na sala de operação
- Vômito e/ou diarreia recentes
- Perda insensível.

As causas de um saldo positivo podem incluir:

- Insuficiência ventricular esquerda
- Arritmia cardíaca
- Insuficiência renal
- Desnutrição profunda.

Procure outros sinais de retenção de líquidos antes de concluir que um saldo positivo é causado por sobrecarga de líquidos.

- Edema com depressões periféricas (edema sacral na cama)
- Pressão venosa jugular (PVJ)
- Escarro espumoso
- Estertores finos dependentes na ausculta
- Resultados de radiografia de tórax (RXT) (ver Capítulo 4).

Esteja ciente de que edema pulmonar pode coexistir com uma infecção do sistema respiratório em um paciente gravemente doente; portanto, revise o escarro do paciente.

Saldo negativo (saída > entrada)

A desidratação pode contribuir para um problema de retenção de secreção nas vias aéreas.

Sistema respiratório

A anestesia diminui a função mucociliar, o reflexo da tosse e a capacidade de eliminar o excesso de secreções pulmonares proporcionalmente à duração do anestésico. Ela igualmente suprime o reflexo do suspiro, precipitando atelectasia. A capacidade residual funcional (CRF) diminui devido à mudança da posição do corpo de vertical para supino em procedimentos cirúrgicos, mas também como resultado da própria indução anestésica conforme o diafragma e os músculos intercostais relaxam (Saraswat, 2015).

- Frequência respiratória
  - Baixa (inferior a 10) – se causada por superdosagem de morfina, o paciente terá pupilas pontiagudas. Informe a equipe da enfermaria imediatamente, pois pode exigir reversão com, por exemplo, cloridrato de naloxona
  - Alta (superior a 20) – possivelmente indica dor, incompatibilidade ventilação/perfusão ($\dot{V}/\dot{Q}$), deterioração respiratória aguda, sinal de alerta precoce para sepse ou problema cardíaco/renal. É necessária uma avaliação cuidadosa. Discuta com as equipes médica e de enfermagem
- Frequência respiratória superior a 20 é um sinal de alerta precoce para sepse
  - Muito alta (superior a 35) indica um problema sério. A discussão com as equipes médica, de enfermagem e de extensão é imperativa
- Padrão respiratório
  - Existem drenos torácicos no local? Por que eles estão lá? Estão borbulhando na expiração ou "tossindo", sugerindo um vazamento persistente de ar? Há dreno conectado à sucção? Está oscilando (subindo na inspiração e descendo na expiração)? Caso contrário, o dreno está bloqueado? (ver Capítulo 15). Sempre verifique a RXT mais recente ou discuta com a equipe médica se estiver preocupado com quaisquer alterações no dreno ou na respiração do paciente. Pode ser necessário repetir a RXT
  - O padrão respiratório é limitado por dor ou rigidez torácica?
  - A expansão torácica parece igual quando comparados os lados direito e esquerdo?

Gasometria arterial

Uma pequena deterioração na pressão parcial de oxigênio (Pa_{O_2}) é normal durante as primeiras 24 horas após a cirurgia abdominal.

- A deterioração da gasometria arterial, apesar do aumento das necessidades de oxigênio, pode sinalizar o início de uma SDRA. Procedimento muito prolongado (acima de 5 horas) ou reposição de sangue importante (mais de 5 unidades) são fatores de risco para desenvolver a síndrome, em 2 a 3 dias após a cirurgia.

Oxigenoterapia e saturação de oxigênio

- Procure manter a saturação de oxigênio (Sp_{O_2}) no alvo definido pela equipe médica. Isso deve ser documentado no prontuário de medicamentos. Pacientes com doença pulmonar crônica preexistente podem ter quedas noturnas na Sp_{O_2} por até 5 dias após a cirurgia
- Assegure a umidificação em pacientes que apresentem evidências de secreções e estejam com dificuldade de expectoração. Também pode ser útil para pacientes com ingestão inadequada de líquidos
- O paciente em deterioração pode exigir métodos mais sofisticados de fornecimento de oxigênio para manter a Sp_{O_2} na faixa apropriada, incluindo oxigenoterapia de alto fluxo ou pressão positiva contínua nas vias aéreas (CPAP). Isso pode exigir transferência para uma unidade de alta dependência ou Unidade de Terapia Intensiva (UTI) – consulte a política de sua instituição.

Mobilização

Há limites para a mobilidade? Considere:
- Gotejamentos/drenos/cateteres
- Abdome aberto, possivelmente com terapia de pressão negativa no local (discuta com a equipe cirúrgica sobre qualquer instrução especial para garantir a segurança da ferida durante a mobilização – por exemplo, adição de uma cinta/suporte, ou se for de fato seguro)
- Estabilidade/reserva do sistema cardiovascular
- Estabilidade/reserva respiratórias (p. ex., altas necessidades de oxigênio).

Prontuário de medicamentos

Se o paciente não receber nada por via oral (NVO), pode não ter recebido sua medicação usual (p. ex., um paciente reumatoide pode estar mais imóvel). Discuta com a equipe médica, se for o caso.

Raciocínio clínico (Tabela 10.2)

Após a cirurgia, o paciente com uma grande incisão abdominal superior corre o risco de desenvolver CPP se um ou mais dos seguintes quadros estiver presente:

- Dor mal controlada que torne o esforço de tosse insatisfatório
- Atelectasia basal ou bibasal
- Retenção de secreção nas vias aéreas
- Imobilidade.

Dor

Certifique-se de que a analgesia seja otimizada e que qualquer avaliação inclua todos os itens mencionados anteriormente. O paciente é a autoridade em sua dor, não o médico. Se o paciente disser que está com dor, o envolvimento dele no tratamento será difícil. Consulte o prontuário de medicamentos para verificar o tipo/horário do medicamento e tente coordenar sua sessão com o alívio ideal. Peça ao paciente que se mexa na cama, respire fundo e tussa. Se ele conseguir, a maioria das técnicas de tratamento será possível. Certifique-se de que o paciente tenha recebido a dose seguinte de alívio da dor antes que os efeitos da dose anterior tenham passado. Isso diminui o risco de picos e quedas na dor.

Opções de analgesia

Opiáceos (p. ex., morfina)

- Afeta o SNC; causa sonolência e potencialmente depressão respiratória. Monitore a frequência respiratória para sinais reduzidos, induzidos por opiáceos
- Formas orais de morfina (p. ex., codeína) podem causar constipação intestinal.

Tabela 10.2 Intervenções para problemas frequentes.

Problema	Controle
Dor mal controlada	Discuta com a equipe multiprofissional para otimizar a analgesia. Quando a dor é controlada, você pode ganhar a confiança do paciente. Explique: • O porquê da intervenção • Que algum desconforto é esperado ao respirar fundo, tossir ou se mover • Que você fará o possível para minimizar a dor Dê controle ao paciente Seja solidário e cuidadoso ao movê-lo ou manuseá-lo
Atelectasia	Controle da dor eficiente e posicionamento em decúbito lateral alto são recomendados para pacientes com abdome distendido/paralisação ou obstrução da função do íleo. A técnica do ciclo ativo de respiração é um bom ponto de partida, com o emprego de posicionamento e a técnica manual para facilitação. Ênfase no incentivo à mobilidade precoce, começando com sentar-se em uma cadeira (ver Capítulo 6)
Retenção de escarro	As causas precisam ser entendidas para otimizar o tratamento. Controle eficiente da dor e umidificação adequada, estimulando a ingestão de líquidos via oral assim que permitido (ver Capítulo 5). Ensine ao paciente a segurar sua ferida para ter mais força para tossir
Imobilidade	Use travesseiros para garantir que o paciente não escorregue da cama na sua ausência. Sente o paciente fora da cama e mobilize-o assim que for seguro. Em cirurgia ortopédica e plástica, verifique se há restrições específicas à mobilidade (não sustentação ou sustentação parcial do peso) ou sentar-se em uma cadeira

Peridural

NÃO desconecte. É necessário um manuseio cuidadoso do paciente para evitar o deslocamento do tubo fino da inserção na coluna, especialmente durante as transferências, ficar em pé e assim por diante.

- Requer menos morfina para o mesmo grau de analgesia; algumas incluem um anestésico local. O paciente tende a ficar menos sonolento ou enjoado com esse método, mas pode causar coceira

- A equipe de enfermagem pode ser capaz de ajustar a dosagem, mas se não for eficaz sobre os dermatomas apropriados, será necessário um tipo diferente de analgesia
- Pode resultar em perda sensorial/motora dos membros, limitando a mobilização. Verifique a sensação e o movimento dos membros superiores e inferiores antes de transferências/posicionamento de pé. Procure ajuda de outra equipe se o paciente estiver fraco. Considere um auxílio para caminhar
- Pode causar hipotensão. Monitore o paciente para transferi-lo/levantá-lo da cama. A hipotensão pode causar náuseas, então tenha uma cuba de vômito por perto
- Pode causar dores de cabeça extremas. Informe a equipe médica/de enfermagem se o paciente reclamar de dor de cabeça no caso de haver ruptura dural.

Analgesia e analgesia peridural controladas pelo paciente

- Infusão IV autoadministrada ao pressionar um dispositivo apropriado; instrua a usá-la 1 ou 2 minutos antes de se mover/tossir. SOMENTE o paciente pode pressionar o dispositivo para se autoadministrar
- Haverá um "período de bloqueio", para que ele não receba uma dose ao pressionar o aparelho e, assim, evitar uma sobredosagem
- O prontuário do paciente mostrará quantas vezes o dispositivo foi acessado para administrar o medicamento e quantas vezes ele recebeu uma dose com sucesso. A administração inadequada de analgesia ou de analgesia peridural controlada pelo paciente levará a uma dor mal controlada e terá impacto na eficácia da fisioterapia. Discuta um alívio alternativo da dor com os colegas de enfermagem, médicos ou da equipe de dor.

Morfina intramuscular

- Administrada conforme necessário, não proporciona alívio contínuo da dor – discuta alternativas com a equipe médica, se for problemático
- A analgesia intramuscular ou oral leva até 30 minutos para fazer efeito.

Medicamentos anti-inflamatórios não esteroidais

- Anti-inflamatórios não esteroidais, como diclofenaco de sódio em forma de supositório, após a cirurgia colorretal, podem aumentar o risco de vazamento anastomótico; portanto, são usados com cautela após procedimentos cirúrgicos gerais. Em ortopedia, a dose deve ser eficaz, mas não prejudicial à consolidação óssea.

Paracetamol

- Deve ser considerado concomitantemente a outros medicamentos sem paracetamol, como parte de uma abordagem multimodal para o controle eficaz da dor. Esse procedimento pode reduzir a necessidade de opiáceos e o risco de efeitos colaterais indesejáveis.

Atelectasia basal ou bibasal

A CRF é reduzida após cirurgia abdominal por causa da anestesia, da dor e da imobilidade, resultando em atelectasia basal por imobilização diafragmática. Abdome distendido/paralisação ou obstrução da função do íleo frequentemente causam atelectasia por compressão bibasal. Se houver suspeita, comunique-se com a equipe médica, pois é fundamental verificar a causa.

Retenção de secreção nas vias aéreas

O controle ineficaz da dor, a umidificação inadequada durante a oxigenoterapia, a desidratação sistemática e os períodos de NVO contribuem para a retenção de secreções nas vias aéreas. Complicações de tipos específicos de cirurgia podem causar dificuldade de expectoração devido à tosse fraca (p. ex., lesão do nervo laríngeo após cirurgia da tireoide).

Imobilidade

A imobilidade é um fator de risco para o desenvolvimento de CPP, trombose venosa profunda e lesões por pressão. O mau posicionamento na cama (geralmente escorregado) contribui para CPP.

Sinais de alerta precoce de sepse

É importante reconhecer o paciente em deterioração o mais rápido possível, e é fundamental conhecer os primeiros sinais de alerta para sepse.

A suspeita de agravamento ou sepse deve ser comunicada às equipes de enfermagem e médica, pois esse tipo de paciente se deteriora rapidamente. Não presuma que a equipe esteja ciente disso.

No NICE (2017) Sepse, há um algoritmo visual para auxiliar o raciocínio clínico e ferramentas de estratificação de risco (*https://www.nice.org.uk/guidance/ng51/resources/algorithms-and-risk-stratification-tables-compiled-version-2551488301*).

Os primeiros sinais de alerta de sepse incluem:

- Temperatura < 36°C ou > 37,7°C
- Frequência cardíaca (FC) > 91/min
- Pressão arterial sistólica < 100 mmHg
- Frequência respiratória (FR) > 21
- Nova deterioração do estado mental
- Diminuição do tempo de recarga capilar

Siga o algoritmo NICE NG51 (2017).
Usar o mnemônico TIME (https://www.sepsis.org/sepsis/symptoms/) pode ajudar no reconhecimento dos primeiros sinais de alerta de sepse:
T – Temperatura mais alta ou mais baixa.
I – Infecção: pode apresentar sinais e sintomas de infecção (isso também inclui resultados do sangue).
M – Declínio mental: confuso, sonolento, difícil de despertar. Mudança em relação ao estado mental anterior.
E – Extremamente doente: "Sinto que vou morrer", forte dor ou desconforto.

Eles também fornecem orientação adicional para os fisioterapeutas sobre aspectos inflamatórios, hemodinâmicos, disfunções orgânicas e perfusão de tecidos.

Considerações em áreas cirúrgicas especializadas (Tabela 10.3)

Algumas enfermarias cirúrgicas podem **não** estar acostumadas a lidar com pacientes com sistema respiratório comprometido.

Aconselhe a equipe no controle, também em relação a:

- Posicionamento
- Oxigenoterapia
- Umidificação.

Tabela 10.3 Considerações específicas para especialidades.

Especialidade cirúrgica	Considerações específicas
Sistema gastrintestinal superior	O paciente pode ter abdome/feridas abertas com curativos de pressão negativa. Sempre obtenha instruções do médico assistente sobre os parâmetros de mobilidade **Não** use drenagem postural (de cabeça para baixo) após gastrectomia e esofagogastrectomia. Se o esfíncter cardíaco (superior) do estômago tiver sido removido, o refluxo de ácido pode danificar a anastomose e o esôfago remanescente **Sempre** obtenha a aprovação do médico assistente antes de usar dispositivos de assistência respiratória com pressão positiva ou aspiração para pacientes que fizeram gastrectomia ou esofagostomia. Estes podem precipitar colapso da anastomose
Vascular	Verifique a política de sua instituição para restrições de movimento/mobilidade Viabilidade de *bypass* arterial: ao posicionar/mover o paciente, procure: • Hemorragias • Tromboses • Lesões de nervo que causem deficiência sensorial/motora *Bypass* femoropoplíteo: longa incisão para acessar as artérias acima e abaixo do joelho *Bypass* axilofemoral: técnicas de desobstrução manual do tórax são **contraindicadas** sobre o lado do enxerto, pois ele passa SC na parede torácica Reparo de aneurisma da aorta: falta de ar com secreções palpáveis pode ser causada por insuficiência renal, provocada pelo pinçamento da aorta acima das artérias renais durante a operação; verifique a saída de urina e discuta com a equipe médica

(continua)

Tabela 10.3 Considerações específicas para especialidades. (continuação)

Especialidade cirúrgica	Considerações específicas
Ortopédica	Osteoporose e fratura: Um tórax cifótico pode indicar colapso das vértebras torácicas. O movimento torácico restrito provocado torna esse grupo de pacientes, principalmente mulheres idosas, altamente suscetível à CPP quando imóveis • O posicionamento é desafiador, muitas vezes exigindo um compromisso entre conforto e eficácia • Sentar-se fora da cama/mobilização devem ser iniciados o mais cedo possível • As técnicas manuais devem ser realizadas com extremo cuidado Artroplastia do quadril: Deve ser considerado se o desejo for posicionar o paciente para que tenha uma função respiratória ideal (p. ex., sentar-se inclinado para a frente – discuta com o cirurgião). O quadril pode precisar ser flexionado em 90° ou mais; em posição mais alta, deitado de lado, o quadril pode estar em uma posição abduzida. Ambas aumentam o risco de deslocamento Fixadores externos: Discuta com o cirurgião quaisquer limitações ao movimento O posicionamento de um membro com um fixador, deitado de lado, geralmente é possível protegendo o outro membro com travesseiros Pacientes com fixadores pélvicos podem ter que permanecer em supino; forneça boas instruções em exercícios respiratórios e/ou acessórios, como insuflação-exsuflação mecânica (MI-E) ou RPPI para tratar com eficácia Lesões nas costelas/esterno: ver Capítulo 15 Lesões medulares: ver Capítulo 14

(continua)

Tabela 10.3 Considerações específicas para especialidades. *(continuação)*

Especialidade cirúrgica	Considerações específicas
Plástica	Dependendo do local do enxerto, pode haver restrições a movimento e a técnicas de desobstrução torácica manual – discuta com o cirurgião antes de iniciar o tratamento e sempre consulte os limites de sua atuação • Não use uma técnica manual sobre qualquer tipo de enxerto que afete o tórax (solução de continuidade, pedículo ou retalho livre) • Não mude o paciente de posição nem o trate se não tiver certeza; SEMPRE peça conselhos a membros seniores da equipe • Se detectar algo que acha que mudou ou não parece certo, avise a EM – você pode ser o primeiro a notar um problema!
ENT e maxilofacial	Traqueostomia: Pode ser vista em cuidados intensivos ou em enfermarias de traqueostomia designadas. Muitas traqueostomias são temporárias, e os pacientes estarão aptos a serem desmamados da traqueostomia antes de sua remoção. Uma minitraqueostomia é sempre temporária "On the right Trach" (2014) afirma que todos os hospitais devem estar trabalhando para objetivos de controle comuns Instituições diferentes usam tubos diferentes – familiarize-se com o equipamento usado em suas instalações. As instituições também devem fornecer treinamento para todos os funcionários envolvidos no controle desses pacientes

(continua)

Capítulo **10** • Trabalho em Enfermaria Cirúrgica

Tabela 10.3 Considerações específicas para especialidades. *(continuação)*

Especialidade cirúrgica	Considerações específicas
	O National Tracheostomy Safety Project (NTSP) produziu cartazes para serem afixados junto à cabeceira do leito e algoritmos para o controle de traqueostomia (e laringectomia) de emergência. Eles têm cursos pela internet e recursos *online*, continuamente atualizados, disponíveis em www.tracheostomy.org.uk. Existe também um aplicativo de *smartphones* para que você os tenha ao seu alcance! • Garanta a umidificação adequada; os pacientes correm alto risco de desenvolver secreções espessas e pegajosas conforme os sistemas de umidificação das vias aéreas superiores são perdidos • Ao trabalhar com pacientes com traqueostomia, esteja ciente de qual cânula eles têm, como foi inserida e qual o algoritmo de emergência seguir no caso improvável de uma emergência Laringectomia: Muitos pacientes têm histórico pré-operatório de tabagismo, abuso de álcool e/ou desnutrição; portanto, são de alto risco para CPP • Após a laringectomia, o paciente respira apenas pelo pescoço, sem conexão entre os pulmões e as vias aéreas superiores; portanto, o estoma da laringectomia **deve** ser mantido limpo • Pode haver um tubo de traqueostomia colocado imediatamente no pós-operatório, **mas** lembre-se de que não há conexão com as vias aéreas superiores. Este tubo pode ser suturado no lugar e, em seguida, substituído por um botão de estoma ou HME e placa de base (Figura 10.1) • O paciente pode reter secreções e apresentar alguns exsudatos com sangue no pós-operatório. Eles são comuns e precisam ser limpos – ACBT e TEF funcionam bem • É preferível que o paciente expectore voluntariamente e limpe com um lenço de papel. É possível aspirar o estoma, mas verifique o protocolo local

(continua)

Tabela 10.3 Considerações específicas para especialidades. *(continuação)*

Especialidade cirúrgica	Considerações específicas
	- **Nunca** aspire o tubo ou estoma com um Yankauer – você bloqueará as vias aéreas
- Garanta o fornecimento de oxigênio e umidificação adequados, pois o paciente corre sério risco de desenvolver secreções espessas e pegajosas, uma vez que os sistemas de umidificação das vias aéreas superiores estão perdidos
- Algumas unidades usam um HME logo após a cirurgia (ver Figura 10.1)
- Consulte www.tracheostomy.org.uk para o manejo desse grupo de pacientes e, em particular, o algoritmo de emergência
Reconstrução facial/intraoral:
Realizada em centros especializados. Esteja ciente das diretrizes da instituição no controle desses pacientes
No entanto, os pontos principais a serem lembrados são:
- Mantenha a cabeça na linha média para evitar dobra ou tensão no local da cirurgia
- Evite a pressão das fitas do TET e fitas para traqueia, pois, se elas forem muito apertadas, vão comprometer o retalho
- Monitore de perto, pois eles são de alto risco para complicações pós-operatórias
- Não execute técnicas respiratórias no local de um novo retalho
- Não use a sucção Yankauer perto de um retalho intraoral – você pode danificar o retalho
- Não mude de posição nem faça o tratamento se não tiver certeza
- **Sempre** peça conselhos de membros seniores da equipe
- A rapidez com que as complicações são reconhecidas é diretamente proporcional à sobrevivência do retalho. Se você identificar qualquer mudança ou tiver preocupações, fale com a EM

(continua)

Tabela 10.3 Considerações específicas para especialidades. *(continuação)*

Especialidade cirúrgica	Considerações específicas
	Problemas de comunicação: Edemas pós-operatórios da boca e da língua são comuns e dificultam a comunicação. Tente verificar se o paciente teve problemas de comunicação ou dificuldades de alfabetização antes da cirurgia. Verifique se ele pode ver, ouvir, entender, usar expressões faciais, como sorrir/piscar, ou escrever. Estabeleça um método para o paciente indicar SIM/NÃO – por exemplo, piscar os olhos ou utilizar uma imagem/palavra/cartão que esteja disponível
Sala de cirurgia ou c e recuperação	Você pode ser chamado para a recuperação de um paciente que tem conteúdo gástrico aspirado na intubação/extubação ou que se tornou muito produtivo de secreções após cirurgia • A sala de recuperação da cirurgia pode ter equipamentos de terapia, como para as vias aéreas, Yankauers, alguns cateteres de sucção, proteção/luvas/aventais estéreis etc. • A falta de equipamento disponível de umidificação apropriada para oxigenoterapia é frequente • A drenagem postural é difícil/inadequada se o paciente estiver na maca – providencie a transferência para o leito, se possível • Pode ser apropriado aspirar as vias aéreas do paciente imediatamente. A equipe de cirurgia e de recuperação será capaz de ajudá-lo a se preparar para isso

ACBT, técnica de respiração de ciclo ativo; *CPP*, complicações pulmonares pós-operatórias; *EM*, equipe multiprofissional; *ENT*, ouvido, nariz e garganta; *HME*, trocador de calor e umidade; *RPPI*, respiração com pressão positiva intermitente; *TET*, tubo endotraqueal.

180 FISIOTERAPIA RESPIRATÓRIA

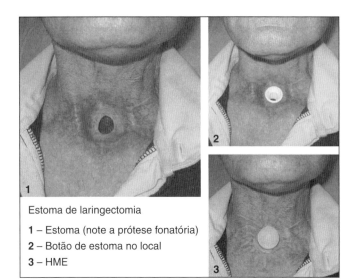

Estoma de laringectomia
1 – Estoma (note a prótese fonatória)
2 – Botão de estoma no local
3 – HME

Figura 10.1 • Imagens de um estoma com e sem um botão de estoma e trocador de calor e umidade (HME) de edições anteriores.

Resumo

- A avaliação abrangente possibilita identificar pacientes cirúrgicos que necessitem de fisioterapia respiratória, ajudando na identificação precoce de deterioração, que pode ser retroalimentada para a equipe multiprofissional adequadamente
- O controle da dor é imperativo para o tratamento eficaz desses pacientes
- Visite www.tracheostomy.org.uk para o manejo de traqueostomia/laringectomia.

Referências bibliográficas

El-Ansary, D., Reeve, J.C., Denehy, 2016. 'Upper abdominal and cardiothoracic surgery for adults' in main and denehy. In: Cardiorespiratory Physiotherapy. Elsevier, Edinburgh.

Hough, 2018. 'Modifications for Different Types of Surgery' in Cardiorespiratory Care, fifth ed. Elsevier, Edinburgh.

Miscovik, A., Lumb, A.B., 2017. Postoperative pulmonary complications. Brit. J. Anaesthes. 118 (3), 317-334.

National Institute for Health and Clinical Excellence (NICE), 2017. Sepsis: Recognition, Diagnosis and Early Management. (NG51) [Online] Available from: https://www.nice.org.uk/guidance/ng51/resources/sepsis-recognition-diagnosis-and-early-management-pdf-1837508256709

National Tracheostomy Safety Project [Online] Available from: http://www.tracheostomy.org.uk/

Sepsis Alliance. Symptoms {Online} Available from: https://www.sepsis.org/sepsis/symptoms/.

Saraswat, V., 2015. Effects of anaesthesia techniques and drugs on pulmonary function. Indian J. Anaesth. 59 (9), 557-564.

Wilkinson et al., 2014. NCEPOD On the right trach? A review of the care received by patients who underwent a tracheostomy. Available from: https://www.ncepod.org.uk/2014report1/downloads/OnTheRightTrach_FullReport.pdf.

Capítulo 11

Trabalho em Enfermaria de Clínica Médica

Jennifer Robson e Joules Lodge

Introdução às enfermarias de clínica médica

As enfermarias de clínica médica fornecem a maioria dos cuidados hospitalares intensivos não planejados nos National Health Services (NHS) no Reino Unido. Os pacientes internados para cuidados clínicos intensivos costumam ter problemas complicados, devido à gravidade das doenças ou pela possibilidade de outros problemas associados. Muitos apresentam múltiplas doenças de base e requerem tratamentos complexos e/ou prolongados. Seu papel é ajudar a controlar os sintomas, melhorar o tempo de recuperação e reduzir o de internação. Ao melhorar a compreensão e o conhecimento do paciente sobre suas condições crônicas de saúde, você pode ajudar a otimizar o controle dos sintomas, ter um impacto na saúde geral e, potencialmente, reduzir a necessidade de internação.

Ao fim do capítulo, você deverá ser capaz de:

- Compreender o ambiente da enfermaria de clínica médica
- Reconhecer as situações e os problemas mais frequentes que requerem assistência em enfermarias clínicas
- Ser capaz de avaliar um paciente clínico
- Demonstrar raciocínio clínico para o paciente em deterioração
- Escolher intervenções clínicas para o paciente
- Estar ciente das possíveis contraindicações e implicações para a fisioterapia.

Ambiente

Para um tratamento ideal, os pacientes são admitidos em enfermarias especializadas (p. ex., cardiológica, respiratória, renal etc.); no entanto, eles podem estar em outras enfermarias, o que é capaz de comprometer a comunicação e o planejamento com equipes especializadas. Ficam na enfermaria os pacientes com problemas respiratórios diretos e indiretos, que refletem outras doenças e comorbidades.

População

Algumas condições respiratórias frequentes estão descritas, com sinais e sintomas destacados, na Tabela 11.1, juntamente às implicações para a assistência de fisioterapia.

Doença pulmonar obstrutiva crônica

Pessoas com doença pulmonar obstrutiva crônica (DPOC) podem apresentar exacerbações infecciosas ou não infecciosas. Uma exacerbação é um período continuado de aumento dos sintomas, não compatível com a variabilidade diária.

As diretrizes para DPOC (NICE 2018) aconselham que o portador deva contar com um plano de autocuidado por escrito e tomar medidas para tratar sua exacerbação sem internação hospitalar. Isso pode ser feito por meio do uso de "pacotes de resgate" (esteroides orais e antibióticos mantidos em casa) ou do contato com o médico de clínica geral (CG) ou com a equipe de cuidados primários. No entanto, se o paciente não melhorar, ele precisa de internação hospitalar para um tratamento intensivo.

Bronquiectasia (fibrose não cística)

Pessoas com bronquiectasia são propensas a exacerbações infecciosas frequentes. Elas podem produzir grande quantidade de secreção nas vias aéreas, mesmo quando estão bem, e devem aprender técnicas de desobstrução das vias aéreas, possivelmente incluindo equipamentos de auxílio, como o *flutter*, para usar regularmente em casa, a fim de manter a saúde pulmonar.

Tabela 11.1 Problemas frequentes do paciente respiratório clínico.

Problema	Sinais e sintomas frequentemente encontrados nas avaliações	Considerações sobre o tratamento com fisioterapia
Exacerbação não infecciosa de doença pulmonar crônica	• ↑TR • Falta de ar • Tosse seca • Fadiga • Hipoxemia • Hipercapnia	• Controle e ritmo da falta de ar (ver Capítulo 7) • Técnicas de desobstrução das vias aéreas (ver Capítulo 9) • Manutenção da mobilidade • Encaminhamento para reabilitação pulmonar • Encaminhamento para equipes respiratórias/de DPOC da comunidade
Exacerbação infecciosa de doença pulmonar crônica, incluindo DPOC, bronquiectasia e fibrose cística	• ↑TR • Falta de ar • Tosse produtiva • Hipoxemia • Hipercapnia • Fadiga • Dor no peito • Temperaturas • Hipoxemia • Hipercapnia	• Técnicas de desobstrução das vias aéreas • Revisão de medicação (p. ex., verificar a técnica de inalador, mucolíticos) • A ventilação não invasiva pode ser indicada na insuficiência respiratória acidótica do tipo 2 (ver Capítulo 8) • Medição adequada dos tratamentos com qualquer medicamento nebulizado • Encaminhamento para reabilitação pulmonar
DPI	• Falta de ar • Fadiga • Hipoxemia • Infecção respiratória	• Oxigênio • Estratégias de controle de falta de ar, ritmo e educação • Ventilação não invasiva e invasiva não são apropriadas para pessoas com doença grave

(continua)

Tabela 11.1 Problemas frequentes do paciente respiratório clínico. *(continuação)*

Problema	Sinais e sintomas frequentemente encontrados nas avaliações	Considerações sobre o tratamento com fisioterapia
Asma	<ul><li>Broncospasmo</li><li>Infecção respiratória</li><li>↑TR</li><li>Ansiedade</li><li>**Se grave,**</li><li>Hipoxemia</li><li>Hipercapnia</li></ul>	<ul><li>Tratamento médico com broncodilatadores nebulizados</li><li>Técnicas de desobstrução das vias aéreas</li><li>Posições para aliviar a falta de ar</li><li>Correção do padrão de respiração</li><li>Controle de respiração/respiração diafragmática</li><li>Respiração nasal</li><li>Técnicas de relaxamento (p. ex., visualização)</li></ul>
Pneumonia	<ul><li>↑TR</li><li>Falta de ar</li><li>Tosse produtiva</li><li>Estertores inspiratórios</li><li>Respiração brônquica</li><li>Fadiga</li><li>Dor no peito</li><li>Temperaturas</li><li>Hipoxemia</li><li>Hipercapnia</li></ul>	<ul><li>Oxigenoterapia e umidificação</li><li>Posicionamento para correspondência V/Q ideal</li><li>Mucolíticos</li><li>Técnicas de desobstrução das vias aéreas</li><li>Acessórios para PEP</li><li>Controle e ritmo da falta de ar</li><li>Mobilização</li></ul>

(continua)

Tabela 11.1 Problemas frequentes do paciente respiratório clínico. *(continuação)*

Problema	Sinais e sintomas frequentemente encontrados nas avaliações	Considerações sobre o tratamento com fisioterapia
Pneumotórax	<ul><li>Sons da respiração ausentes no lado afetado</li><li>Desvio traqueal</li><li>↑TR</li><li>Expansão torácica desigual</li><li>Dor no tórax de início súbito</li><li>Nota de percussão hiper-ressonante</li></ul>	<ul><li>Exercícios de expansão pulmonar</li><li>**Não** eleve a drenagem torácica mais alto do que o local de inserção! Assegure o manuseio cuidadoso do DTI no exercício e movimento</li><li>Mobilização – sempre obtenha aprovação para remover o DTI do paciente da parede de sucção, se necessário</li><li>A dor pode afetar a expansão pulmonar e a função do paciente. Considere analgesia e educação sobre a postura e os movimentos dos membros superiores</li><li>O pneumotórax deve ser excluído ou tratado antes de qualquer tratamento com pressão positiva</li></ul>
Efusão pleural	<ul><li>↓Sons de respiração</li><li>Percussão com som abafado</li><li>↑TR</li><li>Falta de ar</li><li>Dor no tórax</li><li>Expansão torácica desigual</li></ul>	<ul><li>Controle e ritmo da falta de ar</li><li>Pequenas efusões pleurais podem não exigir drenagem</li><li>Para pacientes com drenagem torácica, ver instruções para pneumotórax</li><li>Incentivo à movimentação</li><li>Exercícios de expansão torácica</li></ul>

(continua)

Tabela 11.1 Problemas frequentes do paciente respiratório clínico. *(continuação)*

Problema	Sinais e sintomas frequentemente encontrados nas avaliações	Considerações sobre o tratamento com fisioterapia
Câncer de pulmão	<ul><li>Tosse – seca/produtiva</li><li>Hemoptise</li><li>Falta de ar</li><li>↑TR</li><li>Fadiga</li><li>Dor</li><li>Baqueteamento digital</li></ul>	<ul><li>Controle e ritmo da falta de ar</li><li>Posições de conforto ou para aliviar a falta de ar</li><li>Técnicas de desobstrução das vias aéreas</li><li>Controle da tosse</li><li>Mobilização</li><li>Oxigênio</li><li>(ver Capítulo 12)</li></ul>
Hipoxemia	<ul><li>↑TR</li><li>Falta de ar</li><li>Taquicardia</li><li>Cianose periférica e/ou central</li></ul>	<ul><li>As causas da hipoxemia transitória podem incluir obstrução por secreção, obstrução parcial/total das vias aéreas ou hipoventilação</li><li>O oxigênio pode ocasionar ressecamento das membranas mucosas; portanto, pacientes que requerem altas taxas de fluxo devem ser considerados para umidificação</li><li>O oxigênio suplementar deve ser prescrito para atingir as saturações (ver Capítulo 8)</li><li>Em uma emergência, o oxigênio deve ser administrado sem prescrição médica, mas isso deve ser resolvido quando o paciente se estabilizar</li></ul>

DPI, doença pulmonar intersticial; *DPOC*, doença pulmonar obstrutiva crônica; *DTI*, dreno torácico intercostal; *PEP*, pressão expiratória positiva; *TR*, trabalho respiratório; *V/Q*, ventilação/perfusão.

Fibrose cística

Pacientes com fibrose cística têm um regime de mucolíticos, broncodilatadores e antibióticos (conhecidos como *terapias inalatórias*). Eles devem receber instruções sobre técnicas de desobstrução das vias aéreas para praticar regularmente em casa, a fim de manter a saúde pulmonar e tentar reduzir o número de exacerbações infecciosas.

As técnicas de desobstrução das vias aéreas praticadas pelos portadores de fibrose cística que apresentam exacerbações frequentes devem ser verificadas e eventualmente corrigidas, conforme necessário. Para aqueles que lutam para desobstruir suas vias aéreas com técnicas e dispositivos tradicionais (p. ex., dispositivos de pressão expiratória positiva), é possível considerar o uso de ventilação não invasiva para facilitar esta ação. É essencial que as práticas de controle de infecção da fibrose cística das instituições locais e nacionais sejam cumpridas, uma vez que a transmissão de patógenos de paciente para paciente (p. ex., *Pseudomonas aeruginosa*) é frequente nessa população.

Lembre-se de que esses pacientes costumam ser especialistas em seu próprio tratamento, mas alguns nem sempre usam seu plano! Ouça-os – geralmente podem orientá-lo sobre o que funciona melhor para eles quando não estão bem!

Doença pulmonar intersticial

Pacientes com doença pulmonar intersticial (DPI; os pacientes costumam chamá-la de fibrose) podem sentir uma significativa falta de ar. Inicialmente, aparece quando há esforço, mas, conforme a doença progride, ocorre em repouso. O tratamento pode ajudar a resolver as exacerbações, mas há uma deterioração gradual na falta de ar e outros sintomas.

As decisões relativas ao limite máximo do atendimento são importantes ao planejar o cuidado, e o encaminhamento precoce para equipes de cuidados paliativos pode ser apropriado para fornecer suporte e controle dos sintomas.

Asma

É imperativo que os pacientes com exacerbações agudas da asma recebam o tratamento médico ideal o quanto antes. Uma vez estabilizados, o controle da asma deve ser revisado e ajustado adequadamente. As exacerbações podem ser desencadeadas por uma variedade de fatores, incluindo alergênios, poluição, fumaça ou exercícios. Os pacientes que não respondem ao tratamento clínico padrão devem receber uma revisão urgente por um médico sênior e podem exigir uma discussão com o departamento de terapia intensiva. Se você estiver preocupado com um paciente internado com asma aguda que esteja piorando, procure ajuda médica sênior imediatamente.

Pneumonia

A pneumonia é classificada como adquirida na comunidade ou no hospital, determinada de acordo com o início dos sintomas, fatores do paciente e microbiologia, e estes levam a diferentes estratégias de tratamento. A gravidade da pneumonia é classificada de acordo com CURB-65 (BTS 2009), em que uma pontuação mais alta indica maior gravidade e maior risco de mortalidade em 30 dias (Tabela 11.2).

Pacientes com pneumonia que desenvolvem insuficiência respiratória apresentam alta taxa de mortalidade. Lembre-se disso; e se um paciente piorar, procure ajuda logo! Esteja ciente das mudanças no National Early Warning Score 2.

Tabela 11.2 Classificação de gravidade da pneumonia segundo CURB-65.

Sintomas	Pontos	Pontuação total
Confusão mental	1	Baixa gravidade: 0 a 1 – < 3% de mortalidade
Nitrogênio da **U**reia no sangue > 7 mmol/ℓ	1	Gravidade moderada: 2 – 9% de mortalidade
Frequência **R**espiratória ≥ 30 irp	1	Gravidade elevada: 3 a 5 – 15 a 40% de mortalidade
PAS (S**B**P) < 90 mmHg, PAD ≤ 60 mmHg	1	
Idade (**A**ge) ≥ 65 anos	1	

irp, incursões respiratórias por minuto; *PAD*, pressão arterial diastólica; *PAS*, pressão arterial sistólica.

Lembre-se: a mudança na frequência respiratória é um marcador precoce de deterioração.

Pneumotórax

O tratamento do pneumotórax é principalmente médico/clínico. Dependerá do seu tamanho e do impacto que terá no paciente. Um pequeno pneumotórax pode ser resolvido sem intervenção ou com oxigenoterapia. Grandes pneumotórax requerem tratamento urgente e, em geral, um dreno torácico intercostal (DTI), que pode ser desconfortável ou doloroso e afeta o movimento do tórax e a respiração.

Efusão pleural

É o acúmulo de líquido entre as pleuras parietal e visceral. Quanto maior a efusão, mais o sistema respiratório fica comprometido devido à incapacidade de expandir os pulmões. O tratamento é principalmente médico/clínico e costuma requerer a inserção de um DTI para drenar o fluido. As causas mais frequentes incluem malignidade, pancreatite e insuficiência hepática, cardíaca e renal.

Câncer de pulmão

O câncer de pulmão pode ser um tumor ou uma doença epitelial mais disseminada. Pessoas com essa enfermidade podem ser internadas na enfermaria clínica por causa de um episódio agudo de falta de ar, possivelmente causado pelo desenvolvimento de efusão pleural ou infecção respiratória (p. ex., pneumonia). Esses pacientes podem estar sendo submetidos a quimioterapia/radioterapia, o que é afetado pela infecção. Decisões quanto ao âmbito do cuidado são muito importantes no planejamento do atendimento. O encaminhamento precoce para equipes de cuidados paliativos pode ser apropriado para fornecer suporte e controle de sintomas (ver Capítulo 12).

Hipoxemia

Embora a hipoxemia não seja uma doença, os sinais e sintomas e o manejo de fisioterapia estão incluídos na Tabela 11.1, pois é um problema frequente que ocorre em muitas doenças e requer consideração específica do fisioterapeuta.

Doenças não respiratórias que podem afetar a função respiratória

Algumas condições não respiratórias frequentes estão descritas a seguir. A Tabela 11.3 destaca os sinais, os sintomas e as implicações para a fisioterapia.

Insuficiência cardíaca

A insuficiência cardíaca pode ocorrer como consequência de doença cardíaca ou respiratória grave e é comumente tratada com diuréticos. O edema dependente associado pode afetar a sensação periférica e os mecanismos de equilíbrio, prejudicando a mobilidade.

Infarto agudo do miocárdio

Os pacientes admitidos após um infarto agudo do miocárdio só podem ficar na enfermaria por alguns dias, enquanto aguardam a transferência para outra unidade, e só precisam de intervenção se tiverem outros problemas respiratórios ou de mobilidade associados. Guie-se pelos protocolos da instituição.

Embolia pulmonar

Trata-se de um coágulo sanguíneo na circulação arterial pulmonar que impede a perfusão de parte dos pulmões. Em geral, trata-se a embolia pulmonar com anticoagulação terapêutica, mas, em alguns casos, o paciente pode ser submetido a um procedimento para remover o coágulo.

Edema pulmonar

Se o ventrículo esquerdo "falha" como bomba, o sangue volta para as veias da circulação pulmonar. O aumento da pressão nos vasos sanguíneos empurra o fluido para os alvéolos, o que interrompe a transferência típica de oxigênio pelas membranas pulmonares. O edema pulmonar pode ser de origem cardíaca ou não cardíaca.

Tabela 11.3 Problemas frequentes dos pacientes clínicos não respiratórios.

Problema	Sinais e sintomas frequentes encontrados em avaliações	Considerações sobre o tratamento com fisioterapia
Insuficiência cardíaca	• ↑TR • Falta de ar • Tosse não produtiva • Edema dependente • Hipoxemia	• Controle e ritmo da falta de ar • Avaliação da mobilidade e fornecimento de meios auxiliares de locomoção • Oxigenoterapia
Embolia pulmonar	• ↑TR • Falta de ar • Hemoptise • Dor no tórax • Hipoxemia	• Controle e ritmo da falta de ar • A mobilidade é considerada apenas quando a anticoagulação terapêutica for alcançada • A dor pode limitar a expansão torácica normal. Considere analgesia apropriada
Edema pulmonar	• ↑TR • Falta de ar, especialmente quando deitado • Tosse produtiva de expectoração espumosa com coloração branca/rosa	• Controle e ritmo da falta de ar • As técnicas de desobstrução das vias aéreas não são adequadas

(continua)

Tabela 11.3 Problemas frequentes dos pacientes clínicos não respiratórios. *(continuação)*

Problema	Sinais e sintomas frequentes encontrados em avaliações	Considerações sobre o tratamento com fisioterapia
Hemoptise	• Tosse produtiva de sangue fresco • ↑TR • Hipoxemia	• As técnicas de desobstrução das vias aéreas podem continuar a ser benéficas para pessoas com uma infecção e pequenas quantidades de hemoptise associadas • A hemoptise de volume moderado a grande é uma contraindicação ao uso de pressão positiva. É aconselhável usar uma técnica alternativa de desobstrução das vias aéreas • Deve-se levar em consideração o posicionamento do paciente. Tente deitá-lo elevado, de lado, com o lado sangrando para baixo • A revisão imediata de pacientes com hemoptise de volume grande/maciço é crítica
Insuficiência renal	• ↑TR • Falta de ar	• As estratégias de controle de falta de ar podem ser de uso limitado, pois o aumento da frequência respiratória é causado pela acidose metabólica, exigindo compensação respiratória
Pancreatite	• ↑TR • Falta de ar • Dor abdominal e distensão • Entrada de ar basal reduzida	• Controle e ritmo da falta de ar • A expansão pulmonar pode ser afetada por efusões pleurais e ascite. Encoraje a respiração profunda e a mobilidade para evitar mais complicações • A dor pode limitar a expansão torácica. Considere analgesia apropriada

(continua)

Tabela 11.3 Problemas frequentes dos pacientes clínicos não respiratórios. *(continuação)*

Problema	Sinais e sintomas frequentes encontrados em avaliações	Considerações sobre o tratamento com fisioterapia
Varizes esofágicas	• Tosse/vômito com sangue fresco	• Técnicas de desobstrução das vias aéreas em pacientes com infecção pulmonar concomitante ou produção crônica de escarro • Evite tosse excessiva
Osteoporose	• Dor • Deformidades esqueléticas • Diminuição de altura • Fraturas ósseas	• Deve-se ter cuidado com a terapia "prática" por causa do aumento do risco de fraturas • Incentive o exercício de levantamento de peso para melhorar a força musculoesquelética. Considere programas de redução de quedas
Imunocomprometimento	Infecções recorrentes	• Técnicas de desobstrução das vias aéreas para pessoas com infecção ou com produção crônica de secreção nas vias aéreas • Entenda as políticas locais de controle de infecção. Pacientes com imunocomprometimento grave podem exigir enfermaria de barreira reversa para reduzir o risco de contrair doenças/infecções de outros pacientes

TR, trabalho respiratório.

Hemoptise

O sangramento das vias aéreas ocorre devido a:

- Infecções (p. ex., tuberculose ou pneumonia)
- Embolia pulmonar
- Distúrbios de coagulação/uso de anticoagulantes
- Câncer de pulmão
- Distúrbios cardíacos
- Traumatismos (p. ex., contusões pulmonares).

Pequenas quantidades ou hemoptise estriada podem preocupar o paciente, mas é improvável que ele necessite de tratamento específico. Por outro lado, quantidades moderadas ou maiores de hemoptise podem precisar de tratamento específico.

É importante perguntar ao paciente sobre hemoptise leve e documentá-la.

Insuficiência renal

A insuficiência renal pode ser aguda (também conhecida como *lesão renal aguda* ou *LRA*), crônica ou aguda e crônica. A lesão renal crônica não é reversível.

Os rins e os pulmões desempenham um papel na manutenção do equilíbrio acidobásico no sangue. Se um dos sistemas estiver comprometido, o outro deve compensar para evitar acidose ou alcalose. A LRA tem potencial para acidose metabólica, que será compensada pelo aumento do impulso respiratório, produzindo hiperventilação e queda da pressão parcial de dióxido de carbono (Pa_{CO_2}) para restaurar o pH ao normal. Portanto, pessoas com LRA podem apresentar aumento da frequência respiratória, apesar da oxigenação normal, e ausência de outros sinais respiratórios.

Pancreatite

A inflamação do pâncreas, aguda ou crônica, resulta em náuseas, vômitos e dor na parte superior do abdome. Não presuma que todos os pacientes com pancreatite sejam alcoólatras, porque a pancreatite também pode ser causada por cálculos biliares! A pancreatite aguda pode ser muito grave, e o paciente pode exigir cuidados intensivos, mas os sintomas podem ser revertidos; a pancreatite crônica não é reversível.

Varizes esofágicas

São veias dilatadas no terço inferior do esôfago que se desenvolvem em consequência da hipertensão portal, frequentemente por cirrose hepática. Essas veias podem sangrar (gravemente), em especial com o aumento da pressão, por exemplo, por tosse. O sangue proveniente desse tipo de sangramento ou do estômago é denominado *hematêmese*.

Osteoporose

A perda de densidade óssea é natural com o envelhecimento, mas pode ser grave em algumas pessoas, especialmente naquelas que fumam/bebem muito ou que precisam de esteroides recorrentes ou a longo prazo.

Imunocomprometimento

O imunocomprometimento pode ser o resultado de distúrbios imunológicos (condições crônicas, como diabetes, hepatite ou vírus da imunodeficiência humana [HIV], e alguns cânceres) e do uso de imunossupressores (quimioterapia, medicamentos para DPI e para artrite reumatoide e imunossupressão pós-transplante). A inibição dos mecanismos naturais de defesa do corpo leva a um aumento do risco de infecção e recuperação potencialmente mais lenta.

É importante que o paciente seja educado sobre a importância de manter boa saúde geral e boa forma. O paciente imunocomprometido pode receber tratamento antiviral ou antibiótico em um limiar inferior ao daquele que é imunocompetente.

Avaliação de fisioterapia para o paciente clínico

Sistema nervoso central

A dor torácica, de causas cardíacas, torácicas ou musculoesqueléticas, afeta a função do diafragma ou inibe a movimentação e/ou a tosse do paciente. A analgesia adequada é essencial para avaliação e tratamento eficazes. Embora a analgesia opioide excessiva possa suprimir o impulso respiratório e afetar a consciência, os opioides em baixas doses podem ser úteis no controle dos sintomas de falta de ar.

Sistema cardiovascular

Alguns medicamentos comumente usados, como salbutamol e teofilina, são possíveis causas de taquicardia e distúrbios do ritmo cardíaco. O monitoramento contínuo da frequência cardíaca/ritmo é recomendado durante o uso de teofilina intravenosa.

Equilíbrio renal/hídrico

Um equilíbrio hídrico positivo pode causar edema pulmonar e/ou edema periférico, e o negativo, fazer com que as secreções das vias aéreas se tornem mais espessas e mais difíceis de expectorar.

O paciente em uso de mucolíticos orais (p. ex., carbocisteína) deve ser encorajado a permanecer bem hidratado (a menos que haja orientação médica para restringir a ingestão de líquidos) para maximizar sua eficácia.

Sistema respiratório

Padrão respiratório

Pacientes com enfisema grave podem não ser capazes de demonstrar respiração diafragmática, porque a hiperinsuflação produz um diafragma achatado. Seu padrão respiratório provavelmente compreende a expansão apical com o uso de músculos acessórios da respiração.

A expansão torácica pode ser afetada unilateralmente em pessoas com efusão pleural ou pneumotórax. É possível que a pneumonia lobar grave também cause má expansão do lobo afetado, levando à assimetria no movimento da parede torácica.

Auscultação

Lembre-se de que as pessoas com doença pulmonar crônica provavelmente não apresentam sons respiratórios normais na ausculta, mesmo quando estão bem. O paciente com enfisema grave pode ter sons respiratórios extremamente silenciosos e, às vezes, inaudíveis, e, quando em outras condições, ter estalidos generalizados e chiados polifônicos todos os dias.

Secreção nas vias aéreas

Pessoas com doença pulmonar crônica podem sempre apresentar secreção nas vias aéreas. Você deve perguntar sobre a mudança na qualidade (cor, consistência) e quantidade, pois isso pode orientar a avaliação e o tratamento.

A redução do volume da secreção expectorada naqueles com sintomas contínuos de infecção costuma ser um sinal de dificuldade de eliminação da secreção e/ou de obstrução, em vez de melhora.

Vale a pena considerar se uma amostra de escarro deve ser enviada para cultura e sensibilidade, para identificar a causa da infecção, e orientar o tratamento com antibióticos.

Gasometria arterial

Pessoas com doenças pulmonares ou cardíacas crônicas têm probabilidade de apresentar gasometria arterial tanto "anormal" quanto "normal", devido a hipoxemia e/ou hipercapnia crônica. Em geral, uma pressão parcial de oxigênio (Pa_{O_2}) de 7,3 kPa ou superior é tolerada em pessoas com doenças pulmonares crônicas, como a DPOC. No entanto, se houver um problema secundário, como policitemia, *cor pulmonale* ou hipertensão pulmonar, a Pa_{O_2} deve ser de 8 kPa ou mais.

Especificações do tratamento fisioterapêutico para paciente clínico

Oxigenoterapia e saturação de oxigênio

Ver Capítulo 8 e Diretrizes BTS [BTS, 2017].

O paciente em deterioração pode exigir métodos mais sofisticados de fornecimento de oxigênio para manter a saturação de oxigênio (Sp_{O_2}) dentro da faixa-alvo, incluindo oxigenoterapia de alto fluxo, pressão positiva contínua nas vias aéreas (CPAP) ou pressão positiva em dois níveis nas vias aéreas (*bilevel*). Isso pode exigir transferência para Unidade de Terapia Intensiva (UTI).

O paciente pode necessitar de oxigênio suplementar durante a mobilização, mesmo que não esteja em repouso. Monitore a Sp_{O_2} durante e após uma avaliação de mobilidade para garantir que não haja dessaturações associadas. Uma queda na Sp_{O_2} de mais de 4% da linha de base do paciente para abaixo de 90% indica a necessidade de oxigênio ambulatorial, que precisa de prescrição.

Exercício e reabilitação pulmonar

O exercício e a atividade aumentam o volume corrente e podem diminuir o edema periférico ao melhorar o retorno venoso com o uso da bomba muscular.

A reabilitação pulmonar pós-exacerbação (dentro de 1 mês após a alta hospitalar) é benéfica para aqueles com doença pulmonar crônica, pois reduz o risco de readmissão e melhora a qualidade de vida e a capacidade de exercício (NICE 2018).

Desobstrução das vias aéreas

Pessoas com doenças respiratórias crônicas podem ter aprendido técnicas de desobstrução das vias aéreas anteriormente. Verifique sua prática habitual e faça as mudanças apropriadas na técnica e/ou frequência. Elas devem ser encorajadas a continuar seus métodos usuais, a menos que haja uma contraindicação. Talvez seja apropriado adicionar dispositivos de pressão expiratória e inspiratória positiva nas vias aéreas, técnicas de fisioterapia manual ou uma combinação deles (ver Capítulo 9).

Medicamentos

A técnica do inalador deve ser revisada regularmente, pois há alta incidência de erros de uso, mesmo em pacientes que utilizam dispositivos desde a infância. Também há taxas extremamente altas de erros inalatórios em fisioterapeutas profissionais de saúde, por isso é fundamental que uma pessoa competente avalie a técnica. Existem dois tipos principais de dispositivo: inaladores de doses calibradas (MDIs) e inaladores de pó seco (DPIs), que requerem diferentes técnicas inspiratórias. Um espaçador pode melhorar a deposição do medicamento nos pulmões com dispositivos MDI, e seu uso deve ser incentivado. Os DPIs geralmente requerem uma taxa de fluxo inspiratório mais alta do que os MDIs (embora isso varie entre dispositivos específicos); portanto, eles podem não ser eficazes em exacerbações agudas ou conforme a doença progride.

Mucolíticos – carbocisteína ou solução salina hipertônica (NaCl 7%) – são com frequência usados nesses pacientes, para ajudar na redução das secreções finas e na expectoração. Iniciar seu uso ou otimizar a dose durante a internação pode ser benéfico.

Alguns medicamentos, como os antiparkinsonianos, devem ser administrados segundo um cronograma estrito para garantir que seus efeitos sejam otimizados. Se o paciente estiver tomando esses medicamentos, considere o impacto em sua capacidade de participar da terapia.

Cuidados de fim de vida/limite máximo de cuidados

Condições clínicas crônicas são limitantes da vida. As admissões frequentes no hospital podem indicar uma progressão da doença ou aumento da fragilidade e proximidade do fim da vida. A melhor prática é garantir que o *status* da reanimação seja discutido com todos os pacientes e o resultado, claramente documentado. É uma boa prática que essas discussões também considerem os limites de atendimento, ou seja, a extensão do tratamento considerado adequado deve ser a melhor para o paciente.

Os cuidados paliativos incluem o controle dos sintomas, e não se trata apenas do controle do fim da vida. Os pacientes podem ser encaminhados para o suporte em qualquer estágio de sua doença, dependendo de sua resposta ao tratamento e da carga de sintomas.

Controle de ansiedade

Condições crônicas de saúde estão fortemente associadas a ansiedade e depressão. Entretanto, pacientes com doenças pulmonares crônicas associam sua falta de ar com sua condição subjacente, não com sua saúde mental. Isso pode levar ao aumento do uso de medicamentos, o que não necessariamente melhora os sintomas. A depressão leva ao retraimento social e à redução associada na atividade e nos exercícios, resultando em redução da aptidão cardiovascular e mais falta de ar, em um ciclo vicioso de inatividade.

O encaminhamento para serviços de suporte e psicológicos é benéfico para o paciente. Grupos de apoio a doenças específicas (p. ex., Breathe Easy – consulte a lista de referência) ou instituições de caridade têm a opção de oferecer educação ao paciente e apoio emocional, para promover o autocuidado e melhorar a qualidade de vida.

Incontinência de esforço

Pode ser um problema comum para pessoas com tosse crônica. A fraqueza muscular do assoalho pélvico, combinada com o aumento da pressão da tosse, pode levar à incontinência urinária. Esse é um problema significativo para pacientes de ambos os sexos, mas particularmente do sexo feminino, porque a mulher sente vergonha de procurar ajuda. Ensinar exercícios para o assoalho pélvico é um bom ponto de partida – com contrações mais longas e curtas do assoalho pélvico antes de tossir. Folhetos sobre esses exercícios devem estar disponíveis em sua instituição, ou considere o encaminhamento para um fisioterapeuta com experiencia em saúde da mulher, se forem necessários conselhos de um especialista. *Squeezy* é um aplicativo pago de fisioterapia do NHS para exercícios dos músculos do assoalho pélvico que pode ser útil.

Falta de ar e ansiedade

A falta de ar e a ansiedade são um problema significativo para esses pacientes; a experiência frequente de sintomas desagradáveis dá origem à angústia (ver Capítulo 7).

Pontos-chave

A fisioterapia tem um papel significativo e variado no tratamento do paciente clínico.
Os problemas do paciente e as estratégias de tratamento adequadas podem ser identificados por uma avaliação completa.
O conhecimento de outros sistemas importantes aumenta a compreensão de seu impacto no sistema respiratório.

Referências bibliográficas

National Institute for Health and Care Excellence, (NICE). 2018 Chronic Obstructive Pulmonary Disease in over 16 s: diagnosis and management NICE. Guideline. www.nice.org.uk/guidance/ng115.

British Thoracic Society (BTS), 2009. Guidelines for the management of community acquired pneumonia in adults update 2009, Available from: https://www.brit-thoracic.org.uk/document-library/clinical-information/pneumonia/adult pneumonia/a-quick-reference-guide-bts-guidelines-for-the-management-of-community-acquired- pneumonia-in-adults/.

British Thoracic Society (BTS), 2017. Guideline for oxygen use in healthcare and emergency settings, www.brit-thoracic.org.uk/standards-of-care/guidelines/bts-guideline-for-emergency-oxygen-use-in-adult-patients/.

Breathe easy information available from https://www.blf.org.uk/support-for-you/breathe-easy.

Leitura complementar

National Institute for Health and Care Excellence (NICE) (2018) Chronic heart failure in adults: diagnosis and management, www.nice.org.uk/guidance/ng106.

National Institute for Health and Care Excellence (NICE) (2017) Asthma: diagnosis, monitoring and chronic asthma management, www.nice.org.uk/guidance/ng80.

National Institute for Health and Care Excellence (NICE) (2017) Cystic fibrosis: diagnosis and management, www.nice.org.uk/guidance/ng78. https://www.cuh.nhs.uk/breathlessness-intervention-service-bis.

Capítulo 12

Trabalho em Oncologia

Katherine Malhotra e Jess Whibley

Introdução

O câncer é tratado de três maneiras: com cirurgia, com radioterapia e com quimioterapia. Frequentemente são utilizadas em combinação para prover um tratamento mais efetivo.

O tratamento de câncer depende do local inicial, da histologia e do estágio da doença quando diagnosticada. Você precisa estar ciente de que vários pacientes idosos com câncer podem ter a saúde debilitada antes do tratamento, devido a comorbidades, o que aumenta o risco de complicações respiratórias e impacta sua habilidade de colaborar com intervenções de fisioterapia.

É possível que pacientes diagnosticados recentemente tenham pouco entendimento de sua enfermidade atual; por isso, é preciso saber o que seus familiares próximos sabem sobre o diagnóstico. Alguns pacientes apresentam alto nível de ansiedade e podem ter medo de morrer; isso deve ser considerado antes de vê-los.

No fim deste capítulo, você deverá ter:

- Maior consciência das questões pertinentes às pessoas com câncer
- Melhor entendimento da terminologia para ajudá-lo a avaliar e revisar os registros clínicos.

Ambiente

Pacientes de oncologia são encontrados em todos os locais de assistência clínica, o que inclui as enfermarias cirúrgicas e clínicas, as Unidades de Terapia Intensiva (UTI), os ambulatórios e as emergências clínicas.

Alguns são tratados de modo isolado, em quartos individuais, para reduzir a disseminação de patógenos e ajudar as precauções adicionais de controle de infecção, como enfermaria de barreira reversa, que os protege do ambiente. Sua adesão à política de controle de infecções da sua instituição é essencial.

População

Pacientes oncológicos com complicações respiratórias precisam de avaliações e intervenções. Seus sintomas respiratórios podem ser resultantes do câncer em si ou de seu tratamento (p. ex., cirurgia ou quimioterapia). Com frequência, a aparência respiratória é muito similar à de pacientes e condições que você encontrou previamente. Por exemplo, uma paciente com diagnóstico de câncer ginecológico pode estar hospitalizada com exacerbação de doença pulmonar obstrutiva crônica (DPOC).

Especificidades da avaliação

Esteja certo de que você entendeu o Capítulo 2 antes de continuar.

Gerais

- Esta é uma mudança repentina ou gradual da condição?
- Onde está o câncer? Local de início, evidência de disseminação secundária?
- Estágio do tratamento, ou seja, agudo ou paliativo?
- Qual o *status* de reanimação do paciente/limite máximo do tratamento identificado e claro nas anotações?
- Ele está limitado por dor, fadiga, estado nutricional?
- Ele está isolado (paciente hematológico ou neutropênico) e cuidado de barreira reversa para protegê-lo de infecções?

Sistema nervoso central

- Algum sinal de alteração do nível de consciência, possibilidade de metástases cerebrais?
- O impulso respiratório está afetado?
- Quais sedativos/medicamentos ele está tomando/recebendo?

Cardiovasculares

- Estabilidade cardiovascular, incluindo arritmias e suporte (inotrópicos e vasopressores)?
- Ele está exibindo sinais de sepse? (ver Capítulo 10)

(continua)

> **Especificidades da avaliação** (continuação)
>
> - Considere o risco de deterioração rápida, especialmente em pacientes hematológicos
> - Quais são os resultados do sangue? Ele está tomando medicação anticoagulante? Ele está sangrando ativamente? É bastante comum que pacientes oncológicos, em particular aqueles com malignidade hemato-oncológica, tenham plaquetas baixas, o que os coloca em risco de sangramento (ver Apêndice 2)
>
> **Respiratórias**
>
> - Existem sinais de doença torácica não relacionada ao câncer?
> - Pode haver um tumor obstruindo as vias aéreas?
> - Pode haver alterações fibróticas ou intersticiais?
> - Pode ser uma infecção atípica (particularmente em pacientes de hematologia)?
> - Existe efusão pleural?
>
> **Musculoesqueléticas**
>
> - Ele tem metástases ósseas? Isso afeta a mobilização do paciente ou a realização de técnicas respiratórias? Certifique-se de não causar dor ao paciente e que ele obtenha alívio suficiente antes de usar técnicas manuais ou de mobilização. Verifique as restrições de mobilidade com a equipe multiprofissional
> - Existe a possibilidade de compressão da medula espinal? Consulte as políticas da instituição local de acordo com a orientação do National Institute of Health and Care Excellence (NICE) sobre o cuidado manual desses pacientes (NICE 2014).

Raciocínio clínico

Os pacientes se apresentam com problemas similares aos de outros pacientes respiratórios, o que inclui falta de ar, aumento do trabalho respiratório e retenção de escarro (ver Capítulos 5 a 7). As questões de raciocínio clínico, no controle de pacientes oncológicos e hematológicos, dizem respeito aos tratamentos que estão fazendo, às complicações da doença e ao estágio do tratamento, em qualquer lugar entre os cuidados ativos até o gerenciamento de fim de vida (ver Capítulo 9).

Intervenções clínicas

As intervenções são para pacientes que apresentem problemas respiratórios secundários a:

- Depressão da medula óssea

- Oncologia aguda
- Oncologia metastática
- Cuidados de fim de vida.

As possíveis intervenções e considerações para o tratamento estão destacadas, bem como a identificação de quando a fisioterapia pode não ser apropriada, nas Tabelas 12.1 a 12.4.

Tabela 12.1 Depressão da medula óssea.

- Efeito colateral da quimioterapia
- Aumento do risco de infecção
- Mais comum em cânceres hematológicos (leucemia, mieloma e linfoma)
- Inclui neutropenia (baixa contagem de leucócitos), trombocitopenia (baixa contagem de plaquetas) e anemia (baixa hemoglobina)

Problemas comuns	Recomendações
Neutropenia e sepse neutropênica	Neutropenia: • Baixa contagem de leucócitos ($< 0,5 \times 10^9$ ℓ) • Torna difícil elaborar uma resposta normal à infecção. O paciente pode apresentar tosse improdutiva e dificuldade crescente para respirar; use o posicionamento funcional para ajudar no controle da respiração Sepse neutropênica: • Temperatura acima de 38°C • Baixa contagem de leucócitos ($< 0,5 \times 10^9$ ℓ)
Trombocitopenia **Perigo**	• Baixa contagem de plaquetas ($< 150 \times 10^9$ ℓ) • As plaquetas previnem o sangramento, e uma contagem baixa é a causa mais frequente de sangramento em pacientes hemato-oncológicos • Pacientes febris ou sépticos não mantêm os níveis de plaquetas e requerem suporte extra com transfusões de plaquetas • Todos os hospitais devem ter uma política sobre quando transfundir • Em geral, as plaquetas são transfundidas quando os níveis caem entre 10 e $20 \times 10^9/\ell$

(continua)

Tabela 12.1 Depressão da medula óssea. (continuação)

Problemas comuns	Recomendações
	• As intervenções de fisioterapia devem ocorrer durante ou imediatamente após a transfusão de plaquetas • Comunique-se com a equipe médica em relação ao alvo da contagem de plaquetas e faixa normal do paciente Esses pacientes podem ser tratados, mas requerem extrema cautela. Se você não tiver certeza, peça ajuda! • Contagem de plaquetas • Sangramento ativo • Minimize a intervenção se houver sangramento ativo, ou seja, exercícios de posicionamento e respiração • Se precisar de sucção, certifique-se de que as contagens de plaquetas estejam acima de 20 × 10^9/ℓ (verifique a política local/procure orientação médica) • A aspiração é permitida enquanto as plaquetas estão sendo transfundidas • Técnicas manuais, ou seja, percussão e vibrações podem ser usadas para auxiliar na eliminação da secreção de vias aéreas, se não houver outra opção. Use uma toalha para diminuir o risco de hematomas e garantir o conforto do paciente
Anemia	• Contagem baixa de hemoglobina (Hb) (< 135 g/ℓ em homens e < 115 g/ℓ em mulheres) • A anemia ocorre em neoplasias hematocológicas devido à diminuição da produção de glóbulos vermelhos, ao processo primário da doença ou à perda de sangue na cirurgia • A maioria dos centros tenta manter o nível de Hb do paciente > 80 g/ℓ • Os pacientes podem apresentar falta de ar durante o esforço, porque o sangue é incapaz de transportar oxigênio suficiente para os músculos do corpo, aumentando, assim, a demanda no sistema respiratório e o trabalho respiratório (TR) (ver Capítulo 7) • Se a fisioterapia não for adequada, o tratamento clínico deve reverter os sintomas

Tabela 12.2 Oncologia aguda.

Problemas frequentes	Recomendações
Tumor que obstrui as vias aéreas	• O câncer de pulmão primário pode causar obstrução das vias aéreas, atelectasia e/ou consolidação atrás do tumor e inflamação ao redor do tumor • O paciente pode ter estridor, exigindo intervenção médica urgente • O paciente pode parecer produtivo • A fisioterapia não é apropriada para eliminar as secreções por trás de um tumor • Garanta um bom posicionamento funcional para reduzir o trabalho respiratório, oxigenoterapia, analgesia adequada e monitoramento • A fisioterapia pode ser apropriada após a terapia primária ter reduzido o tumor
Mucosite	• A inflamação da mucosa da boca e da garganta é um efeito colateral comum durante e após a quimioterapia e/ou a radioterapia • A produção excessiva de secreções espessas e mucoides no sistema respiratório superior com irritação na boca e a ulceração são comuns • O paciente tem dificuldade para eliminar as secreções e corre o risco de aspiração • A mucosite pode ser confundida com infecção torácica • Forneça orientações sobre exercícios respiratórios e uso de técnicas de expiração forçada de alto volume para desobstruir as vias aéreas superiores • Evite a sucção Yankauer se possível, pois pode exacerbar os sintomas • Nebulizadores regulares de solução salina mucolítica/hipertônica podem ajudar a fluidificar as secreções, tornando-as mais fáceis de eliminar (consulte a política local da instituição) • A infecção torácica pode coexistir e deve ser tratada de acordo

(continua)

Tabela 12.2 Oncologia aguda. *(continuação)*

Problemas frequentes	Recomendações
Aspergilose	• Infecção fúngica oportunista • Ocorre com neutropenia prolongada ou depressão grave da medula óssea • O aspergiloma broncopulmonar pode causar lesões cavitantes e invadir arteríolas e pequenos vasos • Os sintomas incluem mal-estar, perda de peso, febre e tosse produtiva e/ou hemoptise • Se houver expectoração infectante, use técnicas de desobstrução das vias aéreas, incluindo técnicas manuais suaves • Não usar fisioterapia, se houver hemoptise leve
Pneumonia por *Pneumocystis jiroveci* (anteriormente *carinii*; PPC)	• Infecção oportunista em pacientes imunocomprometidos, causando inflamação nos pulmões • Os organismos danificam o revestimento alveolar e produzem um exsudato espumoso • Os sintomas incluem tosse seca, aumento da frequência respiratória, falta de ar, hipoxemia e febre • A ausculta pode revelar crepitações finas e difusas • A radiografia geralmente mostra uma névoa na região hilar, desenvolvendo-se em sombra simétrica difusa ("borboleta") • O tratamento médico inclui oxigenoterapia, suporte respiratório e antibióticos • Orientações de fisioterapia sobre posicionamento funcional para relaxamento, controle da respiração e mobilização podem ajudar

(continua)

Tabela 12.2 Oncologia aguda. *(continuação)*

Problemas frequentes	Recomendações
Pneumonite	• Condição inflamatória que pode ser progressiva • Induzida por radiação, relacionada ao consumo de substâncias lícitas e ilícitas ou de origem viral (p. ex., citomegalovírus ou vírus sincicial respiratório [VSR]) • O paciente apresenta tosse seca, aumento da frequência respiratória e falta de ar • O tratamento clínico é feito com esteroides em altas doses em fases agudas • Em pacientes com autoventilação, o VSR é tratado com ribavirina nebulizada Este nebulizador é **perigoso** – use equipamento de proteção pessoal adequado, incluindo máscara (consulte a política da instituição sobre os limites de sua atuação para obter instruções de administração) • Orientações de fisioterapia sobre posicionamento para relaxamento e controle da respiração podem ajudar
Coagulação intravascular disseminada	• Distúrbio hemorrágico com alteração do mecanismo de coagulação do sangue • Resultado de um processo de doença subjacente (sempre uma condição secundária) • As principais causas nesta população são sepse grave e leucemia promielocítica aguda • Cuidado com as intervenções de fisioterapia, devido ao risco de hemorragia; sem técnicas manuais

Tabela 12.3 Oncologia metastática.

Problemas frequentes	Recomendações
Risco de compressão da medula espinal	- Causado por câncer primário ou metastático por compressão extradural ou intradural na medula espinal - Uma emergência oncológica; o tratamento (se apropriado) – cirurgia, radioterapia ou, ocasionalmente, quimioterapia – é vital para minimizar a deterioração neurológica - Pode ocorrer em qualquer nível da coluna, caracterizada por perda motora e sensorial abaixo do nível de compressão, com alterações na bexiga e no intestino - O paciente pode ter dificuldades respiratórias, dependendo do nível de compressão. Os músculos abdominais também podem ser comprometidos, reduzindo a capacidade de tossir - As opções de fisioterapia dependem de estabilidade da coluna, condição do paciente e controle da dor - Esteja ciente dos protocolos da instituição, especialmente se estiver reposicionando o paciente - Verifique com os médicos a respeito da estabilidade da coluna antes de iniciar a fisioterapia (ver Capítulo 14) - As intervenções podem incluir posicionamento funcional, ciclo ativo de técnica respiratória, tosse assistida e respiração com pressão positiva intermitente, se indicado (ver Capítulo 9)
Risco de doença metastática óssea	- Com frequência associada à dor; pode causar fratura patológica e hipercalcemia - Comum em pacientes com câncer de mama, de próstata, de pulmão e mieloma - Geralmente afeta ossos longos ou planos do esqueleto - Verifique a presença de doença óssea antes da fisioterapia respiratória com base nos laudos de exames radiológicos/de tomografia computadorizada, se disponíveis

(continua)

Tabela 12.3 Oncologia metastática. *(continuação)*

Problemas frequentes	Recomendações
	• Analgesia adequada deve ser administrada antes do tratamento • A percussão suave com uma das mãos pode ser usada, se necessário, com uma toalha para amortecimento • Use vibrações torácicas (mesmo com metástases nas costelas) se nenhuma outra técnica for bem-sucedida para a eliminação do escarro • Pode ocorrer fratura de costela – **cuidado** • Certifique-se de que o paciente possa expressar seu desconforto/dor
Hipercalcemia	• Níveis elevados de cálcio sérico geralmente associados à presença de doença metastática óssea • Os sintomas incluem confusão, letargia, náuseas e vômitos, prisão de ventre e sede • Você precisa estar ciente dessa condição, pois os sintomas podem comprometer o tratamento
Efusão pleural	• Quantidade excessiva de líquido no espaço pleural • Os sintomas incluem palidez, cianose, dispneia, aumento da frequência respiratória, diminuição dos sons respiratórios e embotamento no lado afetado, diminuição da saturação de oxigênio (Sp_{O_2}) e dor no peito • A efusão pleural pode ser identificada na radiografia de tórax (RXT) • Causa colapso do tecido pulmonar circundante • O tratamento médico inclui toracocentese/punção pleural ou inserção de dreno intrapleural (ver Capítulo 11)

(continua)

Tabela 12.3 Oncologia metastática. *(continuação)*

Problemas frequentes	Recomendações
Obstrução da veia cava superior (VCS)	• Causa primária ou metastática • Resulta de compressão externa ou obstrução interna da VCS • Associada ao câncer de pulmão, com compressão direta de massa no brônquio – fonte direito, ou linfoma, com compressão dos linfonodos mediastinais ou paratraqueais • Apresenta-se com inchaço do pescoço, da parte superior do tronco e da extremidade superior, dispneia com hipoxia, tosse e dor no peito • O tratamento médico é essencial com radioterapia ou quimioterapia • Fisioterapia não é apropriada
Ascite	• Excesso de líquido na cavidade peritoneal • Sintomas de distensão e desconforto abdominal, náuseas e vômitos, edema nas pernas e dispneia • O tratamento médico é feito com medicamentos e drenagem da cavidade peritoneal via cateter (paracentese) • A ascite compromete a excursão diafragmática • O posicionamento é difícil • Fisioterapia não é apropriada • Orientações sobre sentar-se inclinado para frente/deitado de lado podem ajudar
Linfangite carcinomatosa	• Infiltração difusa dos vasos linfáticos dos pulmões por células cancerosas • Os sintomas incluem dispneia, tosse e/ou dor torácica pleurítica e cianose central • O tratamento médico é com terapia medicamentosa (corticosteroides e oxigenoterapia) • Fisioterapia não é apropriada • Orientações sobre posicionamento podem ajudar no controle da respiração

Tabela 12.4 Cuidados de fim de vida.

Os limites do atendimento dependem da gravidade do tumor e dos sintomas. Como resultado, um paciente pode não estar apto para reanimação ou intervenções, como ventilação invasiva ou encaminhamento para cuidados intensivos. É possível que ele se beneficie de sua contribuição para manejar seu comprometimento respiratório.
Esteja ciente de que os limites do tratamento podem não ser indicativos de fim de vida.

Problemas comuns	Recomendações
Estertor da morte	• Barulho produzido por secreções na parte de trás da garganta, oscilando no tempo, com a inspiração e a expiração • Pode ser angustiante para parentes, cuidadores e outros pacientes • Os agentes antissecretores são úteis (p. ex., glicopirrônio ou hioscina) • A fisioterapia não é apropriada, mas a explicação de que o paciente não está angustiado pode aliviar a ansiedade das famílias • Conselhos sobre o posicionamento podem ser benéficos • Não incentive a sucção, pois pode aumentar ainda mais as secreções
Inquietação terminal	Comum no período imediatamente precedente à morte O uso de sedação pode ser necessário para manter o paciente confortável

As intervenções de fisioterapia são limitadas nesses estágios, mas você pode encaminhar ou entrar em contato com a equipe de cuidados paliativos ou de controle de sintomas para revisão.
Pode ser angustiante; talvez você se sinta impotente nessas situações, mas deve reconhecer suas limitações profissionais. Procure o apoio de colegas.

Equipamento

Alguns equipamentos específicos são frequentemente usados no cenário do câncer. Alguns estão descritos a seguir.

Cateter Hickman

- Usado para acesso venoso a longo prazo
- Tunelado sob a pele, um cateter é introduzido através da veia subclávia e sai no meio da parede torácica anterior
- A ponta fica na veia cava superior (VCS) ou no átrio direito.

Cateter central inserido perifericamente

- Inserido em uma das grandes veias do braço, perto do cotovelo
- Um cateter longo, fino e flexível é inserido até que a ponta fique em uma veia grande logo acima do coração
- O cateter central inserido perifericamente pode ser usado para administrar quimioterapia, antibióticos, líquidos intravenosos e suporte nutricional.

Driver de seringa

- Bomba de infusão portátil operada por bateria
- Usado para administração contínua de medicamentos por via subcutânea
- Analgésicos, antieméticos, dexametasona e sedativos ansiolíticos.

Infusão epidural (por meio de um cateter interno na coluna vertebral ou cateter intratecal)

- Analgesia epidural é a administração de analgésicos no espaço epidural
- Usado para controle da dor pós-operatória ou tratamento de dor crônica intratável.

Observações

- Verificar hemogramas
- Os pacientes se cansam rapidamente, portanto, escolha os tratamentos curtos
- Considere analgesia; não se esqueça da importância do posicionamento para pacientes com dor
- Modifique os tratamentos se houver doença metastática óssea; esteja ciente do risco de compressão da medula espinal
- Posicione o paciente para falta de ar e aumento do trabalho respiratório; não se apresse!
- Cuidados no fim da vida: pense no conforto

Leitura recomendada

Dougherty, L., Lister, S., 2015. The Royal Marsden Hospital Manual of Clinical Nursing Procedures, ninth ed. Blackwell Science Ltd, Oxford.

Grundy, M., 2006. Nursing in Haematological Oncology, second ed. Bailliere Tindall, London.

Hoffbrand, A.V., Shaw, P.A.H., 2015. Essential Haematology, seventh ed. Wiley Blackwell, Oxford.

Macmillan, 2018. Physical Activity Guidelines for People with Metastatic Bone Disease. Macmillan, London. Available at: https://www.macmillan.org.uk/_images/physical-activity-for-people-with-metastatic-bone-disease-guidance_tcm9-326004.pdf.

NICE, 2014. Metastatic Spinal Cord Compression In Adults. Available at: https://www.nice.org.uk/guidance/qs56.

Walshe, C., Preston, N., Johnston, B., 2017. Palliative Care Nursing: Principles and Evidence for Practice, third ed. Open University Press, London.

Capítulo **13**

Trabalho na Unidade de Terapia Intensiva

Susan Calvert e Amy Bendall

Introdução

A Unidade de Terapia Intensiva (UTI) inicialmente pode ser assustadora, mas é um dos lugares mais seguros para trabalhar, pois tem uma equipe experiente e informações prontamente disponíveis em gráficos e monitores para apoiá-lo na hora de tomar decisões clínicas certas.

Você pode encontrar pacientes gravemente enfermos localizados em outras partes do hospital, que pode contar com equipes de atendimento intensivo para apoiar esse tipo de atendimento. Este capítulo descreverá apenas os cuidados de fisioterapia prestados em UTI.

Ao fim deste capítulo, você deverá ser capaz de:

- Identificar as principais diferenças na avaliação entre um paciente em UTI e um em enfermaria
- Interpretar acessórios/monitoramentos comuns na UTI e seu significado para o fisioterapeuta
- Identificar considerações específicas para a fisioterapia respiratória na UTI.

Ambiente

Na UTI, há muitos tipos de equipamentos, medicamentos, alarmes e ruídos que não são familiares. Se for o caso, use a experiência do enfermeiro do leito para ajudá-lo. Com frequência, soam alarmes em ambiente de terapia intensiva – verifique qual é a causa e determine se alguma ação imediata é necessária. Troque informações com o enfermeiro do leito e sempre verifique antes de silenciar os alarmes.

Mesmo que o paciente esteja sedado, continue a falar com ele como se estivesse acordado. Todo esforço deve ser feito para facilitar a comunicação. Com um paciente que esteja mesmo ligeiramente acordado, use estratégias de comunicação, como fazer perguntas fechadas, caneta e papel, gráficos apontadores e placas do alfabeto para ajudar.

A *classificação de terapia intensiva* indica a dependência que cada paciente tem, independentemente da localização no hospital (Tabela 13.1.)

Os padrões essenciais para UTIs no Reino Unido recomendam um modelo de unidade fechada de terapia intensiva, onde o atendimento é conduzido por um especialista em Medicina

Tabela 13.1 Classificação dos pacientes em terapia intensiva.

Nível 0	Pacientes cujas necessidades possam ser atendidas por meio de cuidados típicos de enfermaria em um hospital de emergência
Nível 1	Pacientes cuja condição esteja em risco de deterioração ou que tenham sido recentemente transferidos de níveis superiores de atendimento, cujas necessidades possam ser atendidas em uma enfermaria de emergência com orientação adicional e apoio da equipe da UTI
Nível 2	Pacientes que precisem de observação mais detalhada ou intervenção, incluindo aqueles que precisem de apoio para um único sistema de órgão com falha ou cuidados pós-operatórios e aqueles que estejam "descendo" de níveis superiores de cuidados *Requer um cuidado da equipe de enfermagem na razão mínima de 1:2*
Nível 3	Pacientes que requerem suporte respiratório avançado sozinho ou suporte respiratório básico juntamente a apoio de pelo menos dois sistemas de órgãos. Inclui todos os pacientes complexos que requerem suporte para falha de múltiplos órgãos *Requer um cuidado da equipe de enfermagem na razão mínima de 1:1*

Diretrizes para a prestação de serviços de terapia intensiva; Edição 1.1, 2016. *UTI*, Unidade de Terapia Intensiva.

Intensiva, pois demonstrou ser um sistema que diminuiu a mortalidade e a morbidade. Alguns hospitais separam as pessoas que precisam de "alta dependência" (nível 2) daquelas que precisam de "cuidados intensivos" (nível 3); outros cuidam de ambos os níveis na mesma unidade.

População

Os pacientes em UTI dependem do tamanho do hospital e dos serviços especializados fornecidos. Essencialmente, qualquer internação hospitalar pode se deteriorar e exigir intervenções mais avançadas. A Tabela 13.2 resume as apresentações clínicas mais comuns em UTI (ver Capítulos 14 e 15 para detalhes cardiotorácicos e neurológicos).

Tabela 13.2 Apresentações clínicas mais frequentes nas Unidades de Terapia Intensiva (UTIs).

	Especialidades	Condições frequentes
Clínica	Respiratória, cardiologia, endocrinologia e diabetes, gastrenterologia, hepatologia	Pneumonia adquirida na comunidade, parada cardíaca fora do hospital (OOHCA, out of hospital cardiac arrest), cetoacidose diabética, doença hepática alcoólica descompensada
Cirúrgica e câncer	Eletiva ou de emergência, gastrintestinal (GI) superior e inferior, urologia e renal, vascular, oncologia e hematologia	Esofagogastrectomia, laparotomia (p. ex., hemicolectomia), cistoprostatectomia, nefrectomia, amputação, sepse neutropênica
Traumatismo e ortopedia	Eletiva ou traumatológica	Artroplastia total de quadril/joelho, cirurgia da coluna, costelas fraturadas, politraumatismo (p. ex., após acidentes de trânsito)

Sepse

Sepse é uma causa frequente de admissão em UTI. É uma síndrome de anomalias fisiológicas, patológicas e bioquímicas induzidas por infecção e pode complicar qualquer uma das condições na Tabela 13.2.

Volte para "Sinais de alerta precoce de sepse" (ver Capítulo 10) e familiarize-se com o algoritmo NG51 (2017) do National Institute for Health and Care Excellence (NICE) e as diretrizes da sua instituição para sepse.

Especificidades da avaliação de fisioterapia

Os médicos adotam abordagens diferentes para a avaliação – a abordagem de ABCDE funciona bem em situações agudas, garantindo a adoção de uma ordem lógica. O Capítulo 2 oferece essa informação e uma abordagem de avaliação baseada em sistemas diferentes; veja qual funciona melhor para você ou siga o sistema recomendado pela sua instituição.

A – Vias aéreas (airways)

Os pacientes são autoventilados ou têm uma "via aérea de suporte", como um tubo intratraqueal (TI) ou traqueostomia. Para aqueles com vias aéreas de suporte, verifique:

- *A via aérea está pérvia?* Você consegue passar o cateter de sucção completamente? Eles têm uma concentração de CO_2 exalado ($EtCO_2$) ao fim da respiração (ver mais adiante) visível? Em caso de traqueostomia, verifique o tubo interno
- *A via aérea está na posição correta?* Os números na lateral do TI mostram a profundidade de inserção. Verifique se não foi empurrado ou puxado, pois isso pode afetar a ventilação do paciente.

B – Respiração (breathing)

Se o paciente estiver usando um aparelho de ventilação mecânica (VM), não complique demais! Olhe, ouça, sinta, pense.

O que você avaliaria em um paciente com respiração espontânea: a oxigenação e a ventilação estão adequadas? (ver Capítulo 2).

(continua)

B – Respiração (*breathing*) (*continuação*)

Ao ouvir o tórax de um paciente ventilado, considere os ruídos estranhos (p. ex., água nos tubos do aparelho de VM ou vazamento de ar ao redor do manguito). Às vezes, quando um paciente está recebendo respirações em volumes correntes e/ou tem uma pressão positiva expiratória final (PEEP) alta, há turbulência reduzida no fluxo de ar; portanto, os sons adicionados são menos óbvios, tornando o som do tórax claro. Para avaliar as secreções retidas, as vibrações expiratórias e a palpação da parede torácica podem ser úteis.

Diferenças no monitoramento de terapia intensiva

- *Saturação de oxigênio*: se um paciente estiver com comprometimento periférico (sem um bom suprimento de sangue periférico), o monitoramento da saturação de oxigênio (Sp_{O_2}) será feito por meio de um oxímetro de orelha ou faixa de cabeça, em vez de um oxímetro de dedo. Os oxímetros devem ser usados apenas nas áreas para as quais foram projetados. Caso contrário, as leituras podem ser imprecisas
- *Capnografia*: $EtCO_2$ pode confirmar a posição correta das vias aéreas e fornecer uma tendência que sugere se a ventilação está melhorando ou piorando (a gasometria arterial [GA] deve confirmar isso).

Aparelhos de ventilação mecânica

Existem diversos modelos de aparelhos de VM; durante sua integração, familiarize-se com o equipamento da sua unidade. Conceitos frequentes se aplicam à maioria dos pacientes ventilados:

- *Controle* versus *suporte*. No modo controle, o paciente não faz nenhum esforço, e o aparelho de VM controla todos os elementos da respiração. Em modo suporte, o aparelho de VM auxilia os próprios esforços do paciente
- *Pressão* versus *volume*. Se a pressão for controlada, o volume irá variar dependendo da complacência pulmonar (ou seja, a facilidade com que os pulmões se enchem). Alternativamente, se o volume for controlado, a pressão irá variar de acordo com a complacência
- *PEEP*. Trata-se de uma pressão imobilizadora que ajuda a manter os pulmões abertos durante a expiração para melhorar a oxigenação. Evite desconectar o paciente do aparelho de VM se a PEEP for maior que 10 cmH_2O

- *Suporte de pressão ou pressão de pico nas vias aéreas.* Mostra quanta ajuda (pressão) um paciente está exigindo na inspiração. Se a complacência pulmonar cair, é necessário mais pressão para garantir a ventilação adequada.

C – Circulação (ver Capítulo 2 para mais detalhes)

- *Frequência cardíaca*: três derivações de eletrocardiograma (ECG) – vermelha, amarela, verde – fornecem um traçado de ECG básico. Procure ritmo sinusal normal – é regular? Verifique com o enfermeiro ou o médico se você observar padrões ou taxas incomuns
- *Pressão arterial* (PA): frequentemente é monitorada de forma invasiva por um "tubo arterial" colocado nas artérias radial ou femoral. Analise leituras muito altas ou muito baixas, bem como as incomuns para o paciente. A pressão arterial média é considerada melhor indicador de perfusão de órgãos do que a pressão sistólica e é com frequência registrada e referida na UTI
- *Temperatura*: pode ser controlada artificialmente (p. ex., após OOHCA) para diminuir a taxa metabólica ou quando uma temperatura perigosamente alta estiver presente. Podem-se usar bolsas de gelo ou um cateter de troca de calor intravascular, que circula água fria por meio de um tubo inserido na veia femoral
  Se houver hipotermia (especialmente se o paciente estiver passando por terapia de substituição renal), pode-se usar um cobertor aquecedor
- *Medicação de apoio*: fármacos vasoativos, como dobutamina (inotrópica), norepinefrina, vasopressina, metaraminol (vasopressores), podem ser usados para dar suporte à PA se ela estiver baixa. Observe a quantidade/dose e se essas infusões estão estáticas, aumentando ou diminuindo – isso indica estabilidade cardiovascular e pode orientá-lo quanto a precauções ou contraindicações para intervenções
- *Equilíbrio hídrico*: o cálculo da diferença entre a entrada e a saída de líquidos é registrado em gráficos e fornece informações sobre hipovolemia (quando a saída de líquidos excede a entrada) e hipervolemia (quando a entrada de líquidos excede a saída). O débito urinário é um guia para a perfusão renal e o débito cardíaco. Isso é medido regularmente em UTIs – consulte os valores normais para as faixas-alvo (ver Apêndice 2)
- *Pressão venosa central*: é medida por meio de um cateter venoso central inserido pela veia jugular interna ou subclávia. Ela reflete a quantidade de sangue que retorna ao coração e a pressão no átrio direito (p. ex., seria diminuído com hipovolemia)
- *Outro monitoramento invasivo* (p. ex., débito cardíaco contínuo de contorno de pressão arterial, bomba de balão intra-aórtico, fios de estimulação [ver Capítulo 15]).

D – Deficiência

Se o paciente estiver gravemente indisposto, a avaliação do estado neurológico em geral é o foco, com a avaliação da função musculoesquelética concluída conforme o paciente melhora clinicamente. No entanto, não se esqueça de que a amplitude de movimento restrita e o tônus muscular alterado têm impacto nas intervenções de fisioterapia para melhorar a função cardiorrespiratória (p. ex., ventilação/perfusão [$\dot{V}/\dot{Q}$] e/ou drenagem de secreções retidas). Portanto, a verificação da função musculoesquelética é necessária – mesmo em pacientes muito indispostos.

A avaliação do estado neurológico de um paciente (ver Capítulo 2) deve ser concluída conforme necessário para sua apresentação clínica.

Considerações sobre terapia intensiva

- O *nível de consciência* pode ser avaliado por meio da Escala de Coma de Glasgow (GCS); quando intubado, a resposta verbal máxima é 1 (porque o paciente não será capaz de produzir sons). Isso reduz automaticamente a GCS dos pacientes intubados para 11, mesmo se eles estiverem completamente alertas. A ferramenta mais rápida de pontuação AVPU é usada com frequência (ver Capítulo 2)

- O *nível de cooperação* pode ser avaliado com cinco perguntas padronizadas (SQ5), que envolvem pedir ao paciente para realizar cinco tarefas diferentes (p. ex., abrir e fechar os olhos). Cada resposta correta vale 1 ponto (um paciente totalmente acordado e cooperativo alcançará uma pontuação de 5 pontos). Esta é uma medida útil quando você avalia a força muscular voluntária e as opções de mobilização

- O *uso de sedação* visa minimizar o desconforto do paciente e maximizar a eficiência da VM para facilitar a extubação traqueal o mais rápido possível. Sedativos comumente prescritos pelos médicos são benzodiazepínicos (p. ex., midazolam) e propofol, com frequência combinados com analgésicos (p. ex., morfina e fentanila) para reduzir a dor, melhorar a tolerância ao tubo endotraqueal (TET) e reduzir a dispneia

- Na UTI, a *Richmond Agitation and Sedation Scale* (RASS) é uma escala de sedação aplicada de rotina. O sistema de pontuação de sedação usado em sua unidade estará nas tabelas para você consultar e interpretar

- O *delirium* é caracterizado como distúrbio da consciência e cognição que se desenvolve em um curto período e flutua ao longo do tempo. O Método de Avaliação de Confusão para a Unidade de Terapia Intensiva (CAM UTI) é comumente usado para identificação. Leve o delírio em consideração ao planejar suas intervenções
- Agentes de *bloqueio neuromuscular (paralisantes)* (p. ex., atracúrio) facilitam a intubação, procedimentos menores e ventilação invasiva e podem reduzir a pressão intracraniana e intra-abdominal. Os efeitos colaterais negativos incluem aumento do risco da doença crítica polineuropatia, reflexo de tosse reduzido e transtorno de estresse pós-traumático
- *Monitoramento invasivo*, como parafusos de pressão intracraniana (PIC), são usados para medir a pressão no cérebro após uma lesão neurológica grave (ver Capítulo 14)
- *Estabilidade da coluna*. Lesão espinal pode causar déficit neurológico. Existem diretrizes rígidas de manuseio e posicionamento para proteger a medula espinal de danos futuros. Em caso de dúvida, trate como uma lesão "instável" (ver Capítulo 14).

E – Exposição

Considere outros sistemas ou informações do corpo ainda não abordados. Como a exposição do corpo do paciente com frequência é necessária para coletar informações, garanta que sua dignidade e conforto sejam mantidos em todos os momentos.

- *Investigações laboratoriais*: os resultados hematológicos e bioquímicos comumente observados incluem: hemoglobina (Hb); contagem de leucócitos (CL); plaquetas (PLTs); tromboplastina parcial ativada (TTPA); razão normalizada internacional (RNI); sódio; potássio; ureia; creatinina: proteína C reativa (PCR); lactato; bilirrubina; albumina. Familiarize-se com o significado desses resultados para a fisioterapia. Esta lista não é exaustiva, e pode haver outras pertinentes a condições específicas que você precise entender
- *Abdome*: algumas condições causam distensão abdominal, o que restringe a expansão basal e pode levar à perda de volume. Procure hérnias, estomas e tubos de alimentação por gastrostomia endoscópica percutânea (PEG) para adaptar o manuseio/movimentação de acordo com a situação

(continua)

E – Exposição (continuação)

- Habitus *corporal*: considere o índice de massa corporal (IMC) – a função respiratória é afetada pela obesidade e pela desnutrição por diferentes razões. Ambos os extremos precisam ser considerados com técnicas manuais ou posicionamento corporal total. Ver também "peso corporal ideal" para ventilação
- *Nutrição*: sondas nasogástricas (NG) são comuns na UTI devido a distúrbios na função gastrintestinal e/ou incapacidade de ingestão oral. GEPs e tubos de nasojejunostomia são usados para facilitar a alimentação enteral (por meio do intestino), mas é possível adotar nutrição parenteral total (diretamente no sangue por intermédio do tubo central)
- *Outras considerações*: verifique as feridas e drenos à procura de evidências de perda de líquido ou sangramento; pergunte ao enfermeiro sobre outras perdas de líquido (p. ex., diarreia) ou sangramento.

Raciocínio clínico: junção de tudo

Considere cada descoberta da avaliação e o que ela sugere (ver Capítulos 5 a 8). Lembre-se: seja lógico e considere em quais problemas a fisioterapia é útil, quando as precauções/contraindicações podem impedir as intervenções de fisioterapia ou se o problema requer apenas tratamento clínico/cirúrgico.

Intervenções clínicas

Muitas intervenções usadas em pacientes de enfermaria são aplicáveis à UTI. As intervenções mais simples, como posicionamento correto, com frequência são as mais eficazes (ver Capítulo 9).

Às vezes, o tratamento fisioterapêutico não é necessário; por exemplo, se um paciente tem tosse eficaz e as secreções são eliminadas facilmente na sucção, uma ação adicional não seria necessária, a menos que as secreções comprometam a função respiratória. Certifique-se de que o paciente receba orientação sobre posicionamento, uso de acessórios (p. ex., umidificação) e que seja monitorado quanto a mudanças em sua condição que possam necessitar de reavaliação e tratamento.

Na UTI, onde o paciente pode ficar instável, tente mudar uma coisa de cada vez. Por exemplo, se você reposicionar o paciente deitado do lado esquerdo, não inicie um nebulizador imediatamente, pois pode não ficar claro o que fez a diferença. Faça a mudança enquanto monitora de perto o paciente e, quando estiver satisfeito com a estabilidade, continue com intervenções adicionais.

Tratamentos para retenção de escarro

- *Posicionamento para correspondência $\dot{V}/\dot{Q}$ e drenagem postural*: os protocolos/guias de cuidados com o aparelho de VM aconselham o posicionamento do paciente com a cabeça elevada entre 30 e 45°; portanto, evite inclinar a cabeça para baixo. Considere pausar a alimentação enteral e esvaziar os tubos NG para evitar aspiração. Lembre-se: quando um paciente está em suporte ventilatório (ou qualquer dispositivo de pressão positiva), o ar segue o caminho de menor resistência; portanto, com o paciente deitado de lado, os pulmões não dependentes (superior) têm melhor ventilação
- A *aspiração* pode ser realizada com relativa facilidade em um paciente ventilado se um "cateter de aspiração em linha" ou "sistema de aspiração fechado" estiver presente, pois eles minimizam o tempo de desconexão do aparelho de VM. A aspiração aberta também é frequente em UTIs. Certifique-se de se familiarizar com as normas da instituição em relação a esses procedimentos
- As *técnicas manuais* podem causar leituras incorretas do ECG. Pare a técnica e verifique se a leitura retorna ao seu ritmo normal antes de recomeçar
- *Aumentar a tosse* pode ser necessário para controlar a retenção de secreção em vias aéreas (ver Capítulo 9)
- Os nebulizadores podem ser administrados a um paciente ventilado usando um conector em T
- A umidificação do circuito do aparelho de VM pode ser aumentada passivamente usando uma unidade de troca de calor e umidade. Este é um filtro que coleta o calor e a umidade na expiração do paciente, que é então captada e devolvida na próxima inspiração. A umidificação ativa também pode ser obtida usando um sistema de vapor de água aquecido na temperatura ideal de 37°C na boca.

Tratamentos para volumes pulmonares reduzidos

- *Posicionamento*: posições elevadas promovem aumento dos volumes pulmonares. Se um paciente estiver suficientemente estável, a movimentação fora da cama é o modo mais simples de aumentar o volume pulmonar. Vários acessórios e tubos não devem ser uma barreira para a mobilização, mas são necessários um planejamento e avaliação de risco cuidadosos para garantir que a mobilização seja alcançada com segurança. No paciente muito hipóxico, o posicionamento em prona pode ser usado para ajudar as áreas posterior e dorsal dos pulmões a se reexpandirem e otimizar a relação $\dot{V}/\dot{Q}$
- *O ciclo ativo de técnica respiratória e a respiração com pressão positiva intermitente (RPPI)* podem ser usados no tratamento de volumes pulmonares reduzidos (com autoventilação e pacientes acordados). A hiperinsuflação manual (HM) ou a hiperinsuflação com o aparelho de VM produz efeitos semelhantes em um paciente ventilado. Se você não dominar a técnica ou se não estiver seguro nesses procedimentos, converse com um médico ou enfermeiro sênior, que será capaz de realizar a técnica enquanto você realiza o posicionamento funcional do paciente, as técnicas manuais e a aspiração das vias aéreas
- *Remoção da causa* da redução dos volumes pulmonares pode ser eliminação da expectoração ou redução da compressão externa do tórax (p. ex., distensão abdominal secundária a constipação intestinal ou ascite).

Considerações sobre o tratamento

- *PEEP maior que 10*: evite a desconexão do circuito do aparelho de VM (p. ex., para insuflação:exsuflação mecânica ou HM) e sucções longas/repetidas, pois elas causam perda da pressão que imobiliza os pulmões abertos, produzindo colapso alveolar crescente e piora da oxigenação
- *A síndrome do desconforto respiratório agudo (SDRA)* é uma doença pulmonar inflamatória aguda. Ela afeta os pulmões em um padrão heterogêneo; assim, alguns alvéolos ficam rígidos e espessados, tornando as trocas gasosas mais difíceis, enquanto outros alvéolos não são afetados. Para evitar lesões nos alvéolos não afetados e piorar os afetados, volumes correntes baixos e PEEP alta são usados com VM. Nesses pacientes, as técnicas de hiperinsuflação devem ser evitadas,

pois a pressão positiva move-se predominantemente para os alvéolos não afetados, que são mais complacentes e causam mais distensão
- Certifique-se de que não haja ressalvas/contraindicações para intervenções de fisioterapia, como coagulopatia (plaquetas baixas), tórax instável, perda de integridade da pele (queimaduras/enxertos de pele), pressão intracraniana aumentada ou instável e instabilidade cardiovascular. Tais condições devem ser levadas em consideração, e os tratamentos modificados ou não concluídos, dependendo da apresentação clínica. A equipe de fisioterapia sênior e membros da equipe multiprofissional (p. ex., especialista/enfermeiro da UTI) podem apoiar os fisioterapeutas juniores, discutindo a apresentação clínica e apoiando a tomada de decisão clínica
- A mobilização melhora a função respiratória e o bem-estar psicológico e promove a independência funcional. Deve, portanto, ser usada quando o paciente estiver clinicamente apto. Há uma série de algoritmos e diretrizes publicados que fornecem orientação e consenso sobre quando é seguro completar a mobilização, inclusive a avaliação fisiológica do paciente, a consideração de acessórios (p. ex., tubos invasivos e monitoramento), o controle de sedação e os fatores ambientais. Durante a sua admissão, familiarize-se com as diretrizes NICE CG83 (2009) e o Padrão de Qualidade (QS158), para a reabilitação de adultos após uma doença crítica, e quaisquer protocolos específicos ou orientações de sua instituição em relação à mobilização precoce de pacientes em UTI.

Avaliação de resultados

Identifique os marcadores que avaliam se as intervenções fisioterapêuticas foram eficazes. Alguns exemplos de marcadores objetivos comumente usados em UTI são Sp_{O_2}, fração inspirada de oxigênio (Fi_{O_2}), GA, configurações do aparelho de VM e resultados de ausculta. Se o paciente for responsivo e capaz de se comunicar, os parâmetros centrados nele também são úteis, como avaliação da dor (p. ex., escala visual analógica) e da falta de ar (escala de dispneia BORG modificada).

Além disso, há uma série de diferentes medidas funcionais para uso com pacientes criticamente enfermos que foram submetidos a avaliação clinimétrica, como pontuação do Teste de Função Física em Terapia Intensiva (PFIT-s), ferramenta de avaliação física do Chelsea Critical Care (CPAx) e Escala de Mobilidade na UTI (IMS). Elas são úteis para fornecer informações de linha de base e medir mudança funcional.

O tratamento em UTI geralmente precisa ser curto e focado; não tenha medo de encerrar uma sessão de tratamento quando tiver identificado melhora(s) no(s) marcador(es) objetivo(s). Se não houver nenhuma mudança perceptível na apresentação do paciente após o tratamento, volte para sua avaliação e certifique-se de não ter se esquecido de nada. Revise a lista de problemas para ver se há outras técnicas de tratamento que possam ser mais eficazes.

Após o tratamento, pense com cuidado sobre a próxima vez em que avaliará o paciente. Pergunte-se *quando o serviço de fisioterapia costuma avaliar esse paciente e, com base em seu raciocínio clínico, se você precisa voltar mais cedo*. Com frequência, a fisioterapia em UTI é programada em torno de cuidados pessoais, mudança da posição do paciente para cuidados com a pressão, nebulizadores e quaisquer outros procedimentos que possam estar ocorrendo.

Existem outras ocasiões em que o paciente não responde às intervenções fisioterapêuticas conforme o esperado. O enfermeiro de leito vai apoiá-lo, e você pode solicitar uma revisão aos médicos. Interrompa a fisioterapia nesse ponto e aguarde a opinião deles.

Certifique-se de registrar suas intervenções usando a documentação correta para a unidade em que está trabalhando. Dê retorno verbal aos enfermeiros de leito sobre o que você encontrou, o que fez e quando planeja revisar novamente.

Referências bibliográficas

Levels of Critical Care for Adult Patients, 2009. Intensive Care Society. Available at: https://www.ics.ac.uk.

Core Standards for Intensive Care Units ed 1, 2013. Faculty of intensive care medicine. Available at: https://www.ficm.ac.uk.

National Institute for Health and Clinical Excellence (NICE), 2009. Rehabilitation after critical illness in adults clinical guideline [CG83]. Available from: https://www.nice.org.uk/guidance/cg83.

National Institute for Health and Clinical Excellence (NICE), 2016. Sepsis: Recognition, diagnosis and early management (NG51). [Online] Available from: https://www.nice.org.uk/guidance/ng51/resources/sepsis-recognition-diagnosis-and-early-management-pdf-1837508256709.

National Institute for Health and Clinical Excellence (NICE), 2017. Sepsis: risk stratification tools. Available from: https://www.nice.org.uk/guidance/ng51/resources/algorithm-for-managing-suspected-sepsis-in-adults-and-young-people-aged-18-years-and-over-in-an-acute-hospital-setting-2551485715.

National Institute for Health and Clinical Excellence (NICE), 2017. Rehabilitation after critical illness in adults quality standard [QS158]. Available from: https://www.nice.org.uk/guidance/qs158.

Capítulo 14

Trabalho na Unidade de Neurocirurgia/Neurologia

Kate Jones

Introdução

Lesões e doenças do sistema nervoso afetam o sistema respiratório de várias maneiras:
- Problemas que afetam o centro respiratório podem acometer a frequência, o padrão e a profundidade da respiração
- Danos no cérebro, na coluna ou nos nervos dos músculos respiratórios afetam a capacidade de engolir, respirar e tossir
- O resultado é volume pulmonar reduzido, retenção de secreções nas vias aéreas, aumento do trabalho respiratório (TR) e insuficiência respiratória.

Esses pacientes frequentemente parecem estáveis por causa da compensação durante um período (sobretudo os jovens), mas deterioram-se rapidamente se os sinais de alerta não forem observados. Eles devem ser monitorados com cuidado, e as ações apropriadas devem ser tomadas logo, sempre que necessário. Um bom monitoramento produz um bom controle – busque a ajuda de colegas se não tiver certeza ou se estiver com dúvidas.

Ao fim do capítulo, você será capaz de:
- Avaliar e decidir se deve tratar ou não um paciente com deficiência neurológica
- Saber a quem pedir informações
- Saber quando solicitar ajuda adicional.

População

Lesão cerebral aguda

Um paciente com lesão cerebral aguda geralmente é atendido em ambientes especializados (atendimento neurocirúrgico/traumatológico grave). Ele é monitorado de maneira abrangente por uma equipe multiprofissional especializada, de modo que qualquer deterioração nos parâmetros respiratórios possa ser detectada imediatamente.

Lesão da medula espinal

Um paciente com nova lesão cervical alta (acima de C5) provavelmente precisará de assistência ventilatória e cuidados em ambientes de nível 2 ou 3, alta dependência ou cuidados intensivos. O paciente com lesões nas regiões torácica ou lombar tem menos probabilidade de necessitar de assistência ventilatória, mas isso também depende da idade e de outras comorbidades. O paciente com lesão medular é manejado idealmente em uma unidade especializada em medula espinal, mas há grande chance de ser encontrado na enfermaria geral de um hospital local, onde a equipe pode não estar tão familiarizada com o manejo desse tipo de caso.

Doenças neuromusculares

A fraqueza neuromuscular pode ser adquirida (como a síndrome de Guillain-Barré [SG] e a doença do neurônio motor [DNM]) ou congênita (p. ex., as distrofias). Esses pacientes apresentam risco de problemas respiratórios devido a qualquer combinação de imobilidade, proteção reduzida das vias aéreas, fraqueza muscular respiratória inspiratória e expiratória progressiva. Se forem internados no hospital, pode não haver diagnóstico claro, e eles são encaminhados para enfermarias não especializadas. Se o monitoramento for inadequado, a deterioração poderá não ser detectada e o risco de insuficiência respiratória é significativo.

Avaliação em lesões neurológicas

O declínio respiratório em pacientes neurológicos está relacionado com:

- Diminuição da função muscular inspiratória secundária a alterações na inervação muscular (mais provavelmente na lesão da medula espinal [LME] ou distúrbio neuromuscular)

- Impulso respiratório alterado devido a distúrbios no funcionamento central (mais provavelmente no paciente neurocirúrgico, devido a edema pós-operatório/causado pela lesão ou por lesão direta do cérebro)
- Proteção reduzida das vias aéreas ou má deglutição (frequentemente referida como *função bulbar alterada*)
- Respostas fisiológicas a uma lesão neurológica, incluindo mecânica respiratória alterada, hipersecreção, broncospasmo e edema pulmonar. Estes agravam os outros problemas.

Pacientes neurológicos traumáticos agudos (p. ex., LME ou lesão na cabeça) com frequência têm outras lesões que afetam a função respiratória e limitam as opções de tratamento, como torácicas, abdominais ou faciais.

Essas mudanças na mecânica respiratória podem determinar retenção de secreção nas vias aéreas, perda de volume pulmonar, aumento do TR e, em última instância, insuficiência respiratória. Sua avaliação deve ser completa e detalhada para garantir que as funções respiratórias desses pacientes sejam otimizadas (ver Capítulos 2 e 8). A equipe de enfermagem que cuida desses pacientes, em um ou mais turnos, conhece as tendências "normais" ou típicas para eles e o que levou à necessidade de uma intervenção respiratória.

Avaliações específicas para essa população são tendências ou mudanças em:

- Pressão intracraniana (PIC) – isto é, pressão dentro do crânio
- Pressão de perfusão cerebral (PPC) – isto é, pressão do fluxo sanguíneo para o cérebro
- Pressão arterial média (PAM)
- Escala de Coma de Glasgow (GCS)
- Pupilas – tamanho, forma, reatividade à luz e igualdade
- Capacidade vital forçada (CVF) e pico de fluxo da tosse (PFT)
- Choque espinal e disreflexia autonômica em lesões espinais
- Ansiedade
- Dor
- Drenos, feridas (p. ex., drenos extraventriculares e craniectomia [ver seção Raciocínio clínico])
- Observações respiratórias.

Alguns parâmetros são medidos apenas em unidades especializadas.

Pressão intracraniana

Monitoramento direto da pressão intracraniana

As elevações prolongadas na PIC são secundárias a uma ou mais das seguintes ocorrências:

- Hipoxemia e/ou hipercapnia (ambas aumentam a vasodilatação dentro do cérebro)
- Aumento do consumo de oxigênio cerebral (p. ex., hiperglicemia, aumento da temperatura)
- Aumento da inflamação/edema cerebral
- Hematomas intracerebrais, subdurais ou extradurais em expansão
- Hidrocefalia, isto é, obstrução do fluxo do líquido cefalorraquidiano.

Um aumento prolongado na PIC pode resultar na compressão do tronco encefálico, potencialmente forçando-o a passar pelo forame magno. Se não for corrigido logo, ele danificará os centros respiratórios, os nervos cranianos e poderá determinar a morte do tronco encefálico. Os valores normais para PIC são inferiores a 15 mmHg, enquanto um valor crítico é 25 mmHg ou superior (*i. e.*, pressão capilar).

Sem monitoramento da PIC, outros sinais de aumento são:

- Fortes dores de cabeça
- Visão alterada, mudança no tamanho/reatividade da pupila
- Vômito
- Hipertensão
- Bradipneia, padrão respiratório anormal de alternância de respirações rápidas e superficiais, apneia e respiração profunda
- Bradicardia
- Hipertensão sistólica, que, em conjunto com bradicardia e bradipneia, é denominada *tríade de Cushing* – sinal tardio de que pode haver pressão significativa nos centros medulares do tronco encefálico.

Pressão de perfusão cerebral

A PPC está relacionada com o fluxo sanguíneo para o cérebro e determina a perfusão cerebral. Os valores normais para PPC são 60 a 70 mmHg.

$$PPC = PAM - PIC$$

Exemplo: PAM (70) − PIC (10) = PPC (60)

Uma PIC acima de 25 mmHg significa fluxo sanguíneo inadequado para o cérebro, PPC baixa e dano secundário devido a isquemia cerebral.

Uma boa pressão arterial é igualmente importante, pois se a PAM estiver baixa, a PPC também será reduzida.

A fisioterapia visa maximizar as trocas gasosas sem comprometer a PPC.

Valores-alvo em pacientes com traumatismo cranioencefálico agudo.

Parâmetro	Variação
Temperatura	36 a 37,5°C
Pressão arterial média	> 90 mmHg
Pressão parcial de oxigênio	> 11 kPa
Pressão parcial de dióxido de carbono	4,0 a 5,0 kPa
Glicose no sangue	6 a 10 mmol/ℓ
Sódio	140 a 155 mEq/ℓ
Pressão de perfusão cerebral	60 a 70 mmHg
Osmolaridade sérica	290 a 310 mosmol/ℓ

Brain Trauma Foundation Guidelines, 2016. Acessado em: https://braintrauma.org/uploads/07/04/Guidelines_for_the_Management_0f_Severe_Traumatic.97250__2_.pdf.

Escala de Coma de Glasgow

Uma queda na GCS indica potencial deterioração fisiológica. Uma queda persistente e/ou incomum na GCS requer revisão clínica urgente e intervenção potencialmente emergencial. Se for menor que 8, é uma preocupação significativa, devido ao risco de comprometimento das vias aéreas, e requer revisão médica sênior.

Informações sobre a GCS podem ser encontradas em *https://www.glasgowcomascale.org/*.

Pupilas

Mudanças na reatividade, no tamanho ou na igualdade das pupilas refletem diretamente as mudanças intracranianas. Isso pode ser causado pelo aumento da PIC, e deve-se procurar orientação médica.

Capacidade vital forçada e pico de fluxo de tosse

Essas medidas são marcadores objetivos importantes em pacientes com doença neuromuscular que apresentam fraqueza dos músculos respiratórios, indicando os volumes pulmonares e a eficácia da tosse. Meça com um espirômetro e um medidor de pico de fluxo expiratório, idealmente em uma posição consistente. As medições em série são vitais e fornecem tendências. Se mostrarem que a CVF está caindo, podem indicar fadiga ou deterioração da força neuromuscular. Os valores que estiverem caindo rapidamente ou estiverem abaixo de 1,5 ℓ justificam uma revisão clínica urgente. A CVF de menos de 1 ℓ pode significar que o paciente precisa ser transferido para cuidados intensivos, se isso não estiver acima do limite máximo de cuidados.

A força da tosse se correlaciona bem com o ruído gerado. Se o PFT cair abaixo de 270 ℓ/s e houver suspeita ou confirmação de uma infecção, o aumento da tosse deve ser considerado. Se o PFT cair abaixo de 160 ℓ/s, o aumento da tosse é essencial.

Considerações especiais para o paciente com lesão medular

Imediatamente após uma lesão medular traumática, há um período de choque espinal que resulta em paralisia flácida abaixo do nível da lesão. Para os músculos intercostais, isso cria uma parede torácica instável. Durante a inspiração, a pressão intratorácica negativa causa a depressão paradoxal das costelas para dentro, ou seja, durante a inspiração as costelas se movem para dentro, em vez de para fora. Esse desequilíbrio mecânico causa ventilação menos eficiente e comprometimento respiratório.

Nas primeiras 24 a 48 horas após a lesão, o choque espinal, que é um inchaço, pode progredir pela coluna vertebral, produzindo paralisia acima do nível da lesão. Isso é significativo, pois os músculos respiratórios, principalmente o diafragma, podem ser ainda mais comprometidos. O monitoramento de CVF e PFT é de suma importância nesse momento. O paciente pode se cansar e desenvolver insuficiência respiratória tipo 2 muito rapidamente (ver Capítulo 8).

Disreflexia autonômica

Em LME agudas em T6 ou acima, há um alto risco de comprometimento da função autonômica, resultando em alteração significativa da pressão arterial e da frequência cardíaca. Na LME estabelecida, essa função autonômica alterada pode ocasionar uma **condição potencialmente fatal**, chamada de *disreflexia autonômica*. Ela é causada por qualquer estímulo nocivo abaixo do nível da lesão medular. Distensão da bexiga ou intestino, áreas de pressão e infecção são causas frequentes. Os sintomas incluem hipertensão, bradicardia, dor de cabeça latejante, rubor, suor ou manchas acima do nível da lesão, mas palidez e sensação de frio abaixo.

Fadiga

A fadiga dos músculos respiratórios em pacientes com problema na coluna vertebral pode ser negligenciada; eles podem se deteriorar rapidamente, necessitando de intervenção urgente.

Ansiedade

Minimizar a ansiedade e o medo é importante para otimizar a função respiratória. Isso pode ser difícil de controlar, especialmente em doenças agudas. Construir confiança e relacionamento com o paciente é essencial, pois os impactos psicológicos dessas lesões nunca devem ser subestimados.

Dor

A dor pode ser importante. Pode haver uma fonte óbvia de dor ou desconforto generalizado devido à imobilidade. Isso afeta sua capacidade de ventilar e cumprir o tratamento, aumentando o medo e a ansiedade.

Observações respiratórias

Observações importantes do paciente espinal/neuromuscular são:

- Taxa e volume respiratório
- Padrão respiratório – pacientes com problema na coluna vertebral podem ter respiração paradoxal
- Eficiência da tosse
- Qualidade da voz – eles têm uma voz "molhada"? Eles são capazes de falar claramente?

Raciocínio clínico

Problemas respiratórios frequentes, isolados ou em combinação, incluem:

- Dificuldades para a expectoração e retenção de secreção nas vias aéreas
- Colapso lobar/perda de volume pulmonar
- Aumento do TR
- Parada respiratória.

Pacientes de neurocirurgia

Qual é a resposta do paciente a sucção ou tosse e manuseio/procedimentos?

- A **PIC** aumenta? Quanto?
- A **PPC** cai? Quanto?
- Quanto tempo a PIC/PPC leva para se estabelecer?

A PIC normalmente aumenta com a tosse, mas retorna ao nível de repouso em segundos. Ao considerar o tratamento, o tempo que a PIC leva para se estabelecer é um fator-chave para identificar se o seu paciente é de baixo, médio ou alto risco (Tabela 14.1).

Se o seu paciente não tiver monitoramento de PIC e seus sinais vitais forem afetados por sucção, tosse, manipulação ou outros procedimentos, além de demorarem mais de 5 minutos para voltar ao normal, classifique-o como de alto risco.

Tabela 14.1 Avaliação do risco do paciente.

Risco	PIC	PPC	Estabilidade do paciente na intervenção
Baixo	< 15	70	Todos os parâmetros estáveis
Médio	15 a 20	70	A PIC aumenta com a intervenção, mas se estabiliza rapidamente em poucos minutos
Alto	> 20	< 70	Se o seu paciente for sensível às intervenções, a PIC aumentará e levará > 5 min para se estabelecer

PIC, pressão intracraniana; *PPC*, pressão de perfusão cerebral.

A frase "envolvimento máximo, intervenção mínima" é utilizada com esses pacientes. Portanto, se o seu paciente estiver no grupo de alto risco, você deve estar confiante de que pode melhorar as trocas gasosas removendo as secreções e/ou inflando novamente uma área colapsada. Otimize a situação e proceda com cuidado; sempre converse com os colegas se não tiver certeza.

Pacientes neurocirúrgicos podem ter outras precauções pós-operatórias dignas de nota (Tabela 14.2).

Pacientes com lesão na coluna cervical

Considere a estabilidade da lesão; em caso de dúvida, trate **sempre** como instável. Use um apoio de cabeça para todas as intervenções e rolamento para reposicionamento. Siga as políticas da instituição e consulte a equipe multiprofissional. Esteja atento a lesões adicionais em pacientes politraumatizados.

Tabela 14.2 Pontos a considerar no controle de pacientes neurocirúrgicos.

Pontos a considerar	Solução/contraindicação
Drenos extraventriculares ou drenos lombares	Não mude a altura da cama Os drenos podem precisar ser fechados antes das intervenções Verifique a política/protocolos institucionais
Craniectomias recentes	Pacientes sem retalho ósseo não devem ser rolados para o lado afetado
Aneurismas não protegidos/aneurismas recém-protegidos	Verifique com a equipe médica qual nível de mobilidade/tosse é aceitável antes de intervir
Pacientes transesfenoidais	Verifique com a equipe médica se há permissão para tossir
Base do crânio fraturada	Sem sucção na ausência de uma via aérea protegida
Medo/ansiedade/dificuldades cognitivas	Discuta com a equipe multiprofissional a resposta do paciente a novas situações/pessoas/intervenções

Tabela 14.3 A função respiratória depende do nível da lesão.

Nível	Efeito nos músculos respiratórios	Capacidade vital na fase aguda (% do normal)
C1-C2	Inervação parcial dos músculos acessórios	5 a 10% (500 a 600 ml)
C3-6	Músculos acessórios e alguns/todos os diafragmas	20 a 30% (1 ℓ)
C7-T4	Acessórios, diafragma e intercostais parciais	30 a 50% (1.380 a 2.300 ml)
T5-T10	Diafragma, acessórios, intercostais parciais, abdominais parciais	75 a 100% (4 a 5 ℓ)

Chin, L. S., 2018. Spinal cord injuries. Acessado em: https://emedicine.medscape.com/article/793582-clinical.

Qual é o nível de lesão?

A Tabela 14.3 resume o efeito da LME nos grupos musculares e na capacidade vital. Lesões mais altas equivalem a mais comprometimento respiratório, incluindo tosse. O paciente pode necessitar de técnicas de aumento da tosse (ver Capítulo 9).

Hipotensão e episódios de bradicardia podem afetar a forma como você trata esse paciente.

Posicionamento

Pacientes com LME alta ventilam melhor em decúbito dorsal. A CVF aumenta devido ao conteúdo abdominal, que empurra o diafragma para cima. Não tente sentar o paciente para ajudá-lo a respirar mais facilmente, pelo contrário! Observe o grau de distensão abdominal e quando foi a última evacuação, pois há risco de obstrução ileal ou íleo paralítico – o que contraindica a tosse assistida manual.

Há quanto tempo ocorreu a lesão?

O paciente com LME estabelecida tende a deteriorar rapidamente quando cansado. Ele está bem ciente do que funciona para ele, então ouça paciente/cuidadores ao planejar o tratamento.

A frequência respiratória é um marcador precoce de mudança. Cuidado com o paciente que tem uma taxa de subida que parece estabilizar, pois geralmente é um sinal de que ele está cansado e atingindo seus limites de compensação (ver Capítulo 8).

Paciente neuromuscular

Para considerações sobre o controle de pacientes neuromusculares, ver Tabela 14.4.

Tratamentos

Existem algumas considerações especiais de tratamento para este grupo (Tabela 14.5; ver Capítulos 5 a 9).

Tabela 14.4 Considerações sobre danos na coluna espinal.

Pontos a considerar	Solução/contraindicação
Diagnóstico estabelecido	Os pacientes/cuidadores sabem quais tratamentos são mais benéficos Existe fisioterapia regular e um plano de cuidados que identifique quando usar tosse e ventilação não invasiva?
Diagnóstico novo/ desconhecido	Medo e ansiedade podem ser um problema Faça um gráfico da função respiratória para identificar a deterioração
Teto de tratamento	Esteja ciente dos planos de controle avançados e de sua função
Padrão de deterioração	Sinais do surgimento de fraqueza bulbar Redução da potência motora
Restrição de posicionamento	As deformidades do tônus/corpo limitam o posicionamento?
Medo/ansiedade/ dificuldades cognitivas	Consideração da equipe multiprofissional sobre como o paciente lida com novas situações/pessoas/intervenções

Capítulo 14 • Trabalho na Unidade de Neurocirurgia/Neurologia 241

Tabela 14.5 Problemas do paciente e intervenções de fisioterapia.

Problema	Considerar	Intervenções de fisioterapia
Retenção de secreção nas vias aéreas	• O paciente pode proteger suas vias aéreas? • A tosse é eficaz?	• O posicionamento e a umidificação adequados são vitais • Técnicas manuais (devem ser bilaterais e em decúbito dorsal para lesão aguda da medula espinal cervical) • Empilhamento de ar, tosse manual assistida ou manobra de insuflação-exsuflação manual (MIE) podem ser usados profilaticamente
Perda de volume pulmonar	• Um bom posicionamento com apoio é vital • Existe equipamento para adaptar o assento e posicionamento adequados? • Os pacientes podem ficar agitados e se mexer muito na cama	• A respiração com pressão positiva intermitente (RPPI) e a ventilação não invasiva (VNI) podem ser úteis para aumentar a expansão • Empilhamento de ar, tosse manual assistida ou MIE podem ser usados profilaticamente • Na ausência de assento com apoio adequado, pode ser necessário usar travesseiros extras ou equipamentos especializados/tecnologia assistiva para ajudar no posicionamento

(continua)

Tabela 14.5 Problemas do paciente e intervenções de fisioterapia. (*continuação*)

Problema	Considerar	Intervenções de fisioterapia
Maior trabalho respiratório	• Por fraqueza muscular ou fadiga?	• Posicionamento • RPPI e VNI podem ser úteis
Insuficiência respiratória	• Cuidado com o cansaço, peça ajuda logo!	• RPPI e VNI • Uma chamada precoce para cuidados intensivos é sempre apropriada se o paciente não tiver atingido o limite máximo de cuidados
Imobilidade	• Controle para ter reposicionamento bom e regular • Sentar-se apropriadamente pode ajudar, mas alguns pacientes com doença aguda têm dificuldades devido à falta de assento, agitação, drenos etc.	• Se não houver contraindicações, alterne o lado deitado com rotações de tronco e/ou técnicas manuais que possam mobilizar secreções das vias aéreas
Medo/ ansiedade/ agitação	• Os pacientes podem ser afetados cognitivamente. Pacientes agitados, de maneira ideal, têm estratégias de manejo implementadas. Caso contrário, entre em contato com a equipe multiprofissional para sua própria segurança • O medo e a ansiedade afetam esses pacientes. Empatia e compreensão são essenciais, equilibradas com a necessidade de explicar as consequências de recusar o tratamento	• Fique calmo e busque orientação • Peça à equipe de enfermagem para ajudá-lo ou simplesmente esteja presente

Resumo

A boa avaliação é aquela que identifica mudanças sutis no estado respiratório do paciente. A fisioterapia é essencial devido ao alto risco de deterioração respiratória.

Pense primeiro no posicionamento – isso pode fazer com que o paciente se sinta mais confortável, bem como melhorar a ventilação e a oxigenação.

Medo e ansiedade são frequentes; construa um relacionamento com seu paciente – ele sabe o que funciona para ele, então, ouça!

Referências bibliográficas e leitura adicional

Brain Trauma Foundation Guidelines, 2016. Accessed at https://braintrauma.org/uploads/07/04/Guidelines_for_the_Management_of_Severe_Traumatic.97250__2_.pdf.

Chin, L.S., 2018. Spinal cord injuries. Accessed at: https://emedicine.medscape.com/article/793582-clinical.

Glasgow Coma Scale. Accessed at https://www.glasgowcomascale.org/

Lennon, S., Ramdharry, G., Verheyden, G., 2018. Physical Management for Neurological Conditions, fourth ed. Elsevier, London.

van Aswegen, H., Morrow, B., 2015. Cardiopulmonary Physiotherapy in Trauma: An Evidence-Based Approach. Imperial College Press, London.

Capítulo 15

Trabalho na Unidade Cardiotorácica

Leanne McCarthy

Introdução

A fisioterapia é um elemento importante no cuidado de pacientes na unidade cardiotorácica, que inclui os que fizeram cirurgia cardiotorácica, os que sofreram traumatismo cardiotorácico e os com problema(s) cardiológico(s).

Ao fim deste capítulo, você deverá:

- Compreender diferentes procedimentos de cirurgia cardiotorácica e incisões frequentes
- Compreender a avaliação e o tratamento dos pacientes de/com:
  - Cirurgia cardíaca e torácica
  - Traumatismo cardiotorácico
  - Problemas de cardiologia
- Reconhecer problemas frequentes dos pacientes e ser capaz de modificar as intervenções clínicas.

Ambiente

Na unidade cardiotorácica, os pacientes com frequência são monitorados com muitos cateteres invasivos, como cateteres centrais e arteriais e monitoramento cardíaco (índice de pulso e débito cardíaco contínuo), todos ligados a alarmes. Os pacientes pós-operatórios também podem ter outros acessórios, incluindo caixas de estimulação, drenos torácicos e cateteres epidurais ou epipleurais. Embora parte disso possa ser novidade, lembre-se de que a equipe de enfermagem está à disposição para ajudar se você estiver inseguro.

População

Cirurgia cardíaca

A cirurgia cardíaca é qualquer procedimento cirúrgico realizado no coração ou grandes vasos. Os procedimentos e incisões frequentes estão resumidos na Tabela 15.1 e no Apêndice 3, embora muitos procedimentos possam agora ser realizados usando técnicas minimamente invasivas.

Essa cirurgia em geral requer circulação extracorpórea; no entanto, a cirurgia "sem bomba" está se tornando mais frequente para alguns dos procedimentos de enxerto de *bypass* de artéria coronária (CABG, *coronary artery bypass graft*), pois a evidência mostra que pode reduzir complicações pós-operatórias.

Conhecer as técnicas e os procedimentos cirúrgicos e seus detalhes é importante, pois afetam a avaliação e o manejo do paciente; a esternotomia mediana ou toracotomia, por exemplo, causa diminuição das capacidades pulmonares e aumenta a probabilidade de complicações pulmonares pós-operatórias (CPP).

Tabela 15.1 Cirurgia cardíaca.

Tipo de incisão	Exemplos de procedimentos frequentes
Esternotomia mediana	Enxerto de *bypass* de artéria coronária (CABG) Reparo ou substituição de valva Cirurgia da aorta, incluindo reparo de dissecções ou aneurismas Remoção de timoma Transplante de coração/pulmão
Minimamente invasiva	Reparação ou substituição de valva endoscopicamente ou por toracotomia anterior direita CABG endoscópica Enxerto de *bypass* de artéria coronária direto minimamente invasivo Implante transcateter de valva aórtica Cirurgia cardíaca por hemiesternotomia
Toracotomia	Cirurgia de aorta

Cirurgia torácica

A cirurgia torácica normalmente é indicada para ressecção de tecido pulmonar canceroso (lobectomia, pneumonectomia, ressecção em cunha), tratamento de problemas pleurais recorrentes (decorticação, pleurectomia, pleurodese), remoção de bolhas (ou cirurgia de redução de volume pulmonar) e reparo de uma deformidade da parede torácica.

A incisão cirúrgica depende da natureza e da extensão da cirurgia. A maioria dos procedimentos agora é realizada por meio de cirurgia torácica videoassistida (VAT); no entanto, uma toracotomia posterolateral também pode ser necessária. A VAT é minimamente invasiva, o que reduz o impacto na função respiratória, limita a quantidade de traumatismo, encurta a internação hospitalar, produz menos dor pós-operatória e tem menos impacto nos movimentos pós-operatórios do ombro quando comparada à cirurgia aberta, além de permitir retorno mais rápido à atividade (Socci e Martin-Ucar, 2016).

Traumatismo cardiotorácico

Pacientes com traumatismo cardiotorácico podem ter sofrido traumatismo torácico isolado, mas com frequência apresentam lesões traumáticas adicionais. Eles podem ter comprometimento pulmonar significativo causado pelas seguintes lesões:

- Fraturas de costelas (incluindo segmento instável)
- Ferimentos por arma branca
- Contusões pulmonares e/ou hematoma
- Pneumotórax/hemotórax.

Muitos são tratados de forma conservadora, mas alguns pacientes precisam de intervenções, como a inserção de um dreno torácico intercostal ou estabilização cirúrgica de um segmento instável.

Cardiologia

A fisioterapia respiratória raramente é indicada para pacientes com situação cardiológica aguda, mas eles são propensos a desenvolver problemas associados posteriores, principalmente se estiverem imóveis. Desenvolvimento de pneumonia adquirida em hospital ou edema pulmonar infectado são possibilidades (ver Capítulo 11).

As condições incluem:
- Infarto do miocárdio
- Insuficiência cardíaca congestiva
- Doença arterial coronária
- Arritmias.

Avaliação do paciente cardiotorácico

O estado pré-operatório é importante, pois pode predispor os pacientes a um risco maior de pressão de perfusão cerebral (PPC) (ver Capítulo 10).

Esses pacientes costumam ter doença pulmonar crônica, pois o tabagismo é um fator de risco comum e um risco maior de infecção/comprometimento respiratório, PPCs, suporte respiratório prolongado, permanência mais longa na terapia intensiva e mortalidade aumentada.

Equipamento especializado

Em centros especializados, você verá equipamentos, incluindo oxigenação por membrana extracorpórea e dispositivos de assistência ventricular. Siga as orientações da instituição para manejar esses pacientes e garanta sua competência com preparação e treinamento. Considerações específicas sobre monitoramento e anexos são discutidas mais à frente. As principais considerações para cada grupo de pacientes estão resumidas na Tabela 15.2.

Analgesia

Espera-se dor pós-operatória, porém o paciente necessita de analgesia adequada para avaliação e tratamento. As considerações da equipe multiprofissional garantem analgesia eficaz e monitoramento de efeitos colaterais.

Função neurológica

Os pacientes submetidos à cirurgia cardíaca podem apresentar um déficit neurológico não evidente clinicamente. A causa mais frequente é a hipoperfusão cerebral, após baixas pressões de

Tabela 15.2 Considerações da avaliação.

	Cirurgia cardíaca	Cirurgia torácica	Traumatismo cardiotorácico	Cardiologia
Sistema nervoso central (SNC)	Analgesia eficaz Estado neurológico	Analgesia eficaz Estado neurológico	Analgesia eficaz	Estado neurológico
Cardiovascular	Dependência de marca-passo externo Bomba de balão intra-aórtico (BIA) Frequência/ritmo cardíaco Dependência de inotrópicos	Efeitos da analgesia (p. ex., epidural/epipleural)	Efeitos da analgesia (p. ex., epidural/epipleural)	Função cardíaca
Respiratório	Drenos de tórax Radiografia de tórax (RXT) Gasometria arterial (GA) Frequência/padrão respiratório Necessidade de oxigênio	Drenos de tórax ± sucção RXT Expansão torácica Frequência/padrão respiratório Necessidade de oxigênio	Drenos de tórax ± sucção RXT Expansão torácica Frequência/padrão respiratório Necessidade de oxigênio	RXT Frequência/padrão respiratório Necessidade de oxigênio

(continua)

Tabela 15.2 Considerações da avaliação. *(continuação)*

	Cirurgia cardíaca	Cirurgia torácica	Traumatismo cardiotorácico	Cardiologia
Renal	Problema renal que afeta o estado respiratório			
Bioquímico	Marcadores inflamatórios GA	Resultado de histologia (se apropriado) Marcadores inflamatórios	Marcadores inflamatórios	
Esteja ciente de...	Monitoramento invasivo Tempo em *bypass*		Lesões adicionais, como traumatismo craniano ou outras fraturas	Plano médico contínuo (p. ex., revascularização, angioplastia, gestão farmacológica) Pode haver fraturas de costelas devido a esforços de reanimação cardiopulmonar

perfusão, oclusão embólica dos vasos, hipotermia e hipoxemia, que podem se manifestar como confusão, convulsões ou fraqueza e afetar o cuidado pós-operatório.

Tempo de *bypass*

A circulação extracorpórea envolve a parada cardíaca e a remoção, a filtragem e a oxigenação do sangue circulante fora do corpo antes de ser devolvido. Durante o *bypass*, os pulmões entram em colapso, resultando em aumento de líquido intra e extravascular e da resistência vascular pulmonar, diminuição da complacência pulmonar e da capacidade residual funcional, e produção de atelectasia e *shunt* intrapulmonar.

Bomba de balão intra-aórtico

A bomba de balão intra-aórtico (BIA) suporta a pressão sanguínea aumentando o débito cardíaco em até 40%, reduzindo a carga de trabalho do miocárdio e melhorando o fluxo sanguíneo na artéria coronária. Os pacientes com um BIA *in situ* ficam em repouso absoluto, e a flexão do quadril é limitada a 30° para evitar o deslocamento. Portanto, deve-se tomar cuidado com o posicionamento e as técnicas manuais, pois a ventilação por bolsa pode ser restrita. Siga as diretrizes da sua instituição.

Arritmias/alterações na frequência cardíaca

Pacientes de cirurgia cardíaca frequentemente desenvolvem arritmias no pós-operatório devido a alterações na automaticidade e na condução. As arritmias, que afetam o débito cardíaco, incluem fibrilação atrial e *flutter* atrial, taquicardia ventricular e supraventricular, ectopias ventriculares, bradicardia e alguns bloqueios cardíacos. Eles podem limitar ou afetar o tratamento; discuta com a equipe multiprofissional antes de tomar decisões sobre o tratamento.

Inotrópicos

O débito cardíaco pode ser reduzido no pós-operatório e podem-se usar inotrópicos para aumentar a pressão arterial. Algumas intervenções reduzem o débito cardíaco, incluindo pressão positiva e mobilização, então discuta com a equipe multiprofissional para determinar qualquer possibilidade de aumentar o suporte farmacológico, se necessário. A pressão arterial pode ser deliberadamente mantida dentro de certos limites para proteger o local da cirurgia.

Ritmo

Os fios de estimulação intraoperatória são colocados no miocárdio, com os eletrodos conectados externamente a uma caixa de estimulação, pois os pacientes são muito propensos a arritmias e problemas intrínsecos de estimulação. É importante observar se os pacientes dependem dessa estimulação e estar atento aos delicados fios que entram pelo tórax ao mobilizá-los. Quando os fios de estimulação são removidos, os pacientes não devem se movimentar imediatamente – verifique as orientações de sua instituição.

Função respiratória

Os pacientes da unidade cardiotorácica têm o mesmo monitoramento respiratório das demais áreas, podendo ser ventilados por curto período de pós-operatório imediato.

Drenos torácicos intercostais

Um vazamento de ar é o escape de ar para a pleura após uma cirurgia cardiotorácica e se manifesta como borbulhamento em um selo d'água ou leitura em drenos torácicos digitais. No pós-operatório, os drenos torácicos são rotineiramente posicionados para drenar líquido/ar residual, restaurar a pressão pleural negativa normal e facilitar a reexpansão pulmonar. A remoção desses drenos geralmente ocorre quando não há drenagem de líquido e nenhum vazamento de ar visível. Há necessidade de radiografia de tórax (RXT) após a remoção para garantir que não haja pneumotórax.

A sucção torácica de baixa pressão pode ser aplicada ao dreno torácico para auxiliar na drenagem. Na maioria dos casos, ele pode ser desconectado para movimentação, visto que o exercício e os volumes pulmonares maiores resultantes facilitam a drenagem. Verifique os protocolos da sua instituição e confirme com a equipe da enfermaria antes de retirar um paciente da sucção. Os sistemas portáteis de drenagem torácica digital permitem que o paciente se mobilize sem desconectar a sucção.

O escape de ar para o tecido subcutâneo é um enfisema cirúrgico e significa a necessidade de descartar um pneumotórax. O enfisema cirúrgico é palpável sob a pele, dependendo de sua gravidade (variando entre um leve estalo e um estalo bastante forte!), e identificado na RXT como áreas escuras (ar) em sombras de tecidos moles.

Esteja ciente de que o pneumotórax pode ocorrer após a remoção do dreno torácico, o que afeta as opções de tratamento. Antes de usar dispositivos de pressão positiva, sempre verifique a RXT após a remoção do dreno. Quaisquer alterações na ausculta devem ser levantadas com a equipe médica.

Função renal

Os rins podem sofrer lesões agudas após a cirurgia e a redução do débito cardíaco. Isso se apresenta como redução da produção de urina e aumento da sobrecarga de líquidos, afetando o estado respiratório ao aumentar a probabilidade de edema pulmonar e derrame pleural. Os reparos do aneurisma da aorta também podem causar danos aos rins, reduzindo o suprimento de sangue pela artéria renal, a depender da posição do aneurisma.

Raciocínio clínico

Os pacientes cardiotorácicos são suscetíveis a PPCs da mesma forma que outros pacientes cirúrgicos, com risco adicional de:

- Tempo na máquina de *bypass* (pacientes cardíacos)
- Lesão direta nos pulmões (pacientes torácicos ou traumatizados)
- Dor causada por drenos torácicos.

Para outras complicações comuns, ver Tabela 15.3.

O colapso do lobo inferior esquerdo é comum e os volumes pulmonares podem levar até 2 semanas para voltar ao normal após a cirurgia cardiotorácica. Até 40% dos pacientes submetidos a cirurgia cardíaca desenvolvem efusões pleurais. A retirada da artéria mamária interna (AMI) está associada a uma taxa maior de efusões pleurais ipsilaterais (Chikwe et al., 2013).

Pode ocorrer dano permanente/temporário ou paresia de qualquer nervo frênico ao abrir o tórax, retirar a AMI, criar uma janela na pleura ou usar o resfriamento tópico. Isso faz com que o hemidiafragma relacionado aumente, o que pode parecer um colapso pulmonar.

Tabela 15.3 Complicações frequentes pós-cirurgia cardíaca.

Problema	Causa	Controle médico	Considerações sobre fisioterapia
Déficit neurológico	Hipoxia intraoperatória Isquemia cerebral	Pode requerer ventilação prolongada para controlar a coagulação	Aumento do risco de aspiração de conteúdo gástrico e comprometimento respiratório
Dor	Procedimento operatório Local de incisão Drenos torácicos (intensificada pela ansiedade)	Analgesia	O movimento de membro superior e a expansão torácica podem ajudar a aliviar a rigidez musculoesquelética Discuta com a equipe multiprofissional sobre o tempo e a eficácia da analgesia
Insuficiência renal	Hipoperfusão renal no peroperatório	Controle de líquidos, hemofiltração de diuréticos	Cuidado com os cateteres de hemofiltração Esteja ciente da hipotensão associada Comprometimento respiratório por sobrecarga de líquidos
Hipotensão	Insuficiência cardíaca Hipovolemia	Suporte inotrópico para reanimação com líquidos BIA	Cuidado com pressão positiva (RPPI, CPAP, HM) e mobilização

(continua)

Tabela 15.3 Complicações frequentes pós-cirurgia cardíaca. *(continuação)*

Problema	Causa	Controle médico	Considerações sobre fisioterapia
Hipertensão	Dor e agitação Interrupção do regime normal de fármacos do paciente	Nitratos ou betabloqueadores	Pode ser agravada por exercícios e analgesia inadequada Pode limitar a mobilização
Arritmias/bloqueio cardíaco	Distúrbio bioquímico (como hipopotassemia) Hematomas AV no intraoperatório Perturbação da via elétrica	Amiodarona, digoxina, estimulação, cardioversão	Não mobilize se FC > 120 bpm ou PA estiver comprometida O paciente pode depender de estimulação cardíaca externa Se em bloqueio cardíaco, cuidado com a mobilização
Tamponamento cardíaco	A coleta de líquido dentro do pericárdio pode levar à parada cardíaca	Intervenção cirúrgica imediata	Fisioterapia respiratória contraindicada
Infarto do miocárdio	Perfusão miocárdica inadequada	Infusão com GTN, Monitoramento de ECG Níveis de troponina	Siga as orientações da instituição na mobilização

(continua)

Tabela 15.3 Complicações frequentes pós-cirurgia cardíaca. *(continuação)*

Problema	Causa	Controle médico	Considerações sobre fisioterapia
Infecção da ferida esternal (pode levar a mediastirite)	Infecção	Antibióticos, bomba de vácuo	Precauções esternais extras serão aplicadas Se o esterno não se unir, irá alterar a mecânica respiratória e impedir/evitar a tosse efetiva
Efusão pleural	Remoção prematura de drenos torácicos Mau posicionamento dos drenos torácicos Proteína sérica baixa, estado nutricional ruim Sangramento persistente	Inserção/reposicionamento da drenagem torácica	Precauções de drenagem torácica Otimizar a oxigenoterapia
Efusão pulmonar	Sobrecarga de líquido Equilíbrio de líquidos perturbado	Diurese CPAP	Episódios prolongados podem levar a alterações infecciosas, que podem necessitar de intervenções de fisioterapia

(continua)

Tabela 15.3 Complicações frequentes pós-cirurgia cardíaca. *(continuação)*

Problema	Causa	Controle médico	Considerações sobre fisioterapia
Pneumotórax	Falha da pleura em aderir	Inserção de drenagem torácica (pode ser tratado de forma conservadora se o pneumotórax for pequeno)	Exercícios de expansão Tratamentos de pressão positiva muitas vezes são contraindicados
Colapso lobar	Anestésico geral Tampão de secreção Dor e esforço respiratório insuficiente	Oxigenoterapia Se ventilado, pode-se ajustar as configurações (p. ex., aumentar a PEEP)	Ver Tabela 15.5
Retenção de secreção Infecção torácica	Tosse prejudicada Retenção de escarro	Antibiótico	Ver Tabela 15.5
Hipoxemia	Trocas gasosas prejudicadas	Depende da causa	Garantir oxigenação adequada durante todo o tratamento

AV, atrioventricular; *BIA*, bomba de balão intra-aórtico; *CPAP*, pressão positiva contínua nas vias aéreas; *ECG*, eletrocardiograma; *FC*, frequência cardíaca; *GTN*, trinitrato de glicerila; *HM*, hiperinsuflação manual; *PA*, pressão arterial; *PEEP*, pressão positiva final expiratória; *RPPI*, respiração com pressão positiva intermitente.

Traumatismo cardiotorácico

A fisioterapia pode ser indicada para pacientes com fraturas de costelas que desenvolvam comprometimento respiratório ou retenção de secreção nas vias aéreas. Pacientes com contusões pulmonares geralmente apresentam secreção muito sanguinolenta e pegajosa. Os problemas associados a traumatismo cardiotorácico incluem dor, redução da expansão torácica, padrão respiratório alterado, tosse prejudicada, potencial para infecção torácica/retenção de secreções e hipoxemia (Tabela 15.4).

Pacientes de cardiologia

A função cardíaca do paciente pode afetar seu sistema respiratório, ou seja, provocar edema pulmonar e derrame pleural. Consulte a equipe médica para esclarecimentos.

Intervenções clínicas

Cirurgia cardiotorácica

Controle ditado pela identificação da causa (Tabela 15.5; ver Capítulo 9). Os pacientes podem piorar de modo muito rápido, principalmente após cirurgia torácica. Existem poucas evidências confiáveis que apoiem a fisioterapia respiratória profilática; no entanto, respiração profunda, expectoração e mobilização geralmente são encorajadas.

A importância clínica da mobilização após a cirurgia cardiotorácica está bem estabelecida (Westerdahl, 2015), e todos os pacientes no pós-operatório devem seguir um programa de mobilização progressiva a partir do primeiro dia.

Em pacientes de risco, inúmeras intervenções são eficazes na promoção da desobstrução das vias aéreas, como posicionamento ereto, técnica de ciclo ativo de respiração e deambulação (Pasquina et al., 2003). Não há evidências quanto à inspirometria de incentivo. Mais recentemente, a pressão expiratória positiva (Urell et al., 2011) e o treinamento muscular inspiratório (Mans et al., 2015) foram investigados, mas ainda não são amplamente utilizados.

Tabela 15.4 Complicações frequentes após cirurgia torácica.

Problema	Causa	Controle médico	Considerações sobre fisioterapia
Dor	Local de incisão Procedimento operatório e posição Dreno de tórax	Analgesia Epidural/epipleural	Otimize a analgesia pré-tratamento Com epidural, verifique a função dos membros inferiores e a pressão arterial antes da mobilização Exercícios para membros superiores e torácicos em uma amplitude confortável podem ajudar, se a dor for exacerbada pela ansiedade
Vazamento de ar persistente no dreno	Falha de adesão pleural	Sucção aplicada ao dreno intercostal	Mobilização Considere bicicleta ergométrica
Enfisema cirúrgico	Vazamento de ar para o espaço subcutâneo na inserção ou remoção do dreno torácico	Oxigenoterapia Se for grave, pequenas incisões superficiais na pele podem ser feitas para liberar o ar	Ausculta pode ser difícil Verifique a radiografia de tórax Cuidado com dispositivos de pressão positiva

(continua)

Tabela 15.4 Complicações frequentes após cirurgia torácica. *(continuação)*

Problema	Causa	Controle médico	Considerações sobre fisioterapia
Colapso pulmonar	Obstrução por secreções, falha do pulmão em reexpandir a desinsuflação pós-operatória Dor, esforço respiratório insuficiente	Depende da causa Broncoscopia de analgesia em caso de obstrução grave por secreções	Ver Tabela 15.5
Retenção ce secreção nas vias aéreas	Anestesia geral – eliminação mucociliar prejudicada Tosse prejudicada	Nebulizadores Hidratação sistêmica Oxigênio umidificado	Monitore marcadores inflamatórios Ver Tabela 15.5
Hipoxemia	Trocas gasosas prejudicadas	Depende da causa	Otimize a oxigenoterapia
Disfunção musculoesquelética	Local de incisão Posição operatória	Analgesia, se houver relato de dor	Pode limitar a expansão torácica/movimento do ombro Acompanhamento ambulatorial sempre que necessário

Tabela 15.5 Intervenções para problemas comuns em pacientes de cirurgia cardiotorácica.

Problema e apresentação	Manejo fisioterapêutico

Colapso pulmonar
Perda de volume unilateral ou bilateral observado na radiografia de tórax
Hipoxemia
Maior trabalho respiratório
Volume corrente baixo
SR reduzidos na ausculta
Expansão torácica reduzida
	• Mobilização progressiva
	  ○ Use oxigênio ambulatorial em pacientes hipoxêmicos
	  ○ Pode ser limitado ao lado do leito se houver sucção estrita da parede
	  ○ Considere alternativas (p. ex., bicicleta ergométrica quando apropriado)

	RPPI: pode ser por meio de dispositivos de MIE • Pode apenas ter efeito temporário – considere em combinação com CPAP • Certifique-se de que o fluxo seja alto o suficiente para atender à demanda ventilatória e, em seguida, reduzido à medida que o paciente se acomoda • Verifique a radiografia antes para descartar pneumotórax • Obtenha a aprovação do cirurgião antes da intervenção, devido à anastomose
	CPAP • Garanta PEEP adequada – pacientes maiores ou com colapso significativo precisarão de PEEP de 10 cmH$_2$O • Garanta que o fluxo atenda à demanda – considere o tamanho do paciente e a demanda inspiratória • Se houver remoção recente do dreno, verifique a radiografia antes de usar
	Exercícios de expansão torácica inferior • Menos eficaz do que a mobilização, mas útil se ela for contraindicada • Use em combinação com o posicionamento apropriado • Tente retenção inspiratória final e/ou fungar

(continua)

Tabela 15.5 Intervenções para problemas comuns em pacientes de cirurgia cardiotorácica. *(continuação)*

Problema e apresentação	Manejo fisioterapêutico
Retenção de secreções SR adicionados na ausculta (estridores, chiados) Maior trabalho respiratório Aumento da frequência respiratória Volume corrente fraco Frêmito palpável Tosse fraca e úmida Hipoxemia Fadiga respiratória Possíveis marcadores inflamatórios elevados	Mobilização progressiva para aqueles com baixo volume corrente |//
	RPPI • Intercale com eliminação de secreção • Use técnicas manuais em conjunto, se possível • Obtenha a aprovação do cirurgião antes da intervenção, devido a anastomose
	Técnicas manuais • Garanta analgesia adequada • Evite vibrações/agitação se o esterno estiver instável • Evite feridas cirúrgicas e drenos de tórax
	Posicionamento • Use com as técnicas anteriores • Considere o estado cardiovascular e tubos/drenos • Evite deitar o paciente com pneumectomia de lado. Isso aumenta o risco de rompimento do coto e desenvolvimento de fístula broncopleural
	Hiperinsuflação manual (se intubado) • Se as técnicas manuais por si sós se mostrarem ineficazes e o sistema cardiovascular (SCV) tolerar • Use em conjunto com técnicas manuais e posicionamento no leito • Obtenha a aprovação do cirurgião antes da intervenção, por causa da anastomose
	Sucção • Intratraqueal para pacientes intubados • NF: verifique a coagulação, especialmente se o paciente estiver em hemofiltração e heparinizado • Use as vias aéreas NF para aspiração repetida a fim de evitar traumatismo

(continua)

Tabela 15.5 Intervenções para problemas comuns em pacientes de cirurgia cardiotorácica. (continuação)

Problema e apresentação	Manejo fisioterapêutico
	Tosse apoiada • Bloqueios para tosse ou toalhas de apoio podem ser usados • Tranquilize o paciente de que o esterno está bem preso
	MIE • Certifique-se de que a tosse fraca não seja causada por analgesia • Verifique a radiografia para descartar pneumotórax • Não é usada rotineiramente em pacientes de cirurgia torácica

CPAP, pressão positiva contínua nas vias aéreas; MIE, insuflação/exsuflação manual; NF, nasofaríngea; PEEP, pressão expiratória final positiva; RPPI, respiração com pressão positiva intermitente; SR, sons respiratórios.

Traumatismo cardiotorácico

Pacientes com traumatismo cardiotorácico se beneficiam de nebulizadores e umidificação para facilitar a eliminação das secreções das vias aéreas. A mobilização deve ser incentivada, mas deve-se ter cuidado com as técnicas manuais (dependendo de lesões). Uma RXT deve ser feita antes de qualquer técnica de pressão positiva devido a um possível pneumotórax.

Pacientes de cardiologia

Pacientes de cardiologia que apresentam comprometimento respiratório devem ser encorajados a se movimentar. Considere a instabilidade cardiovascular, as alterações do eletrocardiograma e quaisquer dispositivos auxiliares (p. ex., BIA) antes da intervenção. Assegure a oxigenação adequada durante todo o tempo para prevenir mais estresse cardiovascular. As técnicas manuais devem ser evitadas se o paciente apresentar fratura de costelas após a reanimação cardiopulmonar. A pressão positiva contínua nas vias aéreas (CPAP) pode ser considerada para edema pulmonar.

Reabilitação cardíaca

A reabilitação cardíaca tem mostrado benefícios significativos para a recuperação de curto e longo prazo após cirurgia cardíaca ou evento cardíaco agudo. Identifique a prestação de serviço local e afiliados e incentive ativamente os pacientes a comparecerem.

Resumo

- Você é uma parte muito importante da unidade cardiotorácica
- Lembre-se de que a reabilitação funcional e a prevenção de outras ocorrências, como a reabilitação cardíaca, são importantes.

Referências bibliográficas

Chikwe, J. et al., 2013. Cardiothoracic Surgery, 2nd ed. Oxford University Press, Oxford.

Mans, C.M., Reeve, J.C., Elkins, M.R., 2015. Postoperative outcomes following preoperative inspiratory muscle training in patients undergoing cardiothoracic or upper abdominal surgery: a systematic review and meta analysis. Clin. Rehabil. 29 (5), 426–438.

Pasquina, P. et al., 2003. Prophylactic respiratory physiotherapy after cardiac surgery: systematic review. BMJ 327, 1379-1385.

Socci, L., Martin-Ucar, A.E., 2016. Access to the chest cavity: Safeguards and Pitfalls. In: Scarci, M. (Ed.), Core Topics in Thoracic Surgery. Cambridge university press.

Urell, C. et al., 2011. Deep breathing exercises with positive expiratory pressure at a higher rate improve oxygenation in the early period after cardiac surgery a randomised controlled trial. Eur. J. Cardiothorac. Surg. 40 (1), 162-167.

Westerdahl, E., 2015. Optimal technique for deep breathing exercises after cardiac surgery. Minerva Anestesiol 81, 678-683.

Capítulo 16

Enfermaria Pediátrica

Claire Hepworth

Introdução e meio ambiente

As enfermarias pediátricas acomodam grande variedade de pacientes clínicos, cirúrgicos, neurológicos, neuromusculares e oncológicos. Você fará parte de uma equipe multiprofissional, que trabalhará em conjunto de maneira holística para melhorar os resultados. Embora a apresentação de cada criança seja única, a avaliação respiratória básica permanece a mesma.

Ao fim deste capítulo, você deverá ser capaz de:

- Rever uma avaliação respiratória pediátrica
- Identificar e raciocinar clinicamente uma lista de problemas
- Discutir a abordagem da fisioterapia para esses problemas
- Identificar a eficácia das intervenções de tratamento
- Identificar diretrizes para trabalhar com crianças.

População

Avaliação

O consentimento deve ser obtido antes de se avaliar o paciente, embora o processo seja diferente com crianças (ver Capítulo 2). A avaliação é uma visão holística dos sistemas do corpo, mas eles se interconectam (p. ex., a pirexia pode causar taquipneia por causa do aumento da demanda metabólica; a sepse causa dificuldade respiratória).

A avaliação subjetiva é obtida a partir de anotações médicas, nas trocas de turnos do enfermeiro responsável e informações do paciente e dos pais. Estabelecer um bom relacionamento com a criança, pais e familiares, explicando os resultados da avaliação e o tratamento proposto, ajuda na compreensão, na cooperação e no acompanhamento dos cuidados.

Sua avaliação objetiva confirma as informações subjetivas.

Tabela 16.1 Avaliação respiratória pediátrica.

Monitore	Considerações
Sistema respiratório	
Desobstrução das vias aéreas	• A criança consegue se manter com suas próprias vias aéreas? • Em caso negativo, chame a equipe de reanimação, pois ela precisa de intubação nasofaríngea/orofaríngea urgente ou intubação intratraqueal
Necessidade de oxigênio e saturações	• Quão estável está o paciente? • Se ele dessaturar, há espaço para aumentar seu oxigênio? • Está umedecido? • Verifique se o sinal da saturação de oxigenação do monitor reflete um bom contato com o dedo/orelha
TR: frequência respiratória, batimento de asas nasais, puxão traqueal, recessão subcostal/intercostal/esternal, ronco expiratório, uso de músculo acessório	• O aumento do TR pode causar fadiga, o que significaria que a criança não consegue sustentar sua respiração • A ausência de TR aumentado, quando deveria haver, indica exaustão e parada respiratória iminente
Estridor	• Obstrução do sistema respiratório superior. A fisioterapia é contraindicada • Controle pela manobra de impulso da mandíbula e peça ajuda
Expansão torácica	• Ela é simétrica?

(continua)

Tabela 16.1 Avaliação respiratória pediátrica. (continuação)

Monitore	Considerações
Padrão respiratório	• **Nota**: o manuseio pode alterar o padrão de respiração • Apical ou diafragmático – relacionado à idade do paciente • Sinais de hipoventilação? • Expiração prolongada indica broncospasmo
Secreções palpáveis ou audíveis	• Sugere secreções no sistema respiratório superior
Resultados da ausculta	• Certifique-se de que todas as áreas sejam ouvidas • Há sons de respiração por toda parte? • Há sons adicionados?
Sistema cardiovascular	
Frequência cardíaca	• Alguma alteração induzida por medicamento? • Taquicardia – aumento do TR, dor, febre • Bradicardia – retenção de secreção, sedativos • Arritmias – o paciente está estável do ponto de vista cardiovascular?
Membranas mucosas/cor	• Secas – desidratação • Pálidas – anemia, má perfusão
Enchimento capilar	• Realizado sobre o manúbrio esternal em crianças (ver Capítulo 3)
Temperatura	• Convulsão febril?
Pressão sanguínea	• Hipotensão leva a má perfusão

(continua)

Tabela 16.1 Avaliação respiratória pediátrica. (continuação)

Monitore	Considerações
Sistema nervoso central	
Capacidade de resposta	• Perfusão cerebral e oxigenação
Convulsões	• Não aplique fisioterapia durante a convulsão
Doença preexistente	• Tônus alterado que afeta manuseio/posicionamento/aumento de estridor
Sistema renal/gastrintestinal	
Distensão abdominal	• Imobiliza o diafragma, reduz os volumes pulmonares, aumenta o TR, provoca atelectasia devido à compressão
Desidratação	• Aumento da viscosidade das secreções
Sobrecarga de líquido	• Edema pulmonar potencial
Sangramento/coagulação anormais	
Marcadores de plaquetas/coagulação	• Identifique quaisquer cuidados/contraindicações para tratamentos (p. ex., contagem de plaquetas < 50), considere o risco versus benefício para percussão, vibrações expiratórias e sucção nasofaríngea • Há risco de hemorragia pulmonar?

(continua)

Tabela 16.1 Avaliação respiratória pediátrica. (continuação)

Monitore	Considerações
Sangramento abundante dos anexos	• Sinais clínicos de hematomas/petéquias/sangue fresco ao redor dos cateteres/drenos • Considere posicionamento, nebulizadores de solução salina, ACBT e movimentação suave antes de outros tratamentos de fisioterapia
Sistema musculoesquelético	
Problemas de densidade óssea, como osteoporose Fraturas de costela/coluna vertebral	• Identifique o risco *versus* benefício da percussão, vibrações expiratórias e sucção nasofaríngea
Outros	
Marcadores de infecção	• Onde está a fonte da infecção?
Radiografia/TC/US	• Identifique problemas respiratórios agudos e crônicos
Gases sanguíneos	• Interprete gasometria arterial, se disponível
Alimentação	• Má alimentação pode ser causada por aumento do TR
Resultados do escarro	• Infecção bacteriana ou viral?

ACBT, ciclo ativo das técnicas respiratórias; *TC*, tomografia computadorizada; *TR*, trabalho respiratório; *US*, ultrassonografia.

A avaliação começa no momento em que você vê o paciente e se atenta à sua posição e aos sinais de dificuldade respiratória (para valores normais e detalhes pediátricos, ver Capítulo 3). Analise a medicação dele, sobretudo a respiratória, como mucolíticos (nebulizadores de solução salina/hipertônica), antimuscarínicos (hioscina/glicopirrolato), antibióticos e potenciais sedativos. Certifique-se de identificar os cuidados/contraindicações para o tratamento.

Contudo, se você entrar no quarto de uma criança e ela tiver saturação de oxigênio baixa (< 92%), o que não é normal para ela, trate disso antes de realizar a avaliação. Baixas saturações sustentadas causam danos ao tecido hipóxico e, lembre-se, há um atraso nas saturações de oxigenação, refletindo o que está acontecendo com o paciente.

As condições das crianças se deterioram mais rapidamente que as dos adultos; portanto, certifique-se de estar totalmente preparado para usar qualquer equipamento necessário. Saiba onde está o equipamento de reanimação, como entrar em contato com a equipe de reanimação e o que fazer antes de sua chegada.

Raciocínio clínico/tratamento

Faça uma lista de problemas com possíveis explicações e principais marcadores anormais e considere quais os tratamentos indicados ou não. Reavalie sempre para se certificar da eficácia do seu tratamento e, caso seja ineficaz, considere alternativas, incluindo a reavaliação da lista de problemas.

Pacientes clínicos

Tabela 16.2 Problemas respiratórios, resultados diagnósticos e controle de fisioterapia potencial.

Pneumonia/consolidação: aguda e em resolução	
Visão geral	• **Aguda**: área "densa" consolidada de exsudato inflamatório e pus nos alvéolos • **Em resolução**: o exsudato é decomposto por enzimas, permanece seco e é drenado pelo sistema linfático ou se apresenta como secreções retidas

(continua)

Tabela 16.2 Problemas respiratórios, resultados diagnósticos e controle de fisioterapia potencial. *(continuação)*

Histórico	• **Aguda**: pirexia, falta de ar, aumento do trabalho respiratório (TR), tosse seca, redução da saturação de oxigênio • **Em resolução**: como antes, exceto se houver tosse úmida
Expansão	• Pode afetar a expansão se for grande/multilobar
Auscultação	• **Aguda**: sons respiratórios brônquicos • **Em resolução**: sons respiratórios reduzidos ou estalidos, especialmente na inspiração
Nota de percussão	• Abafada
RXT	• Área branca e densa que ocupa lóbulos parciais/completos, mas também pode ser "branca irregular" • Sem deslocamento de fissura, nem traqueal/mediastinal • Sem perda de volume • Hemidiafragma desfocado, se presente na zona inferior • Broncograma aéreo potencial
Controle médico	• Antibióticos IV, líquidos IV, oxigenoterapia, cuidados de apoio
Controle de fisioterapia	**Aguda:** • Sem intervenções manuais com técnicas torácicas • Posicione para que a relação $\dot{V}/\dot{Q}$ otimize o pulmão bom em caso de dificuldade respiratória • Mobilidade/exercícios para membros superiores/brincadeiras/postura/reposicionamento regular • Exercícios de expansão pulmonar – ACBT, brincadeiras de soprar, inspirometria de incentivo **Em resolução:** • Como antes, mas não há necessidade de posicionamento para relação $\dot{V}/\dot{Q}$ • Intervenções torácicas manuais podem ser indicadas • Considere se PEEP e mucolíticos forem necessários

(continua)

Tabela 16.2 Problemas respiratórios, resultados diagnósticos e controle de fisioterapia potencial. (continuação)

Secreções retidas com ou sem perda de volume

Visão geral	• Secreções no sistema respiratório inferior devido a infecção, exacerbação da condição respiratória, dor, tosse fraca ou eliminação mucociliar prejudicada
Histórico	• Pode ocorrer tosse produtiva na ausência de infecção • Falta de ar, aumento do TR, redução da saturação de oxigênio
Expansão	• Expansão reduzida no pulmão afetado
Auscultação	• Sons respiratórios reduzidos • Estertores na ausculta
Nota de percussão	• Abafada
RXT	• Área branca e densa que, muitas vezes, ocupa lobos parciais/completos • Desvio de fissura e "sinal de vela" se estiver no lobo inferior • Desvio traqueal/mediastinal em direção ao colapso • Perda de volume no lado afetado (hemidiafragma elevado, apinhamento das costelas) • Hemidiafragma desfocado, se presente na zona inferior
Controle médico	• Cuidados de apoio • Umidificação – oxigênio (idealmente aquecido), mucolíticos • Antibióticos em caso de infecção
Controle de fisioterapia	• O mesmo que para resolver a consolidação

Efusão pleural e empiema

Visão geral	**Efusão pleural**: • Excesso de líquido no espaço pleural • Pode se desenvolver com pneumonia ou pós-cirurgia

(continua)

272 FISIOTERAPIA RESPIRATÓRIA

Tabela 16.2 Problemas respiratórios, resultados diagnósticos e controle de fisioterapia potencial. *(continuação)*

	Empiema: • Efusão pleural infectada; o líquido é espesso e localizado **Efusão pleural ou empiema:** • Pode comprimir o pulmão subjacente – colapso • Consolidação subjacente potencial
Histórico	• Dor, pirexia, falta de ar, tosse seca, aumento do TR, redução da saturação de oxigênio
Expansão	• Geralmente normal
Auscultação	• Sons respiratórios ausentes ou reduzidos durante a resolução
Nota de percussão	• Abafada
RXT	**Efusão pleural:** • Área branca que depende da gravidade (verifique a posição da RXT) • Linha de líquido na parte inferior do pulmão na radiografia vertical e "capa" de líquido na parte superior do pulmão • Área branca opaca sobre todo o pulmão em posição supina com ângulo costofrênico embotado **Empiema:** • Área branca densa não específica para lobos • Não depende da posição do RXT **Derrame pleural ou empiema:** diagnosticado por US • Sem deslocamento do mediastino, a menos que muito grande (distante do lado da efusão) • Sem perda de volume • Hemidiafragma desfocado se estiver na zona inferior
Controle médico	**Efusão pleural:** • Drenagem torácica ± sucção de baixo grau **Empiema:** • Drenagem torácica ± sucção de baixo grau e agentes fibrinolíticos intrapleurais (p. ex., uroquinase inserida na drenagem torácica e temporariamente retida) • Se malsucedida, toracocentese, pleurodese, ressecção pulmonar e decorticação podem ser consideradas

(continua)

Tabela 16.2 Problemas respiratórios, resultados diagnósticos e controle de fisioterapia potencial. (continuação)

	Efusão pleural e empiema: • Antibióticos (se infecciosos), oxigênio, alívio da dor, cuidados de apoio
Controle de fisioterapia	**Efusão pleural e empiema:** • A fisioterapia não afeta diretamente a efusão pleural ou o empiema • A fisioterapia respiratória é indicada para manter/melhorar a expansão pulmonar sob a pleura afetada • A fisioterapia inclui exercícios de expansão pulmonar (p. ex., mobilização, exercícios para membros superiores, exercícios posturais, ACBT, possivelmente inspirometria de incentivo, reposicionamento regular e tosse com suporte) **Empiema:** • Intervenções de fisioterapia maximizadas, se usadas quando os agentes fibrinolíticos intrapleurais estiverem retidos no dreno
Pneumotórax	
Visão geral	• Ar no espaço pleural • Pode ser espontâneo, traumático ou causado por doença pulmonar subjacente • Se grande, precisa de tratamento urgente
Histórico	• Pode ocorrer de repente • Dor, falta de ar, redução da saturação de oxigênio
Expansão	• Reduzida no lado afetado
Auscultação	• Sons respiratórios ausentes no lado afetado
Nota de percussão	• Hiper-ressonante
RXT	• Preto, hiperinsuflado, sem marcas pulmonares no lado afetado • Borda pleural visceral visível (linha branca fina e nítida) • Desvio do mediastino apenas se houver pneumotórax hipertensivo
Controle médico	• Drenagem torácica, oxigênio, alívio da dor, cuidados de suporte

(continua)

FISIOTERAPIA RESPIRATÓRIA

Tabela 16.2 Problemas respiratórios, resultados diagnósticos e controle de fisioterapia potencial. *(continuação)*

Controle de fisioterapia	• A fisioterapia não afeta diretamente o pneumotórax • A fisioterapia pode melhorar o colapso pulmonar subjacente • Exercícios de expansão pulmonar (p. ex., mobilização, exercícios de membros superiores e posturais, reposicionamento regular e ACBT). Lembre-se de manter a drenagem torácica abaixo do nível de inserção • Sem dispositivos de pressão positiva se o pneumotórax não estiver drenado e com cuidado em pneumotórax drenado
Edema pulmonar	
Visão geral	• Acúmulo de líquido nos alvéolos e entre os alvéolos e os capilares
Histórico	• Falta de ar – especialmente quando deitado (ortopneia), redução da saturação de oxigênio, sudorese, dor, aumento do TR, secreções com espuma rosa
Expansão	• Normal
Auscultação	• Estalidos inspiratórios finais finos, que dependem da posição
Nota de percussão	• Normal ou abafada
RXT	• Opacidade branca peri-hilar com "aparência de algodão" • Engrossamento das paredes brônquicas • Aumento do tamanho cardíaco • Broncogramas aéreos? • Dependente da posição
Controle médico	• Oxigênio, diuréticos, cuidados de apoio para ventilação e suporte cardíaco
Controle de fisioterapia	• A fisioterapia não afeta o edema pulmonar • Edema eliminado por sucção reacumula • Trate outros problemas respiratórios subjacentes • Otimize a relação $\dot{V}/\dot{Q}$

ACBT, ciclo ativo das técnicas respiratórias; *IV*, via intravenosa; *PEEP*, pressão expiratória final positiva; *RXT*, radiografia de tórax; $\dot{V}/\dot{Q}$, ventilação/perfusão; *US*, ultrassonografia.

Dicas para avaliação e tratamento

- Mais de um problema pode ocorrer no mesmo pulmão simultaneamente, como manchas de colapso e consolidação. Use seu raciocínio clínico, experimente um tratamento, reavalie qual é o principal problema
- Ao tratar um paciente com dificuldade respiratória, com um pulmão colapsado, o pulmão afetado deve ficar por cima. No entanto, isso pode aumentar o TR, então aumente a oxigenação durante a fisioterapia. Se ele não for capaz de tolerar essa posição, considere a possibilidade de monitoramento
- Use brinquedos, jogos e técnicas de distração para o tratamento. Nunca contenha uma criança, a menos que ela vá se machucar
- O nariz obstruído em uma criança pode causar dificuldade respiratória. Considere limpar com solução salina ou sucção nasofaríngea – ou simplesmente com um lenço de papel
- Infecções repetidas podem causar bronquiectasia; portanto, certifique-se de que os tratamentos sejam eficazes durante a internação hospitalar e considere treinar os pais/responsáveis para realizar algumas intervenções de fisioterapia em casa
- Considere sempre dar conselhos aos pacientes, familiares e equipe de enfermagem para continuar as intervenções entre os atendimentos de fisioterapia, visando otimizar os resultados; por exemplo, para um paciente com colapso do lobo inferior esquerdo do pulmão, você pode aconselhar o reposicionamento regular, incluindo deitar-se do lado direito e usar nebulizadores de solução salina/hipertônica e sucção nasofaríngea, se necessário
- Oxigênio acima de 2 ℓ/min deve ser umidificado; caso contrário, pode ressecar as vias aéreas e secreções.

Fibrose cística/bronquiectasia/discinesia ciliar primária/deficiência imune/ doença pulmonar crônica

Esses pacientes apresentam doenças preexistentes que os deixam vulneráveis a infecções torácicas. Eles exigem um plano de controle de fisioterapia respiratória individualizado para a liberação das vias aéreas e exercícios. As internações hospitalares são uma oportunidade para revisar os planos de manejo, a participação nesses planos e a tolerância ao exercício. Isso, geralmente, inclui posicionamento, técnicas manuais no tórax, pressão positiva final expiratória (PEEP), acessórios de PEEP oscilante, mucolíticos e exercícios. Relatórios de tomografia computadorizada (TC) e radiografias de tórax (RXT) podem orientar o tratamento de fisioterapia, como irrigação nasal com solução salina, revisão de problemas posturais/musculoesqueléticos e treinamento muscular inspiratório. A drenagem autogênica pode ser considerada se o paciente estiver suficientemente motivado para aprender a técnica. Posições de drenagem postural podem ser usadas para algumas crianças, mas esteja ciente de que a posição de cabeça para baixo pode causar aspiração e só deve ser usada se os benefícios superarem o risco (atualmente contraindicada na maioria das situações clínicas). Incentive as crianças a serem independentes para realizar as técnicas de desobstrução das vias aéreas, mas, quando admitidas com exacerbação aguda ou cansadas, a fisioterapia respiratória manual deve ser considerada.

Existem diretrizes abrangentes para o gerenciamento de fisioterapia:

- Diretrizes da British Thoracic Society (BTS) para bronquiectasia não fibrose cística (2010)
- Diretrizes do National Institute for Care and Health Excellence em fibrose cística (2017)
- Documento *Standards of Care and Good Clinical Practice for the Physiotherapy Management of Cystic Fibrosis* (Normas de Cuidado e Boas Práticas Clínicas para o Manejo Fisioterapêutico da Fibrose Cística) (2017).

Tratamentos com horário específico (exceto emergência)

Para reduzir o risco de vômito/aspiração, antes de uma alimentação/refeição ou pelo menos 1 hora depois, considere:

1. Nebulizador broncodilatador.
2. Mucolítico.
3. Fisioterapia torácica.
4. Antibiótico nebulizado.

Se a criança se consultou com um especialista de hospital infantil, mas agora está no hospital geral do seu distrito, entre em contato com o centro especializado para obter aconselhamento.

Asma

O fisioterapeuta respiratório desempenha um papel importante na identificação e no controle das disfunções respiratórias, em repouso e durante o exercício, de crianças asmáticas. Os sintomas respiratórios disfuncionais muitas vezes se sobrepõem e mimetizam os sintomas da asma. As diretrizes de asma da BTS/Scottish Intercollegiate Guideline Network (2016) recomendam exercícios de retreinamento respiratório, incluindo o método Buteyko e Papworth, que usa respiração nasal e diafragmática para estabelecer frequência, volume e padrão respiratório normais. Um fisioterapeuta qualificado pode avaliar os sintomas induzidos pelo exercício e identificar se o fator limitante é broncospasmo, respiração disfuncional ou diagnósticos alternativos, por meio de observação, ausculta e espirometria. Certifique-se de seguir o plano de ação da criança para asma e a política da instituição no manejo de um ataque asmático.

Esteja ciente da obstrução laríngea e sintomas incluindo estridor, falta de ar e desconforto do sistema respiratório superior durante o exercício. Se encontrados, encaminhe para a equipe de especialistas.

Broncospasmo

As técnicas manuais, que podem ser realizadas no tórax, têm grandes chances de aumentar o broncospasmo, mas às vezes o benefício supera o risco. Se a criança apresentar colapso lobar devido a secreções e broncospasmo, considere um broncodilatador nebulizado antes (e possivelmente depois) da fisioterapia respiratória. Monitore os sinais de aumento do broncospasmo: expiração prolongada, sibilo, opressão torácica e tosse seca. Considere a adaptação de técnicas para incorporar vibrações expiratórias longas e percussão lenta. Evite dispositivos que possam hiperinsuflar os pulmões.

Ventilação a longo prazo

Crianças em ventilação a longo prazo são avaliadas e tratadas como adultos, mas:

- Se as pressões do aparelho de ventilação mecânica (VM) ou horas de uso aumentarem, indicando maior dependência, tome cuidado extra com tempo livre para sucção e considere adicionar oxigênio
- Certifique-se de que a máscara/vedação da interface em ventilação não invasiva e as áreas de pressão estejam intactas
- Considere o uso de ventilação durante a fisioterapia para reduzir a fadiga dos músculos respiratórios e otimizar a eficácia
- Se as secreções forem espessas, considere umidificação e/ou nebulizadores regulares. Monitore os sinais de superumidificação
- Para crianças com traqueostomias, consulte a equipe multiprofissional para o tamanho correto do cateter e profundidade de sucção.

Necessidades complexas: condições neurológicas

Crianças com problemas neurológicos, como paralisia cerebral, têm maior suscetibilidade a infecções respiratórias e/ou retenção de secreções. O fisioterapeuta desempenha funções de manejo precoce, de médio e longo prazos, para otimizar a função respiratória dos pacientes. As técnicas incluem mucolíticos, posicionamento, intervenções manuais no tórax, aspiração nasofaríngea e oral.

Os principais fatores a serem considerados são:

- Estabeleça a linha de base respiratória normal. A descarga nasal é normal quando a criança está bem? Existem alterações pulmonares crônicas? Ela está tomando medicamentos que deprimem o sistema respiratório e causam dessaturação? Lembre-se de que a escoliose pode alterar a biomecânica das costelas e causar hipoventilação no pulmão subjacente

- Crianças com imobilidade prolongada podem ter densidade óssea reduzida. Se precisar de terapia manual no tórax, considere a relação riscos *versus* benefícios
- Crianças podem ser totalmente dependentes de outras pessoas para posicionamento, mobilidade na cama e sentar-se em uma cadeira. É particularmente importante que elas sejam reposicionadas com regularidade para facilitar a desobstrução das vias aéreas, otimizar a relação $\dot{V}/\dot{Q}$ e permitir suporte e desenvolvimento posturais. Uma criança pode não ser colocada em determinada posição devido a dores anteriores ou baixa tolerância. Tentar novamente essas posições pode ser importante para um tratamento eficaz e ajudar a prevenir desenvolvimento torácico assimétrico, escoliose e problemas associados
- Tônus alterado e frouxidão dos tecidos moles nas vias aéreas superiores podem causar obstrução caracterizada por estridor, puxão traqueal e redução da saturação de oxigênio. As secreções nas vias aéreas superiores também podem soar mais altas na presença de estridor, porém a fisioterapia respiratória não é indicada. Se uma manobra de impulso da mandíbula reduzir o estridor e melhorar a saturação de oxigênio, isso confirma a obstrução das vias aéreas superiores, o que pode exigir intervenção clínica ou cirúrgica
- Disfagia e fraqueza muscular na face podem causar acúmulo de secreções orais. Frequentemente, elas não causam problema clínico sério, mas precisam ser resolvidas se estiverem causando dificuldade respiratória ou aspiração. O manejo inclui sucção nasofaríngea, medicação anticolinérgica se as secreções estiverem fluídas e abundantes e mucolíticos se as secreções estiverem espessas. O manejo eficaz da secreção de vias aéreas é um equilíbrio entre anticolinérgicos, mucolíticos e outras opções clínicas ou cirúrgicas potenciais
- Tosse fraca ou sua frequência reduzida podem causar retenção de secreção nas vias aéreas superiores. Auxiliar de tosse, insuflação/exsuflação manual (MIE) ou empilhamento de ar, usando uma bolsa autoinflável, podem não provocar tosse, mas aumentam os volumes pulmonares e potencialmente a mobilização de secreção.

Condições neuromusculares

Os distúrbios neuromusculares incluem distrofinopatias e atrofia muscular espinal. Muitas crianças têm inteligência normal, mas correm o risco de infecções respiratórias graves devido a fraqueza muscular e fadiga, que podem ser progressivas. Elas têm propensão a disfagia e aspiração e podem, eventualmente, exigir ventilação a longo prazo. A BTS Guideline for Respiratory Management of Children with Neuromuscular Weakness (2012) fornece uma visão geral da aplicação da fisioterapia respiratória. Os sinais de aumento do TR podem ser mais difíceis de detectar nessas crianças; portanto, preste atenção especial a frequência respiratória, movimento abdominal paradoxal e falta de ar. Durante uma infecção respiratória, a força muscular da criança é reduzida e demora mais para se recuperar. Os objetivos da fisioterapia não são apenas tratar a infecção aguda, mas também treinar a criança e a família para continuar o tratamento em casa.

É importante avaliar a força, a frequência e a espontaneidade da tosse. MIE, empilhamento de ar, tosse manual assistida, vibrações, acessórios respiratórios, mucolíticos, umidificação e posicionamento para manter a relação $\dot{V}/\dot{Q}$ são úteis.

Considerações sobre o tratamento:

- Saturações de oxigênio inferiores a 95% no ar podem indicar a necessidade de técnicas de desobstrução das vias aéreas
- Crianças com pico de fluxo da tosse (PFT) menor que 270 (que indica baixa capacidade para a tosse) devem aprender técnicas para melhorar a força da tosse (p. ex., empilhamento de ar e MIE). A capacidade vital, como uma medida da força dos músculos respiratórios, deve ser monitorada regularmente para avaliar as necessidades de ventilação diurna e noturna
- A MIE deve ser considerada em crianças fracas, incapazes de realizar um PFT, particularmente se outras técnicas de aumento da tosse não forem eficazes
- Uma bolsa autoinflável e sucção devem estar prontamente disponíveis durante as intervenções de desobstrução das vias aéreas no hospital e em casa. Tampões de secreção podem ser mobilizados para grandes vias aéreas, causando obstrução

Oncologia

O câncer em crianças e jovens os predispõe a infecções torácicas virais, fúngicas e bacterianas.

Considerações sobre o tratamento

- Baixa contagem de plaquetas – verifique se há sinais de sangramento ativo
- Mucosite (limita o uso de acessórios respiratórios orais devido à dor)
- Neuropatias periféricas (restringem a mobilidade)
- Câncer de pulmão/metástase pulmonar – contraindicam fisioterapia torácica manual e PEEP/acessórios de PEEP oscilatória.

Pacientes cirúrgicos

Os efeitos da cirurgia e do anestésico são iguais aos dos adultos (ver Capítulo 10).

A fisioterapia pós-operatória geral inclui: sentar-se ereto, reposicionamento regular, mobilização, brincadeiras de soprar, técnica respiratória de ciclo ativo, exercícios para membros superiores, tosse com suporte e tratamentos temporais com analgesia. Otimize a umidificação se estiver em oxigenoterapia. Ocasionalmente, a aspiração nasofaríngea é indicada, sobretudo com um distúrbio neurológico/neuromuscular subjacente. Certifique-se de seguir os protocolos da instituição.

Esteja ciente de que os opiáceos deprimem o sistema nervoso central (SNC).

Após uma cirurgia da coluna, as crianças inicialmente precisam ser roladas. Algumas também podem ter feito uma excisão de costela (costectomias) – tome bastante cuidado ao realizar fisioterapia torácica manual.

Após cirurgia cardíaca e abdominal, as crianças correm o risco de desenvolver efusão pleural.

Exercício

Os exercícios e as atividades não devem ser subestimados, pois fazem parte da desobstrução das vias aéreas e melhoram a tolerância ao exercício, a ventilação, a força muscular, a função e o movimento articular. Você tem um papel fundamental, estabelecendo um programa de exercícios individualizado enquanto a criança está no hospital e progredindo para casa.

Resumo

- A avaliação respiratória é a mesma, apesar dos diferentes problemas
- Estabeleça linhas de base normais para pacientes complexos e a longo prazo
- O exercício e a atividade não devem ser subestimados
- Sempre se comunique com a criança, os pais e a equipe multiprofissional.

Referências bibliográficas

BTS/SIGN asthma guidelines, 2016. https://www.brit-thoracic.org.uk/quality-improvement/guidelines/asthma/.

BTS Guideline for Respiratory Management of Children with Neuromuscular Weakness, 2012.

Hull, J., Aniapravan, R., Chan, E. et al., 2012. British Thoracic Society guideline for respiratory management of children with neuromuscular. weakness. Thorax 67, i1–i40.

NICE guidelines in Cystic Fibrosis, 2017. https://www.nice.org.uk/guidance/ng78/evidence/full-guideline-pdf-4610685853.

Pasteur, M.C., Bilton, D., Hill, A.T.,; on behalf of the British Thoracic Society Bronchiectasis (non-CF) Guideline Group., 2010. British Thoracic. Society guideline for non-CFbronchiectasis. Thorax 65, i1–i58.

Standards of Care and Good Clinical Practice for the Physiotherapy Management of Cystic Fibrosis doc, 2017. https://www.cysticfibrosis.org.uk/the-work-we-do/resources-for-cf-professionals/consensus-documents.

Capítulo 17

Cuidados Pediátricos Intensivos

Vanessa Compton

Introdução

Os cuidados pediátricos intensivos incluem uma ampla faixa etária, de recém-nascidos prematuros até os 16 anos ou mais, com grande variedade de condições clínicas. Com um número de casos tão variado, você deve compreender as mudanças no funcionamento anatômico e fisiológico da prematuridade à idade adulta (ver Capítulo 3); porém, a avaliação respiratória detalhada se aplica a todos, independentemente de idade e condição. Podem-se usar habilidades de avaliação direcionadas, dependendo da condição e da apresentação, para identificar problemas e elaborar planos de tratamento apropriados, que não devem ser rotineiros, mas planejados após cuidadosa consideração e raciocínio clínico.

Ao fim deste capítulo, você deverá ser capaz de:

- Descrever problemas pediátricos específicos em cuidados intensivos
- Discutir os objetivos do tratamento em cuidados intensivos pediátricos.

Ambiente

Os cuidados intensivos pediátricos descrevem o ambiente onde podem ocorrer observação, monitoramento ou intervenções aprimoradas.

Existem três níveis de atendimento (Padrões de Terapia Intensiva Pediátrica):

- Nível 1 – cuidados intensivos básicos (unidade padrão de alta dependência [HDU] no nível da enfermaria)
- Nível 2 – cuidados intensivos intermediários (HDU ou unidade de terapia intensiva pediátrica [UTIP])
- Nível 3 – cuidados intensivos avançados com subgrupos: avançado 1 a 5 (UTIP).

As unidades de cuidados intensivos estão cheias de tecnologia, equipamentos, pessoas e ruídos que assustam as crianças e os pais. Os pais têm acesso 24 horas e, provavelmente, ficarão ao lado do leito se o filho não estiver bem. Explicações cuidadosas antes das intervenções, incluindo resultados prováveis e possíveis reações adversas, são essenciais. Os pais podem querer ficar durante as intervenções, conversar com o filho para tranquilizá-lo e tentar ficar calmos e confiantes. Use o conhecimento da equipe médica e de enfermagem altamente qualificada para fazer perguntas.

População

Avaliação

Faça uma avaliação completa, pois as crianças correm alto risco de deterioração e têm necessidades complexas; portanto, a vigilância é essencial.

Além da avaliação usual (ver Capítulo 16), existem considerações específicas para a condição e a apresentação das crianças.

Avaliação específica para cuidados intensivos

Avaliação subjetiva

Pergunte à equipe de enfermagem/pais se há um histórico que possa afetar a condição geral do paciente, incluindo idade gestacional, episódios anteriores de suporte ventilatório, uso prévio de O_2 domiciliar, padrão normal de respiração e fisioterapia domiciliar. Assim, uma linha de base clara é estabelecida, ou seja, o que é normal para a criança.

Por que o paciente está sob cuidados intensivos?
Ele está estável desde a admissão?

Capítulo 17 • Cuidados Pediátricos Intensivos

A equipe de enfermagem designada para o leito pode informá-lo sobre sua condição, comportamento e planos atuais. Tendências e padrões devem ser observados.

Avaliação objetiva

Sistema cardiovascular
- Os pacientes podem ter pressão arterial instável, ritmo cardíaco anormal, alterações na frequência cardíaca, má perfusão ou mudança de temperatura
- É importante saber quanto suporte cardiovascular (inotrópico) o paciente está recebendo e se ele está aumentando ou desmamando.

Perfusão
- O tempo de preenchimento capilar deve ser inferior a 2 segundos; o tempo de perfusão é aferido sobre o manúbrio esternal, não perifericamente.

Ventilação
- O paciente tem via aérea artificial (tubo intratraqueal/traqueostomia)? Observe o tipo, o tamanho, o comprimento e a posição da via aérea artificial para garantir a profundidade de sucção correta e a segurança do tubo
- Avalie o nível de suporte ventilatório e a fração de oxigênio inspirado de que a criança necessita. Observe cuidadosamente as tendências das últimas 24 horas. A criança está desmamando, estática ou suas necessidades de suporte ventilatório/oxigênio estão aumentando?
- Se ela estiver em ventilação mecânica (VM) controlada por pressão, observe o volume corrente. A diminuição pode indicar atelectasia, consolidação, derrame pleural ou pneumotórax. A diminuição persistente resulta em trocas gasosas comprometidas. Pode ser usado como um marcador objetivo para avaliar a eficácia do suporte ventilatório.

Gasometria arterial (ver Apêndice 2)

Radiografia do tórax (RXT)
- Use para apoiar os resultados da avaliação, mas lembre-se de que as crianças mudam rapidamente.

Sistema nervoso central
- O paciente está sedado e/ou recebendo relaxantes musculares?
- Qual é o seu nível de consciência?

- Como ele responde ao manuseio? (Assim, você pode planejar e avaliar seu tratamento)
- Ele está com dor? Se ventilado, ele pode precisar de sedação extra/relaxante muscular antes do tratamento para diminuir as reações adversas
- Ele está se movendo? Este movimento é apropriado? Os cateteres/anexos estão em risco?

Equilíbrio hídrico
- Ele tem um equilíbrio hídrico positivo ou negativo significativo? Isso pode afetar a viscosidade das secreções e dificultar a ventilação e a eliminação da secreção. Procure sinais e sintomas de que a criança esteja desidratada ou com excesso de líquidos
- É possível administrar nebulizadores de solução salina ou hipertônica antes do tratamento, se as secreções forem persistentes. Se a criança estiver respirando espontaneamente pelas narinas, e não pela boca, incentive-a a consumir líquidos.

Avaliação de risco
- Identifique e registre todos os cateteres, drenos e equipamentos para evitar que sejam desalojados durante o manuseio
- Identifique os riscos do tratamento, como instabilidade do sistema cardiovascular (SCV), e planeje suas ações
- É necessário mover o paciente em estado grave, então certifique-se de que haja pessoal suficiente e o equipamento correto disponível.

Raciocínio clínico

O raciocínio clínico em cuidados intensivos é complexo, com dados frequentemente incompletos e que mudam com rapidez. Entenda os riscos relacionados à doença específica e ao tratamento médico e certifique-se de que sejam determinados o risco e o benefício para o paciente.

Intervenção clínica e considerações

Objetivos da fisioterapia em cuidados intensivos
- Diminuir a retenção de secreção
- Manter ou recrutar o volume pulmonar para reduzir a atelectasia
- Melhorar a complacência pulmonar
- Melhorar as trocas gasosas

- Reduzir a resistência das vias aéreas e o trabalho respiratório (TR)
- Melhorar a força dos músculos respiratórios
- Melhorar/manter a amplitude articular, a força muscular e a mobilidade
- Reduzir a morbidade do paciente, a duração dos cuidados intensivos e a internação hospitalar.

Considerações sobre cuidados intensivos pediátricos

Ver Capítulo 9.

Tratamentos para retenção de secreções e atelectasias pulmonares.

Tratamento	Considerações
Vibrações	- Contagem de plaquetas - Fraturas - Densidade óssea - Broncospasmo - Instabilidade do sistema cardiovascular (SCV)
Hiperinsuflação manual	- Observe as pressões do aparelho de ventilação mecânica (VM) do paciente e a necessidade de O_2 antes de iniciar o tratamento - Instabilidade do SCV e aumento da pressão intratorácica produzem diminuição do retorno venoso - Pneumotórax
Posicionamento	- Considere as diferenças anatômicas em crianças (ver Capítulo 3) - A posição de Trendelenburg aumenta a carga sobre o diafragma, a pressão intratorácica e o risco de refluxo/aspiração – use se necessário, mas com cuidado - Cateteres e acessórios
Mobilização	- Efeitos de sedação - Dor - Efeito psicológico para pacientes e cuidadores - Aumento potencial no consumo de oxigênio - Instabilidade do SCV

(continua)

Tratamentos para retenção de secreções e atelectasias pulmonares. (continuação)

Tratamento	Considerações
Inspirometria de incentivo	• Requer a cooperação da criança • Dor na boca por causa da mucosite
Tosse assistida/insuflação/exsuflação manual (MIE)	• Requer a cooperação da criança • Desconforto • Dessaturação • Pneumotórax
Dispositivos de pressão positiva	• Requerem a cooperação da criança • Desconforto • Dessaturação • Pneumotórax
Exercícios de respiração profunda	• Requerem a cooperação da criança • Use jogos/brincadeiras
Sucção	• Profundidade correta? • Horário (alimentos/medicamentos que possam diminuir o nível de consciência)
Instilação de NaCl	• Nunca use rotineiramente • Evite com neonatos prematuros • Pode ser aquecido se a criança tiver vias aéreas reativas • Siga as diretrizes da instituição
Lavado broncoalveolar (LBA)	• LBA terapêutico • LBA de diagnóstico • Siga as diretrizes da instituição
Nebulizadores	• O NaCl hipertônico pode causar broncospasmo • Salbutamol aumenta a frequência cardíaca
Mucolíticos (p. ex., alfadornase/acetilcisteína)	• Podem causar inflamação na boca, aperto no peito e hemorragia pulmonar
Hioscina/glicopirrolato	• A dose normal pode precisar ser alterada ou interrompida se a viscosidade da secreção aumentar

Tratamentos que mantêm ou melhoram o volume pulmonar, a ventilação e a complacência pulmonar.

Tratamento	Considerações
Técnicas de liberação torácica manual	• Muitas vezes mais benéfico quando usado com HM e posicionamento
Hiperinsuflação manual (HM)	• Use uma bolsa autoinflável de tamanho correto para evitar a superinsuflação/pneumotórax • Tome cuidado se houver instabilidade do sistema cardiovascular (SCV) • Observe os monitores durante o procedimento • Pode ser usada para recrutamento pulmonar e para melhorar a complacência
Posicionamento	• Ajuda no recrutamento de áreas específicas dos pulmões
Sucção fechada	• Evita a perda de pressão expiratória final positiva durante a sucção • Mantém o fornecimento de oxigênio • Avalie a resposta à sucção fechada sem desconexão. Se não for suficiente, considere HM com sucção fechada. Nesse caso, duas pessoas devem realizar os tratamentos • Observe os monitores durante todo o procedimento
Ventilação oscilatória de alta frequência (VOAF)	• É preciso cuidado ao desconectar do ventilador para realizar a HM e sucção ou para alterar a posição do paciente • Os tubos intratraqueais podem ser pinçados para reduzir a perda de recrutamento da área de superfície • Oxigenar antes e depois • As manobras de recrutamento podem ser necessárias após a fisioterapia – consulte a política da instituição

(continua)

Tratamentos que mantêm ou melhoram o volume pulmonar, a ventilação e a complacência pulmonar. (continuação)

Tratamento	Considerações
Empilhamento de ar, aumento da respiração, tosse assistida ou respiração com pressão positiva intermitente	• Usados para recrutamento pulmonar • Sincronia deficiente devido à dor e ao desconforto • Observe os monitores durante o procedimento • Pneumotórax

A perda de volume pode ocorrer como resultado de atelectasia e de colapso do pulmão, por causa da obstrução das vias aéreas ou por compressão do pulmão graças a pneumotórax ou líquido pleural. Você deve determinar a causa para decidir se a fisioterapia é apropriada.

Tratamentos que melhoram a ventilação e a perfusão.

Tratamento	Considerações
Posicionamento	• Bebês têm refluxo; se o tubo intratraqueal estiver sem balonete, há risco de aspiração • Não use posições de cabeça baixa • O posicionamento de bruços diminui o trabalho respiratório e melhora a combinação ventilação/perfusão ($\dot{V}/\dot{Q}$) • O posicionamento de bruços pode ser usado com crianças de qualquer tamanho, desde que sejam totalmente monitoradas • Garanta que as diretrizes de manuseio manual sejam seguidas

Tratamentos para reduzir a resistência das vias aéreas e o trabalho respiratório.

Tratamento	Considerações
Hiperinsuflação manual, posicionamento, sucção, técnicas manuais, solução salina	• Altamente eficazes se as secreções forem a única causa • Podem exacerbar a reatividade das vias aéreas e levar ao aumento do broncospasmo • Certifique-se de que a medicação esteja disponível, caso isso ocorra • NaCl aquecido se houver broncospasmo • Não trate se houver suspeita de corpo estranho inalado

(continua)

Tratamentos para reduzir a resistência das vias aéreas e o trabalho respiratório. *(continuação)*

Tratamento	Considerações
Nebulizadores	• Nas exacerbações agudas da asma, os nebulizadores por si sós podem não ser suficientes, havendo necessidade de medicamentos intravenosos • Salbutamol aumenta a frequência cardíaca
Descompressões manuais (pressão expiratória prolongada no peito)	• Usadas para aprisionamento de ar • Monitoramento rigoroso do sistema cardiovascular durante todo o procedimento
HELIOX – um gás inerte que contém hélio e fluxo de oxigênio a 21 ou 35%. Pode ser administrado por meio de máscara facial, tubo intratraqueal, traqueostomia ou ventilação não invasiva	• Reduz o fluxo turbulento nas vias aéreas e o trabalho respiratório • Usado em doenças como asma, bronquiectasia, bronquiolite, crupe, fibrose cística, epiglotite e estridor pós-extubação • Usado em conjunto com técnicas de fisioterapia respiratória para maximizar as intervenções • Sem efeitos colaterais importantes; pode provocar hipotermia em recém-nascidos

É importante decidir se o aumento da resistência das vias aéreas é causado por secreções retidas, broncospasmo, obstrução ou inflamação das vias aéreas ou uma combinação destes.

Tratamentos para otimizar a oxigenação e a ventilação.

Tratamento	Considerações
Entrega efetiva de oxigênio	• Ajuste para manter os níveis de saturação de oxigênio (Sp_{O_2}) nos níveis prescritos • A oxigenação pode precisar ser aumentada durante ou após a fisioterapia, particularmente se o posicionamento assistido por gravidade para drenagem for usado porque as posições de cabeça baixa imobilizam o diafragma e aumentam o trabalho respiratório • Considere umidificação
Posicionamento	• A comunicação com a equipe de enfermagem e os pais é essencial para garantir a implementação

Tratamentos para melhorar a força muscular respiratória.

Tratamento	Considerações
Planos/estratégias de desmame ventilatório	• Devem ser muito específicos para o paciente e envolver a equipe multiprofissional
Pressão expiratória final positiva (PEEP), treinadores musculares inspiratórios e expiratórios	• Os músculos requerem sobrecarga para obter uma resposta de treinamento; então, observe quando seus pacientes poderem se cansar rapidamente • Cuidado com pacientes asmáticos

Tratamentos para melhorar/manter amplitude articular, força muscular e mobilidade.

Tratamento	Considerações
Órteses	• Mantêm a amplitude articular em crianças fortemente sedadas por longos períodos • Monitore áreas de pressão
Movimentos passivos	• Ensine aos pais movimentos passivos e massagens suaves/moderadas, para incentivar o cuidado centrado na família • Cuidado com os cateteres e acessórios • Considere a densidade óssea para evitar fraturas em crianças com necessidades complexas que não suportem peso e tenham baixa densidade óssea • Respeite a privacidade e a dignidade ao realizar movimentos passivos
Movimentos ativos ou ativos assistidos	• Ajudam a manter a força muscular e a mobilidade e aumentam a moral – incorpore com brincadeiras • Se for seguro, ensine os pais/responsáveis

(continua)

Tratamentos para melhorar/manter amplitude articular, força muscular e mobilidade. *(continuação)*

Tratamento	Considerações
Mobilização precoce	• Ajuda na recuperação e no bem-estar psicológico • Considere enquanto a criança ainda estiver ventilada e após uma avaliação de risco completa • Garanta uma equipe adequada para mobilizar com segurança

É importante manter a amplitude e a mobilidade das articulações quando em cuidados intensivos. O paciente pode ter uma longa permanência e ficar debilitado. A neuropatia da criança gravemente doente pode ocorrer se ela for ventilada por mais de 7 dias.

Tratamentos para reduzir a morbidade da admissão em cuidados intensivos.

Tratamento	Considerações
Mobilização	• Avaliação precoce, tratamento e mobilização são essenciais • Cuidado com cateteres, drenos e acessórios • Alívio adequado da dor
Controle de infecção	• Siga os protocolos da instituição para controle de infecção, higiene das mãos etc.

Considerações gerais/contraindicações para o tratamento

- Pneumotórax não drenado
- Instabilidade do SCV
- Ferimento na cabeça
- Cirurgia pulmonar recente
- Bolhas
- Broncospasmo
- Presença de enfisema subcutâneo

- Coagulopatia
- Condições secundárias à inflamação podem não responder às intervenções de fisioterapia, como bronquiolite, gripe, pneumonia aguda e consolidação.

Considerações especiais em cuidados intensivos

Ventilação não invasiva

Ver Capítulo 8.

Considerações

- O ajuste correto das interfaces é essencial para evitar assincronia devido a vazamentos e acionamento deficiente. Também melhora a compatibilidade e evita lesões na pele
- O paciente pode não tolerar ser removido da ventilação não invasiva (VNI) para realizar fisioterapia respiratória ou para o alívio da pressão na face. Pode ser necessário ventilação bolsa-válvula-máscara. Certifique-se de que um membro competente da equipe de enfermagem esteja presente para auxiliar nas intervenções
- O alívio da pressão é necessário em intervalos regulares, geralmente de 3 a 4 horas (consulte as políticas da unidade individual)
- O alívio da pressão deve se dar com a remoção completa da máscara e da proteção da cabeça. Deve-se verificar se há marcas deixadas na pele pela máscara e tiras/presilhas de cabeça. Máscaras alternativas podem ser usadas para alívio de pressão, se necessário. Fita de alívio de pressão ou cremes de barreira devem ser usados para evitar áreas de pressão
- Use a VNI com cuidado se um paciente apresentar náuseas/vômitos, secreções excessivas ou diminuição no nível de consciência.

Cirurgia cardíaca

Considerações

- Esteja ciente de que os pacientes podem ter alteração do fluxo sanguíneo para os pulmões (muito ou pouco)

- Anote a saturação de oxigênio (Sp_{O_2}) aceitável para o paciente se for realizada cirurgia paliativa ou reparo parcial. A hiperinsuflação manual (HM) com misturador de oxigênio/ar pode ser necessária se o paciente tiver uma lesão cardíaca por perviedade do ducto que requeira alprostadil (consulte a sua política da instituição)
- Esteja ciente de possíveis desvios cardíacos que redirecionem o fluxo sanguíneo preferencialmente para os pulmões ou para o coração, causando oscilações na Sp_{O_2}
- Os pacientes podem retornar da sala de cirurgia com o esterno aberto; será necessário um posicionamento modificado, e as técnicas manuais só devem ser usadas após discussão com um clínico sênior
- Os pacientes costumam ser altamente instáveis; justifique qualquer intervenção e monitore de perto. Sempre procure a ajuda de um médico experiente em caso de dúvida
- O paciente pode precisar de relaxante muscular e sedação em *bolus* antes do tratamento, se estiver instável.

Neonatos prematuros

Neonatos com menos de 36 semanas de idade gestacional são definidos como prematuros. Os tratamentos só devem ser realizados após avaliação cuidadosa e se você for competente para tal.

Considerações

- Frequentemente, os neonatos requerem manuseio mínimo (geralmente 6 a 8 horas entre os cuidados de enfermagem). Siga os protocolos da sua instituição
- Eles mantêm pouco controle de temperatura, então não deixe as incubadoras abertas por longos períodos
- Às vezes estão sob luz ultravioleta para icterícia, que pode ser desligada durante a fisioterapia
- Tenha cuidado, pois eles têm pele delicada e pouca gordura subcutânea
- Os tubos intratraqueais são pequenos e podem ser bloqueados/desalojados com facilidade
- Não use solução salina de rotina, pois pode ocorrer bloqueio das vias aéreas e remoção do surfactante. Se for absolutamente necessário, use em pequenas quantidades (0,1 a 0,2 mℓ) ou segundo protocolo institucional
- Apoie a cabeça durante as técnicas manuais

- Aceite Sp_{O_2} mais baixa devido a circulação fetal e prematuridade pulmonar (verifique a faixa-alvo; geralmente entre 94 e 96%)
- Aceite parâmetros alterados para gasometria arterial (pH superior a 7,25 é aceitável)
- A terapia com surfactante pode ser administrada; não aspire, a menos que seja absolutamente necessário, por pelo menos 6 horas após ter sido administrado.

Lavado broncoalveolar

O lavado broncoalveolar (LBA) pode servir para limpar as vias aéreas, mais comumente para remover tampão de secreção, mas também para inalação de fumaça e remoção de placas de fuligem. É igualmente usado para obter amostras de escarro para diagnóstico. A política da instituição deve ser seguida ao realizar um LBA, seja como uma técnica de tratamento, seja para amostra diagnóstica.

Considerações

- Atenção especial é necessária para pacientes com vias aéreas reativas (p. ex., asma). Pode ser preciso administrar broncodilatadores antes e/ou após o procedimento (consulte a política da instituição)
- Pode causar sangramento em pacientes com plaquetas baixas/coagulopatias.

Ferimentos na cabeça

Lesões cerebrais traumáticas (LCTs) são frequentes em crianças. O tratamento inicial do paciente com LCT concentra-se na prevenção de lesão secundária, monitoramento de perto e tratamento de hipoxia e de hipertensão intracraniana, garantindo reanimação sistêmica e estabilização multissistêmica. Trabalhe com a equipe multiprofissional no planejamento e realização da fisioterapia para prevenir possíveis hipoxia e hipertensão.

Considerações

- Posição supina com elevação da cabeça a 30°
- Rolamento e imobilização do pescoço até que a lesão da medula espinal seja excluída
- Sucção nasofaríngea contraindicada se houver evidência de fratura da base do crânio

- Cuidados em *cluster* para minimizar o manejo
- Pré-oxigenação do paciente
- Instilação de lidocaína no tubo intratraqueal antes da sucção para evitar tosse e subsequente aumento da pressão intracraniana (PIC)
- Sedação e relaxante muscular em *bolus* se a PIC estiver instável
- Possibilidade de usar hiperinsuflação suave para reduzir a PIC, se necessário (sempre use um monitor de CO_2 corrente final no circuito de ventilação por bolsa)
- Sucção fechada se a PEEP for superior a 6 cmH_2O
- Uso da profundidade de sucção correta
- Monitoramento de pressão de perfusão cerebral/PIC e registro de todas as alterações
- Reavaliação constantemente durante e após cada intervenção.

Óxido nítrico inalado

O óxido nítrico inalado (NOi) é comumente usado em unidades especializadas como vasodilatador pulmonar específico para tratar hipertensão pulmonar e insuficiência respiratória hipóxica.

Considerações

- Durante HM, o NOi deve ser adicionado ao circuito
- O risco ocupacional para as profissionais grávidas deve constar das políticas institucionais.

Oxigenação por membrana extracorpórea

A oxigenação por membrana extracorpórea (ECMO) é um pulmão artificial que difunde o oxigênio no sangue e o bombeia continuamente para dentro e ao redor do corpo. Ela é administrada em centros designados e oferece suporte a pacientes (com potencial de recuperação) com comprometimento respiratório e cardiovascular em risco à vida. A ECMO dá suporte ao paciente para auxiliar na recuperação durante o processo da doença, enquanto as terapias são realizadas.

Existem dois tipos de ECMO:

- ECMO venoarterial – faz *bypass* nos pulmões, fornecendo oxigênio sob pressão diretamente para o sangue, que se encaminha ao sistema arterial para manter pressão arterial média, dando suporte ao coração. Seu efeito assegura o repouso do coração e dos pulmões, permitindo que a recuperação ocorra

- ECMO venovenosa – dá suporte aos pulmões ao fornecer sangue oxigenado ao corpo, contornando-os. Não há suporte para pressão arterial neste modo.

Todos os tratamentos fisioterapêuticos podem ser usados, mas podem exigir adaptação. Os tratamentos geralmente incluem HM, técnicas manuais, sucção, posicionamento, LBA, otimização dos volumes pulmonares, imobilização, movimentação passiva e reabilitação ativa.

A comunicação entre o fisioterapeuta, o enfermeiro do leito e o especialista em ECMO é essencial para tratamentos seguros e eficazes.

Considerações

Documente o tipo de ECMO e a posição de suas cânulas. É necessário estar atento à posição externa e interna das cânulas, bem como à sua segurança.

- Se o tórax estiver aberto, modifique o posicionamento e use vibrações posteriores, se necessário
- O fluxo de ECMO é estável? O que está afetando a estabilidade?
- Monitore e avalie a coagulação e o sangramento. Tenha em mente que o circuito está heparinizado
- Esteja ciente de que o posicionamento, o HM, as vibrações e a tosse podem causar queda no fluxo da ECMO. Os tratamentos podem ser modificados. Proceda com cuidado em todos os momentos.

Orientações principais para cuidado intensivo pediátrico

- Seja completo e metódico
- Reúna informações apropriadas
- Considere doenças preexistentes e novas
- Trabalhe em estreita colaboração com a equipe médica e de enfermagem experiente. Em caso de dúvida, peça ajuda
- Esses pacientes são mais propensos a atelectasia/secreções retidas. Eles se cansam e seu estado se deteriora rapidamente – você deve responder de imediato
- Reavalie seus pacientes com frequência
- Sempre se comunique com pacientes, pais e equipe multiprofissional.

Capítulo 18

Trabalho na Comunidade com Paciente com Doença Respiratória Aguda

Helen Ashcroft-Kelso

Introdução

Os fisioterapeutas comunitários trabalham com ampla variedade de condições clínicas de pacientes fora do ambiente hospitalar, muitas vezes com recursos mínimos, e são essenciais na prestação de cuidados àqueles com acesso limitado aos serviços hospitalares. Eles têm oportunidade de adaptar o tratamento que prescrevem ao ambiente doméstico do paciente, aos recursos e à equipe de cuidadores em nível domiciliar. Este capítulo se refere ao tratamento dos pacientes com doença respiratória aguda no ambiente comunitário.

Se você não tiver certeza sobre a estabilidade ou segurança do paciente enquanto o trata em casa, chame a ajuda adequada, mesmo que dos serviços de emergência, se necessário (Figura 18.1). Se uma emergência exigir o suporte de paramédicos e ambulância, deixe clara a situação em que se encontra o paciente, incluindo quaisquer limites predeterminados que possam interferir na assistência/atendimento.

Ao fim do capítulo, você deverá compreender:

- Quais são as complexidades do ambiente da comunidade
- Como adaptar uma avaliação para pacientes na comunidade
- Quais são os sinais de deterioração
- Como tratar o paciente comunitário com doença respiratória aguda
- Quando encaminhar o paciente para serviços especializados
- Quando classificar como atendimento urgente.

300 FISIOTERAPIA RESPIRATÓRIA

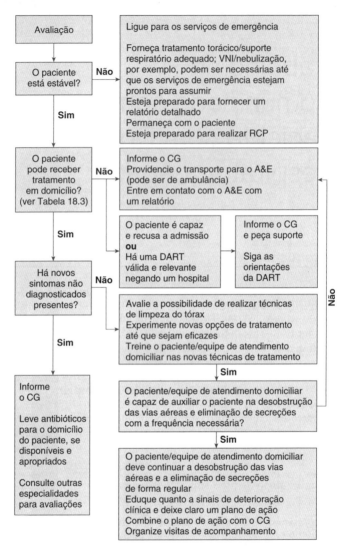

Figura 18.1 • Fluxograma de tomada de decisão para o paciente de comunidade. *A&E*, Departamento de Acidentes e Emergências; *CG*, clínico geral; *DART*, decisão antecipada de recusa de tratamento; *RCP*, reanimação cardiopulmonar; *VNI*, ventilação não invasiva.

Ambiente

Às vezes, é mais adequado avaliar o paciente no ambiente em que vive. O tratamento comunitário fornece privacidade e dedica-se a pacientes que estejam em condição clínicas em deterioração. Com algumas limitações no acesso a equipamentos médicos, as opções de tratamento podem ser reduzidas, e é necessário criatividade para obter sucesso. Se uma equipe de atendimento domiciliar estiver disponível e puder realizar determinado tratamento de maneira segura e eficaz, poderá contribuir na escolha do tratamento. Treinamento e educação específicos, relevantes para o ambiente, são necessários. Trabalhar na casa de um paciente requer sensibilidade/empatia, se e quando você for convidado para um ambiente muito particular. Você pode se deparar com uma dinâmica familiar e do cuidador que não acontece em outros ambientes de saúde.

População

Os pacientes que requerem fisioterapia comunitária/em nível domiciliar são variados, mas podem incluir pessoas muito doentes e gravemente incapacitadas. Alguns podem estar no fim de suas vidas, e você é capaz de lhes oferecer mais dignidade na privacidade de sua própria casa durante o tratamento.

Por exemplo:

- O paciente com falta de ar, talvez com doença pulmonar obstrutiva crônica (DPOC), acha que viajar para as consultas é cansativo demais
- O paciente com bronquiectasia, que requer suporte com desobstrução das vias aéreas, pode se beneficiar da preservação de sua energia para participar ao máximo do tratamento
- O paciente com deficiências físicas e de aprendizagem fica angustiado com o ambiente hospitalar desconhecido
- O paciente com condições neuromusculares, como doenças do neurônio motor ou esclerose múltipla, pode simplesmente ser muito frágil
- Essas condições colocam o paciente em alto risco de infecção torácica, e a insuficiência respiratória costuma ser a causa da morte. Reconhecer a deterioração respiratória aguda e crônica e otimizar o atendimento previne internações hospitalares evitáveis, impacta positivamente na qualidade de vida e melhora a sobrevida.

Preparação para a visita

Realizar preparativos antes da visita ajuda a decidir quais equipamentos médicos levar e melhora a segurança para você e para o paciente. A Tabela 18.1 dá exemplos do que deve ser considerado.

Tabela 18.1 O que saber antes da visita.

Considerações	Relevância
Faixa prescrita de saturação de oxigênio ideal	Normalmente ≥ 94% Em alguns casos, como insuficiência respiratória crônica, DPOC e doença grave, pode ser de 88 a 92%
Oxigenoterapia domiciliar ODP	Qual é a taxa de fluxo de oxigênio prescrita: • Enquanto dorme? • Acordado, em repouso? • Na deambulação? Existe flexibilidade para aumentá-la durante os períodos de doença aguda? Observação: os pacientes com DNM não devem receber ODP, a menos que haja comorbidade
Manejo respiratório em nível domiciliar	O paciente tem: • Antibióticos em casa para uso de emergência? • Nebulizadores? • Suporte respiratório, como CPAP ou VNI? • Traqueostomia? • Dispositivos de liberação de tórax?
Tratamento paliativo	O paciente tem: • Controle de sintomas por meio de *drivers* de seringas? DART (documento de recusa de tratamento): consulte as informações de DART mais adiante • *Kit* de medicamentos antecipatórios apenas se necessário
Membros da família e equipes assistencial	Quantos funcionários compõem a equipe de cuidados? Quantos membros da família você esperaria encontrar? Quem é o parente mais próximo? Alguém tem uma procuração válida para questões de saúde e bem-estar?

(continua)

Tabela 18.1 O que saber antes da visita. (continuação)

Considerações	Relevância
Segurança do profissional autônomo	A área, a família e os cuidadores são bem conhecidos por você? Existe alguma preocupação de salvaguarda? Existem animais de estimação, como cães, em casa? Como você obterá ajuda se precisar (sistema amigável)?

CPAP, respiração com pressão positiva contínua nas vias aéreas; DPOC, doença pulmonar obstrutiva crônica; ODP, oxigenoterapia domiciliar prolongada; VNI, ventilação não invasiva; DNM, doença do neurônio motor.

Avaliação

Grande parte da avaliação descrita no Capítulo 2 permanece apropriada no ambiente da comunidade. A ferramenta National Early Warning Score (NEWS) 2 ainda não foi validada para uso da comunidade, mas pode ser adjuvante a sua avaliação para monitorar mudanças clínicas em um paciente com doença aguda e determinar a sua gravidade ao comunicar-se com outros profissionais de saúde (RCP, 2017). A seguir, conselhos para o ambiente da comunidade, especialmente para o paciente neuromuscular (Tabelas 18.2 a 18.4).

B – Respiração (breathing)

Em casa, você pode achar que o paciente se sente mais confortável sentado em um sofá; porém, nessa posição sentada, você pode não conseguir auscultar as bases pulmonares ou observar o movimento da parede torácica. Considere reposicioná-lo com travesseiros adicionais ou pedir que vá para outro assento; durante essa troca de posição você também pode avaliar seu nível de mobilidade.

Suponha que o paciente X esteja reposicionado

Saturação de oxigênio

Avaliar a saturação de oxigênio (Sp_{O_2}) é realmente útil ao tratar um paciente na comunidade, mas você deve saber a faixa-alvo de Sp_{O_2} para ele. Isso pode ser um fator decisivo para chamar ou não assistência de emergência se ele estiver gravemente doente.

Tabela 18.2 Intervenções e encaminhamentos comunitários/nível domiciliar.

Reclamação apresentada	Aconselhamento e opções de tratamento	Comentários
Vias aéreas		
Fraqueza bulbar	Avalie o pico de fluxo da tosse regularmente, pois afeta a capacidade de eliminação de secreção Considere sucção oral Considere o encaminhamento para profissionais de saúde aliados especializados para avaliação e aconselhamento: • Nutricionista • Fonoaudiólogo • Fisioterapeuta respiratório	A identificação em um estágio inicial pode ajudar a prevenir aspiração potencial e infecção torácica **Cuidado:** a sucção excessiva pode causar secura da boca
Sialorreia	O volume da saliva pode ser controlado por medicamentos Considere o encaminhamento para: • CG • Equipe de cuidados paliativos • Enfermeiro especialista	A profilaxia é fundamental. Prevenir a aspiração de conteúdo para os pulmões é preferível a tratar seus efeitos/complicações
	Considere sucção oral	**Cuidado:** a sucção excessiva pode causar secura da boca

(continua)

Tabela 18.2 Intervenções e encaminhamentos comunitários/nível domiciliar. *(continuação)*

Reclamação apresentada	Aconselhamento e opções de tratamento	Comentários
Respiração		
Retenção de secreção	Avalie a técnica do paciente/equipe de atendimento domiciliar no método de tratamento atual. É eficaz? Experimente técnicas alternativas de tratamento e reavalie. Considere o encaminhamento para um centro respiratório especializado para avaliação se os tratamentos permanecerem ineficazes	Se o paciente precisar de um novo método de tratamento e tiver uma equipe de assistência domiciliar para apoiá-lo, esta deverá receber educação e treinamento para ser capaz de tratar o paciente de maneira eficaz e relatar quaisquer dificuldades. Observação: o paciente em VNI pode precisar usá-la entre os ciclos de depuração torácica para alívio da falta de ar
Dificuldade respiratória	Sempre peça ajuda, se for grave. Use móveis, equipamentos e almofadas na casa do paciente para ensinar: • Melhores posições • Ritmo • Conservação de energia O paciente usou/pode usar medicamentos prescritos, como inaladores?	Considere o encaminhamento a um farmacêutico se o paciente não puder utilizar seus medicamentos com segurança

(continua)

Tabela 18.2 Intervenções e encaminhamentos comunitários/nível domiciliar. *(continuação)*

Reclamação apresentada	Aconselhamento e opções de tratamento	Comentários
	Paciente neuromuscular: não o coloque deitado. Apoie-o em uma posição vertical. Certifique-se de que a cabeça esteja apoiada para manter a perviedade das vias aéreas	O paciente com fraqueza muscular respiratória fica mais sem fôlego ao se deitar. O paciente com fraqueza no pescoço pode exigir um suporte de cabeça e pescoço para manter as vias aéreas desobstruídas
	Se as vias aéreas estiverem desobstruídas e a VNI estiver disponível, aplique-a	A VNI fornece o suporte respiratório necessário para diminuir o TR
Maior dependência da VNI	Consulte o centro respiratório especializado se houver mudança no uso de VNI pelo paciente (p. ex., tempo/duração de uso, ajuste da máscara). É possível que seja considerado o fornecimento de um aparelho de ventilação mecânica de reserva/máscaras apropriadas, assim como métodos de alívio da pressão da interface na pele	Medicamentos paliativos para alívio da falta de ar e podem permitir interrupções da VNI. As áreas de pressão são de grande preocupação, porque eventualmente impedem o uso de VNI e aumentam o risco de mortalidade
Pânico	Trate a causa subjacente. Peça ajuda conforme apropriado	O controle da falta de ar e a estimulação funcionam bem com alguns pacientes (p. ex., DPOC). O pacientes com DNM pode ter um *kit* para casos de necessidade

(continua)

Tabela 18.2 Intervenções e encaminhamentos comunitários/nível domiciliar. *(continuação)*

Reclamação apresentada	Aconselhamento e opções de tratamento	Comentários
		O cuidador será treinado para usar os "medicamentos de emergência para cuidadores", que podem tratar: • Pânico • Asfixia • Falta de ar O *kit* também inclui uma seção de medicamentos de emergência para uso por profissionais de saúde devidamente treinados
Incapacidade		
Imobilidade	Avalie e forneça equipamentos para permitir a mobilidade e garantir que o paciente possa: • Lavar-se • Vestir-se • Usar o banheiro • Comer e beber Pode ser necessário um pacote maior de cuidados, encaminhamento para serviço social ou terapia ocupacional	As equipes locais podem providenciar a entrega rápida de equipamentos. Alguns atendem até que um pacote de cuidados possa ser estabelecido, reduzindo as internações hospitalares

DNM, doenças do neurônio motor; *DPOC*, doença pulmonar obstrutiva crônica; *TR*, trabalho respiratório; *VNI*, ventilação não invasiva.

Tabela 18.3 Fatores a considerar em relação ao local mais seguro para atendimento de doenças agudas.

Fator	Tratar em casa	Tratar no hospital
Condição geral	Nível normal	Deterioração repentina e significativa
Comorbidade significativa (principalmente doenças respiratórias e cardíacas)	Não	Sim
Internações anteriores	Pode ser mais provável que precise ou queira cuidados hospitalares	
Circunstâncias sociais	Boas	Mora sozinho/não lida com a situação, e ajuda não pode ser fornecida para correções imediatas
Frequência respiratória	≤ 20	> 20
Saturação de oxigênio (Sp_{O_2})	No intervalo-alvo da Sp_{O_2}	Abaixo do intervalo-alvo da Sp_{O_2}
Confusão aguda	Não	Sim
Piora do edema periférico	Não	Sim
Nível de consciência	Normal	Prejudicado – mais sonolento ou difícil de acordar

Adaptada de NICE, 2018. Chronic obstructive pulmonary disease in over 16s: diagnosis and management. Disponível em: https://www.nice.org.uk/guidance/ng115/chapter/Recommendations (Acessado em fev. 2019)

Tabela 18.4 Considerações adicionais para pacientes neuromusculares/ventilados.

Diagnóstico de linha de base	Pacientes com DNM são mais propensos a requerer internação hospitalar	
Sintomas bulbares	Comprometimento ausente ou leve	Comprometimento moderado ou grave
Padrão de uso de VNI (se em uso)	Uso regular, sem alteração significativa no padrão de uso	Sem uso/mudança significativa no padrão de uso
A equipe de atendimento domiciliar fornece frequência e efeito de tratamento adequados	Capaz	Incapaz
Decisão antecipada de recusa de tratamento	Em vigor – não deseja ser internado em hospital	Não implementado/implementado e deseja internação hospitalar

DNM, doença do neurônio motor; VNI, ventilação não invasiva.

C – Circulação

A frequência cardíaca pode aumentar devido à dificuldade respiratória e se estabilizar quando a causa subjacente (p. ex., secreções retidas nas vias aéreas) for resolvida. Mãos frias e úmidas podem ser identificadas durante um aperto de mão, e o preenchimento capilar, uma medida que não precisa de equipamento, pode fornecer uma indicação do seu nível de fluido (ver Capítulo 2).

De volta ao paciente X

Para o paciente X, uma respiração mais profunda revela que existem alguns estertores no sistema respiratório superior. Uma frequência respiratória de 20 incursões por minuto (ipm) não é pontuada na avaliação do NEWS2; no entanto, o julgamento clínico diz que talvez seja mais rápido do que o normal para um paciente sem doença pulmonar subjacente. A Sp_{O_2} de 94% pontua 1, e a frequência cardíaca de 95 batimentos por minuto (bpm) aumenta a pontuação para 2. Você percebe que o paciente está agitado por secreções e tosse, o que pode estar contribuindo para o aumento das frequências cardíaca e respiratória.

Usando a Figura 18.1, atualmente o paciente X está bem o suficiente para permanecer em casa, e é razoável continuar com sua avaliação e fornecer algum tratamento antes de reavaliar a pontuação do NEWS2. Eliminar as secreções com eficácia pode normalizar a pontuação neste caso.

D – Deficiência

Mobilidade

Você deve avaliar a mobilidade do paciente, permitindo que ele se movimente o máximo que puder em casa. Use auxílios apropriados a fim de manter sua saúde geral e bem-estar, o que também beneficiará a desobstrução das vias aéreas.

E – Ambiente domiciliar (*environment*)

A avaliação do ambiente doméstico inclui o equipamento disponível, o espaço e a capacidade da equipe de apoio de fornecer o tratamento necessário. O cuidador é fisicamente capaz ou ele próprio é frágil? A confiança na equipe de atendimento e em sua habilidade podem, às vezes, determinar a escolha do tratamento.

Indicações e intervenções da comunidade

Planejamento de cuidados avançados

Um paciente com comprometimento respiratório existente corre alto risco de deterioração grave durante uma infecção torácica. A orientação do National Institute for Care and Health Excellence (NICE) recomenda que os antibióticos sejam prescritos imediatamente se houver suspeita de infecção no tórax. A avaliação tardia pode atrasar a prescrição de antibióticos. Portanto, considere conversar com o clínico geral sobre a prescrição de antibióticos de emergência para serem mantidos em casa. O paciente deve ser instruído a reconhecer seus sinais de infecção pulmonar (p. ex., mudança na cor, volume ou purulência das secreções em relação ao normal e até mesmo falta de ar e fadiga) como um sinal para tomar esse medicamento de forma adequada. Eles devem compreender que, se começarem a usar a medicação, devem entrar em contato com seu médico imediatamente para avaliação e controle dos efeitos adversos com o uso de antibióticos.

Indicações subsequentes

Tratar um paciente da comunidade com regularidade pode significar que você seja o primeiro a tomar conhecimento das mudanças em sua condição clínica e/ou funcional. Lembre-se de que é possível consultar diversos profissionais de saúde especializados para aconselhamento e, potencialmente, encaminhar o paciente. Se tiver dúvidas, converse com seu supervisor.

Decisão antecipada de recusa de tratamento

A decisão antecipada de recusa de tratamento (DART) (N.H.S. England 2013) é documentada por escrito e assinada pelo paciente, e essa assinatura é testemunhada. Pessoas com mais de 18 anos e suficientemente capazes têm o direito de tomar decisões sobre seus cuidados. Uma vez implantada, todos os profissionais de saúde devem seguir a DART. Se está ciente de que um paciente tem uma DART, você deve vê-la para confirmar sua existência, validade e aplicabilidade o mais rápido possível. A DART deve fornecer declarações muito claras sobre os cuidados que o paciente não deseja em circunstâncias específicas (p. ex., no caso de uma parada cardíaca, o paciente não deseja receber RCP). Discuta a DART com seu supervisor antes de visitar o paciente para planejar como administrará a situação na qual a DART deve ser implementada.

Resumo

- Os pacientes estão sendo cada vez mais cuidados na comunidade, em nível domiciliar
- Analise se as habilidades de avaliação e tratamento que você possui permanecem úteis e relevantes na casa do paciente
- A preparação minuciosa garante que as visitas ocorram sem problemas
- Os cuidados comunitários podem melhorar significativamente a qualidade de vida do paciente, a experiência da família e reduzir as pressões sobre outros serviços de saúde.

Referências bibliográficas

NICE, 2008. Self-limiting Respiratory Tract and Ear Infections– Antibiotic Prescribing Overview. http://pathways.nice.org.uk/pathways/self-limiting-respiratory-tract-and-ear-infections-antibiotic-prescribing. [Acessado em fev. 2019.]

N.H.S. England, 2013. Advanced Decision to Refuse Treatment: a Guide for Healthcare Professionals. Disponível em: https://www.england.nhs.uk/improvement-hub/publication/advance-decisions-to-refuse-treatment-a-guide-for-health-and-social-care-professionals/. [Acessado em 29 abr. 2019].

NICE, 2018. Chronic Obstructive Pulmonary Disease in over 16s: Diagnosis and Management. Disponível em: https://www.nice.org.uk/guidance/ng115/chapter/Recommendations. [Acessado em fev. 2019].

Royal College of Physicians (RCP), 2017. National Early Warning Score (NEWS) 2: Standardising the Assessment of Acute-Illness Severity in the NHS. RCP, London. Relatório atualizado de um grupo de trabalho.

Capítulo 19

Estudos de Casos

Este capítulo contém vários estudos de caso elaborados por autores e editores. Trabalhe com os que forem adequados às suas necessidades de aprendizagem.

Não se preocupe se as informações fornecidas ou a apresentação forem diferentes – tudo isso faz parte do processo de aprendizagem.

Estudo de caso 1: Terapia intensiva para adultos

Histórico

Homem de 34 anos internado há 4 dias para alimentação nasogástrica. Transferido para Unidade de Terapia Intensiva (UTI) há 3 dias, após parada respiratória.

Histórico clínico

Quinze anos de anorexia e depressão; internações anteriores para controle nutricional.

Histórico do uso de medicações

Citalopram.

Observação/exame

O paciente está em decúbito dorsal na cama. A enfermagem relata que o paciente só chegou na UTI há uma hora, e ainda não aspiraram as suas vias aéreas. O paciente está com caquexia; seu peso foi estimado em 35 kg.

- **A**: intubado e ventilado via tubo intratraqueal
- **B**
  - Suporte de pressão (SP): 25 cmH$_2$O
  - Pressão expiratória final positiva (PEEP): 10 cmH$_2$O

- Frequência cardíaca (FC): 30 bpm
- Volume corrente (VC): 300 mℓ
- PAP: 36 mmHg
- Fi_{O_2}: 60%
- Sp_{O_2}: 92%
- Gasometria arterial (GA)
  - pH: 7,36
  - Pa_{O_2}: 7,39 mmHg
  - Pa_{CO_2}: 4,92 mmHg
  - HCO_3^-: 22,0
  - BE: −1,0
- Ausculta pulmonar: diminuição dos sons respiratórios em todo o pulmão direito
- Palpação: expansão, esquerda > direita

• C
- Frequência respiratória (FR): 100 ipm
- Pressão arterial (PA): 100/70 mmHg
- Temperatura: 38°C
- Renal: débito urinário (DU) 40 mℓ; equilíbrio hídrico: +900 mℓ

• D
- AVCPU
- Propofol, fentanila

• E: Tubo arterial, acesso periférico, cateter urinário. Foi solicitado que você atendesse esse paciente com urgência, pois constatou-se que ele tinha uma "mancha branca" do lado direito na radiografia de tórax (RXT) pós-intubação.

Perguntas

1. Qual é o principal problema do paciente?
2. Qual é o seu plano de tratamento?
3. O que você precisa considerar antes do tratamento?
4. Como você sabe se o seu tratamento é eficaz?

Respostas

1. Aspiração de conteúdo para o pulmão direito. O tubo nasogástrico (NG) do paciente migrou de seu estômago, permitindo a aspiração de alimentação NG.
2. Plano de tratamento:
   a. Reposicione o paciente em decúbito lateral esquerdo para auxiliar na drenagem das secreções.

b. Sucção para eliminar as secreções.
c. Hiperinsuflação manual (HM) para reinsuflação do pulmão direito.
3. Considerações:
PEEP: ≥ 10 cmH$_2$O.
PAP alta: este paciente está necessitando de altos níveis de SP e PEEP para manter as trocas gasosas adequadas.
Índice de massa corporal (IMC) baixo: normalmente, o paciente será ventilado para atingir um VC de 6 a 8 ml/kg.
PA baixa: pode ser aceitável para este paciente devido ao seu baixo IMC.
4. Solicite uma repetição de RXT e gasometria arterial após o tratamento.

Estudo de caso 2: Terapia intensiva pediátrica

Você foi chamado para atender uma menina asmática, de 9 anos, em UTI pediátrica. Ela foi internada com dificuldade respiratória.

Histórico da chamada telefônica

- Infecção do sistema respiratório superior por 2 dias, o que aumentou o uso de inaladores
- Intubada, ventilada, sedada e paralisada, cânula intratraqueal de diâmetro interno 4,5
- Com salbutamol intravenoso (IV), esteroides e antibióticos
- Ventilação:
  o Pressão controlada: 24 cmH$_2$O
  o PEEP: 3 cmH$_2$O
  o FR: 18 ipm
  o F$_{IO_2}$: 60%
- GA:
  o pH: 7,2
  o Pa$_{O_2}$: 100 mmHg
  o Pa$_{CO_2}$: 93 mmHg
  o BE: +3
- Sinais vitais:
  o FC: 120 bpm
  o PA: 140/70 mmHg

- Sp_{O_2}: 92%
- Temperatura: 38,3°C
- Auscultação: sibilos, diminuição da entrada de ar na zona inferior direita, crepitação generalizada
- Paciente em decúbito dorsal, cabeça ligeiramente elevada
- Sucção de vias aéreas: secreções mucopurulentas espessas
- RXT: há 2 horas, mostrou colapso do lobo inferior do pulmão direito, pulmão esquerdo hiperinsuflado e gás no estômago.

Perguntas

1. Esta é uma chamada apropriada?
2. Analise a GA.
3. Qual seria o seu tratamento?
4. Que outros tratamentos você pode considerar?
5. O que mais você pode conversar sobre o caso com a equipe de enfermagem?

Respostas

1. Sim – secreções retidas e alterações na RXT; monitore a respiração ofegante.
2. GA:
   - Hipoxia limítrofe
   - Acidose respiratória parcialmente compensada.
3. Tratamentos potenciais:
   - Paciente deitada do lado esquerdo, no plano ou com a cabeça elevada
   - HM: baixa PEEP (minimiza o aprisionamento de ar)
   - Vibrações torácicas lentas (monitore o chiado)
   - Solução salina
   - Sucção
   - Titule a FI_{O_2} para manter a Sp_{O_2} acima de 93%.
4. Outras opções de tratamento:
   - Lavado broncoalveolar (LBA) para colapso lobar agudo – se a respiração ofegante permitir
   - Paciente deitada para o lado direito e HM associada a vibração torácica para diminuir a hiperinsuflação no pulmão esquerdo.
5. Considere:
   - O tubo NG em drenagem livre permite que o gás escape do estômago – ajuda na excursão do diafragma
   - Otimize a umidificação e líquidos.

Estudo de caso 3: Enfermaria clínica

Histórico

Uma mulher de 58 anos com doença pulmonar obstrutiva crônica (DPOC) foi admitida na emergência com queixa de falta de ar (dispneia) há 1 semana, com tosse produtiva e expectoração de secreção purulenta, dois episódios de hemoptise e dor torácica pleurítica do lado direito. Ela havia sido internada 3 semanas antes para tratamento de exacerbação da DPOC.

Histórico clínico

DPOC grave, osteoporose.

Histórico social

- Histórico de tabagismo de 80 maços por ano: parou de fumar há 6 meses
- Vive com o marido, que trabalha. O marido auxilia nas atividades da vida diária. Filha visita diariamente
- Tolerância ao exercício: dispneia ao se mover pelos cômodos da casa. Sai em cadeira de rodas
- Banheiro e quarto no térreo.

Histórico de remédios

Nebulizador de salbutamol, inalador de tiotrópio, inalador de salmeterol, alendronato, vitamina D, pastilhas mastigáveis de cálcio. Você é solicitado a avaliar a paciente com diagnóstico de exacerbação de DPOC e pneumonia adquirida em hospital. Função respiratória e deterioração da GA. Eliminação de secreção purulenta.

À beira do leito

- Via aérea: respiração espontânea, vias aéreas desobstruídas. Fala em frases curtas
- Respiração: trabalho respiratório (TR)
- Padrão respiratório: respiração paradoxal, expiração ativa, músculos acessórios ativos
- FR: 32 ipm
- Sp_{O_2}: 97% em 40% O_2 via máscara facial
- Dor pleurítica ao tossir

- Circulação
  - PA: 105/60 mmHg
  - FC: 105 bpm
  - Ritmo sinusal
  - Temperatura: 38,2°C.

Controle clínico atual

Antibióticos IV, líquidos IV, 30 mg de prednisolona, nebulizadores de salbutamol e ipratrópio, 40% O_2, alendronato, pastilhas mastigáveis de cálcio, vitamina D.

Investigações

Radiografia de tórax

Tórax hiperinsuflado, zonas superiores com bulhas enfisematosas, sombreamento e broncogramas aéreos consistentes com consolidação em zona inferior direita. Perda da metade medial do hemidiafragma direito (sinal da silhueta).

- Angiotomografia computadorizada de artéria pulmonar (angio-TC): normal
- GA (FI_{O_2} de 40%)
  - pH: 7,30
  - Pa_{O_2}: 114 mmHg
  - Pa_{CO_2}: 86 mmHg
  - HCO_3^-: 34 mmol/ℓ
  - BE: −4,4
- Contagens do sangue
  - Hemoglobina (Hg): 165 g/ℓ
  - Glóbulos brancos (CL): 20 × 10^9/ℓ
  - Ureia: 12 mmol/ℓ
  - Creatinina: 80 µmol/ℓ.

Exame físico

Palpação

Má expansão torácica inferior (direita > esquerda) e movimento torácico superior consistente com hiperinsuflação.

Auscultação

- Os sons respiratórios são silenciosos durante todo o tempo, com chiado expiratório

- ↓ Sons respiratórios na zona inferior direita
- Estalos inspiratórios tardios, zona inferior direita
- Estalos expiratórios iniciais transmitidos pelas vias aéreas superiores.

Nota de percussão

- Zona inferior direita opaca
- Hiper-ressonante em outras áreas pulmonares.

Perguntas

1. O que você precisa considerar antes de tratar a paciente, com base nos achados da avaliação?
2. Quais são suas opções de tratamento?

Respostas

1. Os fatores a seguir devem ser considerados:

- Insuficiência respiratória tipo II: a oxigenoterapia fornecida é adequada? A Hb alta é indicativa de Pa_{O_2} cronicamente baixa (policitemia) e o bicarbonato elevado sugere Pa_{CO_2} cronicamente alta (insuficiência respiratória crônica tipo II). Essa paciente, provavelmente, é sensível a oxigênio e pode ter acidose respiratória induzida por oxigênio. A meta de Pa_{O_2} de 80 mmHg é provavelmente mais realista
- Dor: assegure analgesia adequada antes do tratamento
- Hemoptise: quando foi o último episódio de hemoptise? Havia estrias de sangue (comumente associadas a pneumonia) ou era hemoptise franca? Como isso afeta sua escolha de tratamento? Observe que a embolia pulmonar foi excluída pela angio-TC normal. A paciente está sendo investigada para câncer de pulmão? Você pode querer verificar os níveis de Hb
- Desidratação: a paciente encontra-se desidratada – ureia elevada com creatinina normal, PA e FC baixas. Isso dificulta a eliminação da secreção as vias aéreas
- Osteoporose: verifique a RXT quanto a fraturas. Cuidado com as técnicas manuais
- Bolhas enfisematosas: há um risco aumentado de pneumotórax com qualquer técnica de pressão positiva em pacientes com enfisema bolhoso.

2. Opções de tratamento:
Una-se à equipe médica em relação à oxigenoterapia (ver anteriormente). Se a paciente ainda estiver com insuficiência respiratória do tipo II após iniciar oxigenoterapia guiada para obter uma Pa_{O_2} apropriada, considere a ventilação não invasiva (VNI). Nota: há risco de pneumotórax com tratamentos com pressão positiva em pacientes com bolhas enfisematosas.

Umidifique o O_2, estimule a ingestão de líquidos orais, considere inalação de solução salina ou mucolíticos para auxiliar na eliminação da secreção das vias aéreas.

Aumente a ênfase no controle da respiração, em posições de facilitação, durante o ciclo ativo de técnicas respiratórias (ACBT).

Se estiver usando técnicas manuais, reavalie regularmente para verificar se o broncospasmo não está piorando e tenha cuidado extra devido à osteoporose. Interrompa os tratamentos manuais se a hemoptise retornar.

Use o posicionamento para reduzir o TR e otimizar a relação ventilação/perfusão ($\dot{V}/\dot{Q}$). Posições modificadas podem ser necessárias devido à falta de ar.

Estudo de caso 4: Enfermaria cirúrgica

Histórico

Um homem de 62 anos com câncer de cólon foi submetido a uma hemicolectomia direita eletiva por meio de uma incisão de laparotomia há 2 dias. Foi visto pelo fisioterapeuta no primeiro dia pós-operatório, quando o tórax estava limpo, mas ele se tornou cada vez mais dispneico em repouso desde então.

Histórico clínico
Normalmente em forma e bem.

Histórico social
Professor aposentado, mora com a esposa, tem dois filhos adultos; ex-fumante (com 30 maços de histórico, parou há 10 anos); joga golfe 2 vezes/semana.

Você foi solicitado a fazer uma revisão, porque ele não consegue expectorar com uma FR crescente, sugestiva de pressão de perfusão cerebral (PPC).

À beira do leito

Vias aéreas

- Dispneia, capaz de falar frases curtas.

Respiração

- FR: 28 ipm; Sp_{O_2}: 94% em 8 ℓ de oxigênio via máscara facial simples de baixo fluxo.

Circulação

- PA: 162/85 mmHg; temperatura: 38,8°C; FC: 112 bpm
- NPO, líquidos IV 100 mℓ/h.

Histórico de uso de medicações

- Normalmente nulo
- Desde a operação:
  - Morfina por analgesia controlada pelo paciente: não usada em intervalos regulares
  - Proclorperazina IV: para náuseas
  - Injeção subcutânea de enoxaparina sódica: anticoagulante.

Investigações

- Eletrocardiograma: taquicardia sinusal
- GA
  - pH: 7,39
  - Pa_{O_2}: 99 mmHg
  - Pa_{CO_2}: 48 mmHg
  - HCO_3^-: 23,1
  - BE: −1,0.
- RXT: volume inspiratório fraco e provável atelectasia basal D e E
- Contagens do sangue
  - Hb: 116
  - CL: 13,2.

Exame físico

Palpação

Respiração apical, frêmito tátil sobre a zona média direita anteriormente.

Auscultação

Sons respiratórios silenciosos por toda parte, sobretudo em bases, poucos estalos no sistema respiratório superior.

Perguntas
1. Quais são as principais conclusões da avaliação e por quê?
2. Quais são suas opções de tratamento?

Respostas
1. Principais conclusões da avaliação:

- Em geral: anteriormente, ele estava bem e em boa forma, mas seu histórico de tabagismo pode ter resultado em alguma DPOC residual leve
- Sistema cardiovascular: FC e PA podem sugerir alívio inadequado da dor e/ou infecção. CL aumentada pode indicar infecção
- Sistema respiratório
    - Pouca expansão pulmonar: sugerindo atelectasia (RXT e auscultação)
    - Atelectasia e infecção produziriam queda na Sp_{O_2}
    - A palpação e a auscultação sugerem secreção nas vias aéreas
    - O oxigênio está sendo entregue "seco", o que pode contribuir para a retenção da secreção e aumentar o TR.

2. Opções de tratamento:

- Analgesia
    - Discutir com a equipe multiprofissional estratégias para melhorar a analgesia
    - Tranquilizar o paciente, assegurando-o de que você não quer piorar a dor
- Sistema respiratório
    - Discuta a prescrição e umidificação com a equipe médica. Encontre o nível de Sp_{O_2} da admissão, tendo em vista a

possível DPOC – você pode ter que aceitar um valor inferior ao típico
- Considere nebulização com solução salina – consulte a equipe médica para obter a prescrição
- Posicione o paciente em decúbito lateral elevado para promover a expansão basal
- Considere ACBT com suporte de ferida para tosse.

Estudo de caso 5: Unidade neurológica

Um homem de 52 anos apresenta fraqueza muscular progressiva que afeta os quatro membros.

Histórico clínico
Sem internações hospitalares anteriores, apenas doenças menores.

Histórico social
Casado, professor. Não fumante; geralmente muito ativo.

Resultados clínicos na admissão
- Alerta, orientado
- Nervos cranianos: intactos
- Força motora: fraqueza muscular proximal graus 3 a 4
- Sensação: intacta.

Sistema respiratório
- Traqueia centralizada, FR de 20 ipm
- Sons normais de respiração
- Capacidade vital: 5 ℓ
- RXT: hemidiafragma direito elevado
- GA
  - pH: 7,4
  - Pa_{CO_2}: 50 mmHg
  - Pa_{O_2}: 100 mmHg
  - HCO_3^-: 22
- Sp_{O_2}: 95% em ar ambiente

Suspeita diagnóstica

Síndrome de Guillain-Barré. Chamado para vê-lo 6 horas após a admissão, pois a capacidade vital caiu para 1,6 ℓ; requer 35% de FI_{O_2} para manter Sp_{O_2} de 96%.

Perguntas

1. De que informações adicionais você precisa e quais são os elementos-chave de sua avaliação?
2. Nesse estágio, quais são suas opções de tratamento (plano de controle)?

Respostas

1. Indicações para fisioterapia:

Houve uma deterioração rápida e importante na condição clínica do paciente. A capacidade vital caiu 68% (de 5 para 1,6 ℓ). A capacidade do paciente de inspirar com um suspiro está prejudicada, assim como sua capacidade de eliminar quaisquer secreções retidas. Algum grau de atelectasia terá ocorrido. Isso provavelmente irá progredir para um grande colapso lobar e retenção de secreção.

Na admissão, havia sinais que teriam antecipado a possibilidade de deterioração respiratória:

- O diafragma direito elevado na ausência de colapso lobar sugere que há algum grau de paralisia desse músculo
- A alta FR e o baixo CO_2 sugerem que o paciente está trabalhando muito para manter os níveis de Pa_{O_2} e Sp_{O_2} em 96%.

Sem intervenção, é provável que esse paciente se canse rapidamente, evolua para insuficiência respiratória e necessite de suporte ventilatório.

2. São necessárias mais informações:

- Observe e avalie o paciente
- Analisar a GA é importante; o paciente pode estar retendo CO_2
- Repita o RXT
- Há alguma indicação de que o paciente possa estar em risco de aspiração, como voz soando molhada, relato de tosse ao beber?

3. Opções de tratamento:
- Posicione o paciente de modo a reduzir o TR (ver Capítulo 7)
- Umidifique o oxigênio
- Tranquilize o paciente
- Use respiração com pressão positiva intermitente (RPPI) para inflar os pulmões e melhorar a complacência pulmonar, reduzindo assim o TR e a demanda de oxigênio
- Revisão do paciente em 1 hora; repetir capacidade vital e GA
- Se o CO_2 continuar a aumentar, o suporte ventilatório precisa ser discutido. Dependendo da decisão da equipe multiprofissional, pode-se optar pela VNI, se disponível, ou ventilação mecânica invasiva. Deve-se ter cuidado para não mascarar um paciente em deterioração – um monitoramento cuidadoso é essencial
- Pode se beneficiar do aumento da tosse, tosse manual assistida ou tosse assistida
- Revise conforme planejado
- Informe a equipe do plano de ação atual e deixe o número de contato
- Se a condição do paciente se estabilizar ou melhorar, continue com o plano de tratamento e monitoramento atuais
- Certifique-se de que a UTI tenha sido alertada sobre o problema. Se o paciente continuar a piorar, uma intubação planejada é preferível a uma intubação de emergência.

Estudo de caso 6: Enfermaria cardiotorácica

Um homem de 69 anos foi operado ontem para revascularização do miocárdio. Inicialmente, estava bem e foi transferido para a cadeira esta manhã; entretanto, durante a noite, ele ficou sem fôlego, hipóxico e ansioso. Ele nunca fumou.

Você é chamado para vê-lo; quando chega, ele está recebendo morfina por analgesia controlada pelo paciente, mas está ansioso, tenso e reclamando de dor.

- Cavalheiro obeso, caído na cama
- PA: 100/60 mmHg; FC: 110 bpm – taquicardia sinusal (TS); pressão venosa central: 12 mmHg

- Hemograma
  - CL: 14,5
  - Hb: 100 g/ℓ
  - Proteína C reativa (PC-R): 150
  - Albumina: 24
- DU 20 mℓ por hora, nas últimas 3 h. Equilíbrio hídrico positivo 2 ℓ
  - Recebendo oxigenoterapia com FI_{O_2} de 98% via máscara facial (umidificada); FR: 25 ipm; Sp_{O_2}: 92%
  - Auscultação: sons respiratórios quase inaudíveis nas bases pulmonares, com alguns estalos inspiratórios tardios. Expansão torácica homogênea, mas ruim
- GA
  - pH: 7,37
  - Pa_{O_2}: 82 mmHg
  - Pa_{CO_2}: 45 mmHg
  - HCO_3^-: 22
  - BE: +1
- RXT: aguardando.

Perguntas

1. Quais são os seus principais problemas fisiológicos?
2. Quais são seus principais problemas clínicos?
3. O que pode impedi-lo de mobilizar esse paciente?
4. O que você pode fazer?
5. O que você gostaria de discutir com seus médicos?
6. Que marcadores objetivos você pode usar para avaliar a mudança?

Respostas

1. Dor, colapso bilateral das bases pulmonares, aumento do trabalho respiratório, expansão reduzida, ansiedade, hipoxia.
2. Controle inadequado da dor, hipotensão (provavelmente causando função renal deficiente), edema pulmonar, infecção potencial se formando.
3. Reserva respiratória mínima, dor e ansiedade (ver Capítulo 7), hipotensão (com probabilidade de piorar na posição vertical).
4. Tranquilizar e reposicionar; se estiver sentado com as costas eretas, certifique-se de que o abdome não interfira na excursão diafragmática. Pressão positiva contínua nas vias aéreas (CPAP)

– verifique primeiro a RXT. Lembre-se de seu tamanho: ele precisará de PEEP mais alta (10 cmH$_2$O) e de um fluxo alto para atender sua demanda de fluxo inspiratório, além de uma F$_{IO_2}$ mais elevada até que a melhora na GA seja evidente.
5. Otimização da analgesia e revisão do baixo débito urinário. Discuta o uso de CPAP e possível movimento para um nível superior de atendimento.
6. Auscultação, GA, F$_{IO_2}$, Sp$_{O_2}$, FR e TR.

Estudo de caso 7: Unidade torácica

Mulher de 45 anos foi submetida a uma lobectomia inferior esquerda há 2 dias. Ela tem bom controle da dor com uma epidural, mas não consegue eliminar a secreção das vias aéreas. Ela parou de fumar há 8 semanas.

Na chegada
- Paciente sentada na cadeira
- PA: 110/75 mmHg; FC: 80 bpm; débito urinário adequado; equilíbrio hídrico positivo 500 mℓ
- Respiração espontânea em 4 ℓ de O$_2$ via cânula nasal; Sp$_{O_2}$ 94%; padrão respiratório normal; FR 18 ipm; tosse úmida e fraca. Frêmito palpável na parede torácica anterior e má expansão à esquerda. Auscultação: crepitação expiratória grosseira disseminada, com sons respiratórios reduzidos na zona inferior esquerda. Dois drenos torácicos *in situ* (um apical e um basal). O dreno apical do tórax está borbulhando – ambos os drenos estão sendo feitos com sucção.

Perguntas
1. Por que o dreno torácico apical está borbulhando?
2. Quais são seus problemas fisiológicos?
3. Quais são suas opções de tratamento?

Respostas
1. Falha da pleura em projetar-se no pós-operatório devido a um escape persistente de ar do pulmão para o espaço intrapleural.

2. Retenção de secreção, baixo VC.
3. Mobilize (verifique se os drenos do tórax podem sair da sucção) visando aumentar os volumes correntes. Se o dreno estiver em sucção estrita, proponha marcha estacionária ou use uma bicicleta ergométrica (se possível). Tossir com suporte ajuda na eliminação da secreção. Considere nebulização (com solução salina ou salbutamol) para expectoração realmente pegajosa e mudança para oxigenoterapia com umidificação.

Estudo de caso 8: Enfermaria de hematologia

Histórico

Homem de 75 anos, com um longo histórico de leucemia linfocítica crônica (LLC), recebeu um transplante de medula óssea de doador há 3 meses. Internado ontem com indisposição e histórico de tosse seca persistente e de dispneia aos esforços há 3 dias. Você foi solicitado a revisar os sintomas respiratórios em deterioração com as alterações de RXT. Os médicos pediram uma amostra de escarro.

Histórico clínico

Há 10 anos, LLC – recebeu um autoenxerto (transplante próprio de medula óssea) com quimioterapia e irradiação corporal total (TBI).

Histórico social

Mora com a esposa, dois filhos adultos, não fumante ao longo da vida.

Na chegada

- **A**: dispneia, incapaz de falar frases completas
- **B**
    - R: 32 ipm
    - Sp_{O_2}: 92% com FI_{O_2} de 60% via máscara facial
- **C**
    - PA: 95/60 mmHg
    - Temperatura: 38,5°C
    - FC: 126 bpm
    - Líquidos em andamento.

Histórico de uso de medicações

Imunossupressores.

Investigações

- GA
  - pH: 7,24
  - Pa_{CO_2}: 48 mmHg
  - Pa_{O_2}: 114 mmHg
  - HCO_3^-: 14,9
  - BE: −11,0
- RXT: consolidação basal bilateral
- Hemograma
  - Hb: 9,3
  - CL: 0,2
  - Plaquetas: 22.

Auscultação/palpação

- Crepitações basais bilaterais generalizadas
- Expansão apical apenas.

Perguntas

1. Quais são as principais conclusões da sua avaliação e por quê?
2. Quais são suas opções de tratamento?

Respostas

1. Principais conclusões da avaliação:

- Geral: devido ao longo histórico de tratamento, considere a fadiga e o estado nutricional
- Sistema cardiovascular: observe a taquicardia com PA baixa e pirexia. Esse paciente está exibindo sinais de sepse (esteja ciente de que os imunossupressores podem mascarar os sinais de infecção, pois mantêm a CL baixa). Revise os hemogramas e mantenha em mente implicações de plaquetas baixas. Uma CL baixa pode resultar em baixa produção de escarro (infecção atípica)
- Sistema respiratório: a radioterapia anterior pode causar alterações fibróticas nos pulmões
  - GA: o paciente está compensando a acidose metabólica com aumento da FR?

2. Opções de tratamento:
- Reconheça as limitações extremas devido à instabilidade cardiovascular
- Você pode posicionar para reduzir o TR e a CPAP pode ser apropriada. No entanto, este paciente precisa de revisão médica sênior e suporte potencialmente mais invasivo.

Estudo de caso 9: Enfermaria de oncologia

Mulher de 73 anos tem carcinoma espinocelular (CE) de esôfago, 3 semanas após o procedimento de *bypass* esofágico com uma jejunostomia de alimentação para estenose esofágica induzida por radioterapia. A recuperação pós-operatória foi complicada por causa de paralisia de prega vocal esquerda. Pensa-se que ela aspirou, causando dificuldade respiratória. Embora o fonoaudiólogo recomendasse dieta zero, o médico especialista considerou a paciente segura para dieta leve.

Histórico clínico
CE de esôfago diagnosticado há 6 anos, tratado com quimioterapia e radioterapia. Câncer de mama há 25 anos, metástase pulmonar única conhecida.

Histórico social
Viúva, mora com filho. Ex-fumante.

Na chegada
- **A**: dispneia, voz incoerente "molhada"
- **B**
  - FR: 22 ipm
  - Sp_{O_2}: 84% em O_2 umidificado a 90% via máscara facial
- **C**
  - PA: 151/70 mmHg
  - Temperatura: 36,3°C
  - FC: 102 bpm.

Histórico do uso de medicações
Tamoxifeno.

Investigações

- GA
  - pH: 7,42
  - Pa_{O_2}: 83 mmHg
  - Pa_{CO_2}: 64 mmHg
  - HCO_3^-: 29,8
  - BE: +6,5
- RXT: sombreamento irregular no lobo médio do pulmão direito
- Hemograma
  - Hb: 95
  - CL: 17
  - Plaquetas: 185
  - PC-R: 284.

Auscultação/palpação

Estalos grosseiros generalizados com frêmito tátil.

Perguntas

1. Quais são as principais conclusões da avaliação e por quê?
2. Quais são suas opções de tratamento?

Respostas

1. Principais conclusões da avaliação:

- Geral: deterioração aguda. Cirurgia esofágica recente – observe a anatomia alterada e as contraindicações/cuidados com o tratamento. Longo histórico de dificuldades para engolir
- Sistema cardiovascular: sinais de infecção – taquicardia com CL e PC-R elevadas
- Sistema nervoso central: sinais de confusão, podem ser causados por hipoxia, evento neurológico ou metástases cerebrais
- Sistema respiratório: metástase pulmonar única (esteja ciente).

2. Opções de tratamento:

- Verifique se são apropriados cuidados intensivos e *status* de reanimação. Ela está agudamente doente e precisa de ação imediata para evitar maior deterioração
- Atue junto à equipe médica ou de enfermagem para a aspiração das vias aéreas e RPPI. Precisa ser documentado antes

de realizar esses tratamentos devido à anatomia alterada e ao risco de danos à anastomose
- A paciente pode estar muito cansada e confusa para ACBT e ter tosse ineficaz devido à paralisia das cordas vocais. Portanto, posicionamento, técnicas manuais e sucção (com consentimento da equipe) podem ser as únicas opções.

Estudo de caso 10: Enfermaria pediátrica

Lactente de 18 meses está internado na enfermaria com infecção torácica.

Histórico da condição atual: internado hoje com 1/7 de histórico de irritabilidade, tosse, aumento de TR e pirexia.

Histórico clínico
Suspeita de refluxo gastresofágico.

Histórico do uso de medicações
Cefuroxima, omeprazol, paracetamol, nebulização com solução salina a 0,9%.

Investigações
Observação em posição supina:
- FR: 30 ipm
- Sp_{O_2}: 90%
- O_2: 5 ℓ, seco, administrado via máscara
- FC: 157 bpm
- PA: 105/69 mmHg
- Temperatura: 38°C
- TR aumentado (recessão subcostal, erupção nasal)
- Expansão simétrica, nada palpável
- GA
    - pH: 7,34
    - Pa_{O_2}: 60 mmHg
    - Pa_{CO_2}: 67 mmHg
    - HCO_3: 26,7
    - BE: +2,5

- RXT do dia do atendimento: Figura 19.1
- Peso: 8 kg
- Alerta e responsivo

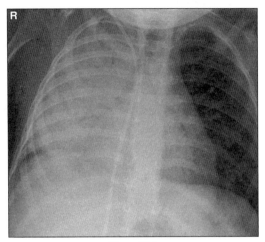

Figura 19.1

Auscultação

Sons de respiração brônquica em todo o pulmão direito.

Perguntas

1. Quais são os marcadores anormais?
2. O que a ausculta sugere?
3. O que a RXT mostra?
4. Interprete a GA. O que isso mostra?
5. Existem alguns cuidados/contraindicações?
6. Que intervenções você faria?
7. Que outra intervenção ou conselho você daria?

Respostas

1. Desconforto respiratório (taquipneia, recessão, batimento de asas nasais, baixas saturações), taquicardia e alterações na ausculta. Paciente indisposto e com probabilidade de se cansar ainda mais, a menos que intervenção apropriada seja recebida.

2. Consolidação aguda do pulmão direito.
3. Pulmão direito consolidado (broncogramas aéreos, sem perda de volume).
4. Insuficiência respiratória tipo II.
5. Evite deitá-lo do lado esquerdo, pois pode aumentar TR.
6. Melhora da oxigenação: comece com oxigênio umidificado de alto fluxo aquecido em um fluxo apropriado para o peso do paciente; titule o oxigênio de acordo com a Sp_{O_2} do paciente.
7. Posição prona – maximize a relação $\dot{V}/\dot{Q}$ (monitoramento próximo). Considere deitá-lo para o lado direito – maximize a ventilação para o pulmão esquerdo. Se as secreções no sistema respiratório forem palpáveis/audíveis, avalie a eficácia da tosse.

Se a tosse for fraca, considere a aspiração nasofaríngea. Aconselhe a equipe de enfermagem sobre a alternância regular de posicionamento, entre deitada de bruços (posição prona) e do lado direito, e, a aspiração nasofaríngea, se necessário.

Apêndice 1

Abreviaturas Úteis

ABCDE: vias **a**éreas (*airway*), respiração (*breathing*), **c**irculação (*circulation*), incapacidade (*disability*), **e**xposição (*exposure*)
ACBT: técnica de respiração de ciclo ativo (*active cycle of breathing technique*)
ACP: analgesia controlada pelo paciente
ACPRC: Association of Chartered Physiotherapists in Respiratory Care
ACVPU: **a**lerta, **c**onfuso, responde à **v**oz, responde à dor (*pain*) ou não responde (*unresponsive*)
AG: anestésico geral
AINEs: anti-inflamatórios não esteroides
ALERT: reconhecimento e tratamento de eventos que ameaçam a vida (*acute life threatening events recognition and treatment*)
AME: atrofia muscular espinal
AMI: artéria mamária interna
AOS: apneia obstrutiva do sono
AP: artéria pulmonar
APRV: ventilação com liberação de pressão das vias aéreas
ASB: respiração espontânea assistida
ASIA: Associação Americana de Lesões Medulares (American Spinal Injury Association)
AV: atrioventricular
AVD: atividades da vida diária
AVE: acidente vascular encefálico
BE: excesso de base
BIA: bomba de balão intra-aórtico
bilevel: pressão positiva em vias aéreas a dois níveis
bpm: batimentos por minuto
BTS: British Thoracic Society
CABG: enxerto de *bypass* de artéria coronária

CAD: cetoacidose diabética
CAM UTI: método de avaliação de confusão para a unidade de terapia intensiva
CAS: cirurgia abdominal superior
CC: cardiopatia congênita
CCE: carcinoma de células escamosas
CFM: monitor de função cerebral
CI: capacidade inspiratória
CID: coagulação intravascular disseminada
CIT: cânula intratraqueal
CL: contagem de leucócitos
CMV: citomegalovírus
CNAF: cânula nasal de alto fluxo
CPAP: pressão positiva contínua nas vias aéreas
CPAx: Chelsea Critical Care Physiotherapy Assessment Tool
CPP: complicações pulmonares pós-operatórias
CPT: capacidade pulmonar total
CR: controle da respiração
CRF: capacidade residual funcional
CRT: tempo de enchimento capilar
CSP: Chartered Society of Physiotherapy
CT: cânula de traqueostomia ou cânula traqueal
CV: capacidade vital
CVF: capacidade vital forçada
CVP: contração ventricular prematura
CVVHD: hemodiálise venovenosa contínua
CVVHF: hemofiltração venovenosa contínua
DA: drenagem autógena
DAC: doença arterial coronariana
DAVe: dispositivo de assistência ventricular esquerda
DBP: displasia broncopulmonar
DC: débito cardíaco
DCP: discinesia ciliar primária
DE: departamento de emergência
DIC: doença isquêmica do coração
DMC: distrofia muscular congênita
DMD: distrofia muscular de Duchenne
DNM: doença do neurônio motor
DPC: desenvolvimento profissional contínuo
DPI: doença pulmonar intersticial
DPN: dispneia paroxística noturna

DPOC: doença pulmonar obstrutiva crônica
DPR: distúrbio do padrão respiratório
DSA: defeito do septo atrial
DSAV: defeito do septo atrioventricular
DTI: dreno torácico intercostal
DU: débito urinário
DVE: dreno ventricular externo
ECA: enzima conversora da angiotensina
ECG: eletrocardiograma
ECMO: oxigenação por membrana extracorpórea
EET: exercício de expansão torácica
EETI: exercícios de expansão torácica inferior
EM: equipe multiprofissional
EMG: eletromiografia
ENT: ouvido, nariz e garganta (*ears, nose and throat*)
EP: embolia pulmonar
ERAS: recuperação aprimorada (ou acelerada) após a cirurgia
ERP: exercícios de respiração profunda
$EtCO_2$: concentração de CO_2 exalado ao fim da expiração
ETE: ecocardiograma transesofágico
EVA: escala visual analógica de dor
EVAR: correção de aneurisma endovascular
EWS: pontuação de alerta precoce
FA: fibrilação atrial
FAE: falta de ar ao esforço
FAR: falta de ar em repouso
FC: frequência cardíaca
$F_{I_{O_2}}$: fração inspirada de oxigênio
FNE: fluxo nasal elevado
FR: frequência respiratória
GA: gasometria arterial
GCS: Escala de Coma de Glasgow
GEP: gastrostomia endoscópica percutânea
GI: gastrintestinal
Hb: hemoglobina
HC: hemograma completo
HDA: histórico da doença atual
HDU: unidade padrão de alta dependência
HF: hemofiltração
HM: hiperinsuflação manual
HME: trocador de calor e umidade

HPP: histórico patológico pregresso
HS: histórico social
HSA: hemorragia subaracnoide
HV: ventilação mecânica
HVM: hiperinsuflação realizada com o aparelho de ventilação mecânica
IAM: infarto agudo do miocárdio
IAMSSST: infarto do miocárdio sem supradesnivelamento do segmento ST
ICC: insuficiência cardíaca congestiva
ICP: intervenção coronária percutânea
ICU-AW: fraqueza (muscular) adquirida na unidade de terapia intensiva
II: inspirometria de incentivo
IM: via intramuscular
IMC: índice de massa corporal
IMS: Escala de Mobilidade na UTI
IPAP: pressão positiva inspiratória nas vias aéreas
ipm: incursões por minuto
IR: insuficiência respiratória
IRA: insuficiência respiratória aguda
IRT1: insuficiência respiratória do tipo 1
IRT2: insuficiência respiratória do tipo 2
ISRI: infecção do sistema respiratório inferior
IV: via intravenosa
IVe: insuficiência ventricular esquerda
LBA: lavado broncoalveolar
LCFA: limitação crônica do fluxo de ar
LCR: líquido cefalorraquidiano
LCT: lesão cerebral traumática
LID: lobo inferior direito
LIE: lobo inferior esquerdo
LMA: leucemia mieloide aguda
LMD: lobo médio direito
LME: lesão da medula espinal
LNA: lesão não acidental
LPA: lesão pulmonar aguda
LRA: lesão renal aguda
LSD: lobo superior direito
LSE: lobo superior esquerdo
MDI: inaladores de doses calibradas

MIE: insuflação/exsuflação mecânica
NCA: analgesia controlada por enfermeira
NF: nasofaríngeo
NG: nasogástrico
NHS: National Health Service
NICE: National Institute for Care and Health Excellence
NIPPV: ventilação não invasiva com pressão positiva intermitente
NJ: nasojejunostomia
NO: óxido nítrico
NOi: óxido nítrico inalado
NPT: nutrição parenteral total
NVO: nada por via oral
OCD: oxigenoterapia de curta duração
OF: orofaríngea
OLP: oxigenoterapia a longo prazo
ONAF: oxigenoterapia nasal de alto fluxo
OOHCA: parada cardíaca fora do hospital (*out of hospital cardiac arrest*)
OPCAB: *bypass* da artéria coronária fora da bomba
PA: pressão arterial
PAC: pneumonia adquirida na comunidade
Pa_{CO_2}: pressão parcial de dióxido de carbono
PACS: sistema de arquivamento de imagens e de comunicação
PAD: pressão arterial diastólica
PAG: posicionamento assistido por gravidade
PAM: pressão arterial média
PANI: pressão arterial não invasiva
Pa_{O_2}: pressão parcial de oxigênio
PAS: pressão arterial sistólica
PAV: pneumonia associada a ventilação mecânica
PC: paralisia cerebral
PCAP: pressão de cunha da artéria pulmonar
PCEA: anestesia peridural/analgesia controlada pelo paciente
PCPAP: CPAP periódico
PCR: proteína C reativa
PD: drenagem postural
PDP: plano de desenvolvimento pessoal
PEG: gastrostomia endoscópica percutânea
PEEP: pressão expiratória final positiva
PEP: pressão expiratória positiva

PERL/PEARL: pupilas isocóricas
PET: tomografia por emissão de pósitrons
PFE: pico de fluxo expiratório
PFT: pico de fluxo da tosse
PFIT-s: teste de função física em terapia intensiva
PIC: pressão intracraniana
PICC: cateter central inserido perifericamente
PImáx: pressão inspiratória máxima
PIP: pressão inspiratória positiva
PLTs: plaquetas
PP: procuração permanente
PPC: pressão de perfusão cerebral
PPM: marca-passo permanente
PRN: conforme necessário
PRVC: ventilação com pressão regulada e volume controlado
PVC: pressão venosa central
PVD: doença vascular periférica
PVJ: pressão venosa jugular
QV: qualidade de vida
RASS: *Richmond Agitation and Sedation Scale*
RBC: contagem de glóbulos vermelhos
RCP: reanimação cardiopulmonar
RGE: refluxo gastresofágico
RNI: razão normalizada internacional
RPE: classificação de esforço percebido
RPPI: respiração com pressão positiva intermitente
RS: ritmo sinusal
RSVP: razão, histórico, sinais vitais, plano (*reason, story, vital signs, plan*)
RTA: acidente de trânsito
RXT: raios X/radiografia de tórax
SA: sinoatrial
SABA: beta-agonista de ação curta
SB: espinha bífida
SBAR: situação, breve histórico, avaliação e recomendação
SBV: suporte básico de vida
SC: subcutâneo
SCDPM: sistema coletor de drenagem pleural ou mediastinal
SCV: sistema cardiovascular
SDRA: síndrome do desconforto respiratório agudo
SIMV: ventilação mandatória intermitente sincronizada

SIRA: síndrome de insuficiência respiratória aguda
SMART: específicos, mensuráveis, factíveis, realísticos e calendarizados (*specific, measurable, achievable, realistic and timed*)
SNC: sistema nervoso central
SP: suporte de pressão
Sp_{O_2}: saturação de oxigênio
SR: sons respiratórios
SRIS: síndrome da resposta inflamatória sistêmica
SRS: sistema respiratório superior
STEMI: infarto de miocárdio com elevação de segmento ST
SVA: substituição da valva aórtica
SVM: substituição da valva mitral
TAVI: implantação da valva aórtica transcateter
TB: tuberculose
TC: tomografia computadorizada
TCAR: tomografia computadorizada de alta resolução
TDVA: técnica de desobstrução das vias aéreas
TEF: técnica de expiração forçada
TENS: estimulação elétrica nervosa transcutânea
TET: tubo endotraqueal
TEV: tromboembolismo venoso
TFP: teste de função pulmonar
TGA: transposição das grandes artérias
TGOI: terapia guiada por objetivos iniciais
TI: tubo intratraqueal
TM: técnicas manuais
TMI: treinamento muscular inspiratório
TMR: revascularização transmiocárdica
TNG: trinitrato de glicerila
TO: terapia ocupacional
TOF: tetralogia de Fallot
TP: tempo de protrombina
TPH: tempo de permanência
TR: trabalho respiratório
TS: taquicardia sinusal
TTPA: tempo de tromboplastina parcial ativada
TVP: trombose venosa profunda
U&E: ureia e eletrólitos
UTI: Unidade de Terapia Intensiva
UTIN: Unidade de Terapia Intensiva Neonatal

UTIP: Unidade de Terapia Intensiva Pediátrica
$\dot{V}/\dot{Q}$: relação ventilação/perfusão
VAD: dispositivo de assistência ventricular
VAT: cirurgia torácica videoassistida
VC: volume corrente
VCS: veia cava superior
VEF_1: volume expiratório forçado no primeiro segundo
VILI: lesão pulmonar induzida pelo aparelho de ventilação mecânica
VM: volume minuto
VMC: ventilação mandatória contínua
VNI: ventilação não invasiva
VOAF: ventilação oscilatória de alta frequência
VPPI: ventilação com pressão positiva intermitente
VR: volume residual
VRE: volume de reserva expiratório
VRI: volume de reserva inspiratório
VS: volume sistólico
VSD: defeito do septo ventricular
VSR: vírus sincicial respiratório
ZI: zona inferior
ZM: zona do meio
ZS: zona superior

Apêndice 2

Valores de Referência

Existem variações nos valores normais publicados. Os intervalos citados em sua instituição devem ser usados na prática.

Faixa etária	Frequência cardíaca – média (intervalo) de batimentos por minuto (bpm)	Taxa respiratória – média de respirações por minuto	Pressão arterial – sistólica/diastólica (mmHg)
Prematuro	150 (100 a 200)	40 a 60	39 a 59/16 a 36
Recém-nascido	140 (80 a 200)	30 a 50	50 a 70/25 a 45
< 2 anos	130 (100 a 190)	20 a 40	87 a 105/53 a 66
2 a 6 anos	80 (60 a 140)	20 a 40	95 a 105/53 a 66
> 6 anos	75 (60 a 90)	15 a 30	97 a 112/57 a 71
Adulto	70 (50 a 100)	12 a 16	95 a 140/60 a 90

Valor normal da pressão arterial média
Diastólica + [(sistólica − diastólica)/3] = 70 a 110 mmHg

Valores normais para pressão venosa central (PVC) e pressão intracraniana (PIC)
PVC normal: 3 a 8 mmHg
PIC normal: < 10 mmHg

De Main and Denhey (2016), Cardiorespiratory Physiotherapy. 5th ed. London, Elsevier.

Gasometrial arterial

	Recém-nascido	Até 3 anos	3 a 6 anos	> 6 anos	Adulto
pH do sangue arterial	7,30 a 7,40	7,30 a 7,40	7,35 a 7,45	7,35 a 7,45	7,35 a 7,45
Pa_{CO_2} mmHg kPa	30 a 35 4,0 a 4,7	30 a 35 4,0 a 4,7	35 a 45 4,7 a 6,0	35 a 45 4,7 a 6,0	35 a 45 4,7 a 6,0
Pa_{O_2} mmHg kPa	60 a 90 8,0 a 12,0	80 a 100 10,7 a 13,3	80 a 100 10,7 a 13,3	80 a 100 10,7 a 13,3	80 a 100 10,7 a 13,3
HCO_3^- mmol/ℓ	22 a 26	22 a 26	22 a 26	22 a 26	22 a 26
Excesso de base	−2 a +2	−2 a +2	−2 a +2	−2 a +2	−2 a +2

Valores normais para sangue venoso

pH 7,31 a 7,41 [H⁺] 46 a 38 nmol/ℓ

PaO_2 5,0 a 5,6 kPa (37 a 42 mmHg)

$PaCO_2$ 5,6 a 6,7 kPa (42 a 50 mmHg)

De Main and Denhey (2016), Cardiorespiratory Physiotherapy. 5th ed. London, Elsevier.

Tabela de conversão.

0,1333 kPa = 51 mmHg pH = 9-log [H⁺] em que [H⁺] está em mmol/ℓ

kPa	mmHg	pH	[H⁺]
1	7,5	7,52	30
2	15,0	7,45	35
4	30	7,40	40
6	45	7,35	45
8	60	7,30	50
10	75	7,26	55
12	90	7,22	60
14	105	7,19	65

De Main and Denhey (2016), Cardiorespiratory Physiotherapy. 5th ed. London, Elsevier.

Química do sangue

Albumina	37 a 53 g/l
Cálcio (Ca^{2+})	2,25 a 2,65 mmol/l
Creatinina	60 a 120 mmol/l
Glicose	4 a 6 mmol/l
Potássio (K$^+$)	3,4 a 5,0 mmol/l
Sódio (Na$^+$)	134 a 140 mmol/l
Ureia	2,5 a 6,5 mmol/l
Hemoglobina (Hb)	14,0 a 18,0 g/100 ml (homem)
	11,5 a 15,5 g/100 ml (mulher)
Plaquetas	150 a 400 × 10^9/l
Contagem de leucócitos (CL)	4 a 11 × 10^9/l
Débito urinário	1 ml/kg/h

De Main and Denhey (2016), Cardiorespiratory Physiotherapy. 5th ed. London, Elsevier.

Apêndice 3

Incisões Cirúrgicas

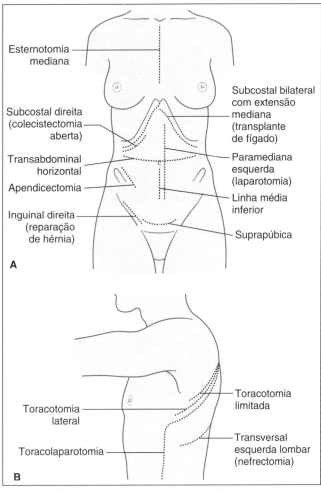

Figura A.1 • A figura mostra incisões cirúrgicas frequentes. Nota: certos pacientes podem ter mais de uma incisão cirúrgica. (Reproduzida, com autorização, de Pryor e Prasad, 2002.)

Índice Alfabético

A

Acapella®, 123
Agentes de bloqueio neuromuscular, 224
Agitação, 156
Ambiente, 283, 301
- comunitário, 299
Analgesia, 169, 247
Anatomia
- lobar normal, 51
- pediátrica, 41
Anemia, 207
Aneurismas, 238
Ansiedade, 98, 201, 236
- controle da, 200
Aparelhos de ventilação mecânica, 221
Aparência radiológica, 60
Apneia obstrutiva do sono, 111
Área da superfície pulmonar diminuída, 113
Arritmias, 250, 254
Ascite, 213
Asma, 185, 188, 277
- aguda, 111
Aspergilose, 208
Aspiração intratraqueal, 157
Atelectasia(s), 54, 87, 270
- basal, 172
- bibasal, 172
- pulmonares, 287
Auscultação, 33, 197, 266
Avaliação respiratória, 4, 16
- pediátrica, 265

B

Base do crânio fraturada, 238
Bioquímica sanguínea, 165
Bloqueio cardíaco, 254
Bolsa autoinflável, 135
Bomba de balão intra-aórtico, 250
Breath-stacking, 121
Broncograma, 60
Broncospasmo, 275, 277
Bronquiectasia, 183
Bufar, 128

C

Caixa torácica fixa, 113
Câncer, 203
- de pulmão, 187
Cânula nasal de alto fluxo, 128
Capacidade
- residual funcional, 82
- vital forçada, 235
Capnografia, 221
Cardiologia, 246
Cateter
- central inserido perifericamente, 215
- Hickman, 215
Chiado, 18, 35
Cirurgia
- cardíaca, 245
- - minimamente invasiva, 245
- cardiotorácica, 257
- pós-abdominal, 87
- torácica, 87, 246
- - videoassistida, 246
Coagulação intravascular disseminada, 208
Colapso, 54
- lobar, 55, 256
- pulmonar, 259
Complacência pulmonar, 289
- reduzida, 86
Complicações pulmonares pós-operatórias, 162
Compressão da medula espinal, 211
Comunicação
- com a equipe multiprofissional, 5
- com o paciente/familiares, 7
Consentimento, 3
- pediátrico, 40
Consolidação, 59, 87
Contagem de leucócitos, 165
Controle de infecção, 2
Contusão pulmonar, 61
Cornet, 123
CPAP, 90
Craniectomias, 238
Cuidados
- avançados, 310
- de fim de vida, 214
- pediátricos intensivos, 283

D

Decisão antecipada de recusa de tratamento, 311
Deficiência imune, 275
Déficit neurológico, 253
Delirium, 224

Índice Alfabético

Depressão da medula óssea, 206
Desidratação, 267
Desobstrução das vias aéreas, 199, 265
Dificuldade respiratória, 305
- em pacientes pediátricos
- - sinais e sintomas, 48
Discinesia ciliar primária, 275
Disfunção musculoesquelética, 259
Dispneia, 92
Disreflexia autonômica, 235
Distensão abdominal, 267
Distúrbio(s)
- do padrão respiratório, 102
- neuromusculares, 280
Documentação, 9
Doença(s)
- do sistema nervoso, 230
- metastática óssea, 211
- neuromusculares, 231
- pulmonar
- - crônica, 184, 275
- - intersticial, 184, 188
- - obstrutiva crônica, 70, 183, 204
Dor, 169, 236, 253, 258
- mal controlada, 270
- no tórax, 19
Drenagem
- assistida por gravidade, 128, 146
- autogênica, 118
- postural, 90, 146, 154
Drenos torácicos intercostais, 251
Driver de seringa, 215

E

Edema
- agudo pulmonar cardiogênico, 111
- pulmonar, 191, 274
Efusão
- pleural, 64, 88, 186, 190, 212, 255, 271
- pulmonar, 66, 255
Eletrocardiograma, 23
Embolia pulmonar, 191
Empiema, 271
Empilhamento de ar, 121
Enchimento capilar, 266
Enfermaria
- cardiotorácica, 325
- cirúrgica, 320
- clínica, 317
- de clínica médica, 182
- de hematologia, 328
- de oncologia, 330
- pediátrica, 264, 332
Enfisema cirúrgico, 258
Equilíbrio
- hídrico, 166, 197
- renal, 197
Escala de coma de Glasgow, 234
Escarro, 72
- induzido, 132, 156

Esforço respiratório, 94
Esfregação pleural, 36
Espirometria, 84
Estalos, 34
Esternotomia mediana, 245
Estertor da morte, 214
Estoma de laringectomia, 180
Estridor, 36, 265
Exame físico, 31
Exercícios de expansão torácica, 117
Expansão torácica, 160, 265
Expectoração, 19

F

Facilitação neurofisiológica da
  respiração, 141
Fadiga, 236
Falta de ar, 18, 98, 201
Ferramenta NEWS, 303
Fibrose
- cística, 188, 275
- não cística, 183
Fisiologia pediátrica, 41
Fisioterapeutas comunitários, 299
Fisioterapia respiratória, 1, 117
- para aumentar o volume pulmonar, 89
- para pacientes com respiração
    espontânea/não intubados, 77
- para pacientes intubados
    e ventilados, 79
Flutter, 127, 142-144
Força muscular respiratória, 292
Formato SBAR, 13
Fraqueza
- bulbar, 304
- do músculo inspiratório, 86
Frequência
- cardíaca, 50, 266
- respiratória, 49
Função
- renal, 252
- respiratória, 251

G

Gás umidificado aquecido, 110
Gasometria arterial, 168, 198, 285

H

Hemoglobina, 165
Hemoptise, 193, 195
Hidrocefalia, 233
Hipercalcemia, 211
Hipercapnia, 95, 233
Hiperinsuflação
- com o aparelho de ventilação
    mecânica, 161
- manual, 135
Hipertensão, 254
Hiperventilação, 102

Hipotensão, 253
Hipoxemia, 106, 187, 190, 233, 256, 259
Hipoxia, 95
Histórico
- clínico, 19
- da condição presente, 18
- de medicamentos, 19
- objetivo, 20
- social, 20
- subjetivo, 18

I

Imobilidade, 172, 270, 307
Impulso central inadequado, 113
Imunocomprometimento, 194, 196
Incontinência de esforço, 201
Infarto agudo do miocárdio, 191, 254
Infecção da ferida esternal, 255
Infusão epidural, 215
Inotrópicos, 250
Inquietação terminal, 214
Inspirômetro de incentivo, 131
Insuficiência
- cardíaca, 191
- renal, 193, 195, 253
- respiratória
- - tipo I, 105
- - tipo II, 112
Insuflação/exsuflação manual, 137

L

Lavado broncoalveolar, 296
Lesão(ões)
- cerebral
- - aguda, 231
- - traumática, 296
- da medula espinal, 231
- do sistema nervoso, 230
- na coluna cervical, 238
- neurológicas, 231
Liberação das vias aéreas, 77
Linfangite carcinomatosa, 213

M

Massagem traqueal, 125
Medicamentos, 199
- anti-inflamatórios não esteroidais, 172
Mobilização, 139, 168
Morfina intramuscular, 171
Mucolíticos, 140, 200
Mucosite, 208

N

Nebulizador salino, 156
Neonatos prematuros, 295
Neurocirurgia, 237
Neutropenia, 206

Nível
- de consciência, 223
- de cooperação, 223

O

Obstrução da veia cava superior, 213
Oncologia, 281
- aguda, 208
- metastática, 211
Opiáceos, 169
Osteoporose, 194, 196
Óxido nítrico inalado, 297
Oxigenação por membrana extracorpórea, 297
Oxigenoterapia, 108, 145, 168, 198
- nasal de alto fluxo, 109

P

Paciente(s)
- cirúrgicos, 281
- em terapia intensiva, 218
- neuromuscular, 240
- oncológicos, 204
- perspectiva do, 14
- transesfenoidais, 238
Padrão
- respiratório, 197, 266
- restritivo, 84
Palpação, 33
Pancreatite, 193, 195
Pânico, 307
Paracetamol, 172
Paralisia do músculo inspiratório, 86
Percussão, 33, 145
Perda de volume pulmonar, 85
- causas, 85
- mecanismos patológicos, 86
Perfusão, 290
Peridural, analgesia, 170
Pico de fluxo de tosse, 235
Plantão
- chamados, 11
- preparação para, 9
Pneumonectomia, 59
Pneumonia, 185, 189, 269
- por *Pneumocystis*, 208
- redonda, 61
Pneumonite, 208
Pneumotórax, 68, 88, 186, 190, 256, 273
Pontuação nacional de alerta precoce, 36
População, 284, 301
Pressão
- arterial, 50
- da perfusão cerebral, 233, 247
- intracraniana, 233
- positiva
- - contínua nas vias aéreas, 121
- - em vias aéreas em dois níveis, 119
- - inspiratória nas vias respiratórias, 114
- sanguínea, 266
- torácica, 155

Processo de avaliação ABCDE, 16, 220
- A – Vias aéreas, 17
- B – Respiração, 17
- C – Circulação, 17
- D – Incapacidade, 18
- E – Exposição, 18
Prontuário de medicamentos, 169
Proteína C reativa, 165
Pupilas, 234

R

Raciocínio clínico, 3
Raios X
- de tórax, 31, 51, 285
- frontais, 51
Reabilitação
- cardíaca, 263
- pulmonar, 199
Resistência das vias aéreas, 290
Respiração, 220
- abdominal, 117, 119
- brônquica, 34
- com pressão positiva intermitente, 132
- corrente relaxada, 155
- costal lateral, 135
- de volume corrente relaxada, 119
- diafragmática, 119, 127
- profunda, 127
Retenção
- de escarro, 170
- de secreção, 287
- - nas vias aéreas, 73, 172, 259
- - - causas, 75
- - - intervenções médicas, 76
- - - problemas secundários, 74
- - torácica, 256
Ritmo, 251

S

Salina hipertônica, 131
Salvaguarda, 41
Saturação de oxigênio, 168, 198, 221, 303
Secreção(ões)
- audíveis, 266
- nas vias aéreas, 198
- palpáveis, 266
- retidas, 271
Sepse, 173, 220
- neutropênica, 206
Sialorreia, 304
Síndrome
- de respiração disfuncional, 102
- do desconforto respiratório agudo, 88
Sistema
- cardiovascular, 21, 164, 197, 248
- gastrintestinal superior, 173
- musculoesquelético, 26
- nervoso central, 164, 196, 248, 285
- neurológico, 24
- renal, 26, 166, 248

- respiratório, 27, 167, 197, 248
Sobrecarga de líquido, 267
Sobrepressão, 144
Solução salina hipertônica
    nebulizada, 140
Sons respiratórios, 34
Sucção, 157
- faríngea, 158
- nasofaríngea, 158

T

Tamponamento cardíaco, 254
Técnica(s)
- de expiração forçada, 127
- de respiração de ciclo ativo, 117
- manuais, 139
Temperatura, 165, 266
Tempo de *bypass*, 250
Terapia intensiva
- para adultos, 313
- pediátrica, 315
Toracotomia, 245
Tórax silencioso, 36
Tosse, 18, 123
- assistida, 124, 137
- dispositivos para, 124
- estimulação da, 124
Trabalho respiratório, 92, 265, 290
Traqueostomia, 157
Traumatismo
- cardiotorácico, 246, 257, 262
- cranioencefálico agudo, 234
- da parede torácica, 111
- torácico, 87
Treinamento muscular
    inspiratório, 90, 132
Trombocitopenia, 206
Tumor que obstrui as vias aéreas, 208

U

Umidificação, 109, 129
Unidade
- cardiotorácica, 244
- de terapia intensiva, 204, 217
- neurológica, 323
- torácica, 327

V

Varizes esofágicas, 194, 196
Vazamento de ar persistente no dreno, 258
Ventilação, 290
- não invasiva, 114, 141, 294
- pulmonar, 289
Vias aéreas, 220
Visita, 302
Volume(s)
- de fechamento, 84
- de reserva inspiratório, 82
- pulmonares, 83, 289